W0381845

Albert Amao

HEILUNG OHNE MEDIZIN

Albert Amao

HEILUNG OHNE MEDIZIN

Wie Menschen allein
durch die Kraft
des Geistes geheilt wurden

Aus dem Englischen von
Dr. Edith Zorn

crotona

ISBN 978-3-86191-058-9

Deutsche Ausgabe
© 2015 Crotona Verlag GmbH & Co.KG
Kammer 11 · D-83123 Amerang

Titel der amerikanischen Originalausgabe:
Healing without Medicine
Quest Books
Theosophical Publishing House, P. O. Box 270
Wheaton, IL 60187-0270

© Albert Amao 2014

Druck: C.H. Beck · Nördlingen

Inhalt

Vorwort		7
Einführung		11
Teil eins	**Vorläufer der Geistheilung**	17
Kapitel 1	Franz Anton Mesmer Der Vater des Mesmerismus	19
Kapitel 2	Das metaphysische Phänomen von Neu-England	27
Teil zwei	**Amerikanische Geistheiler**	31
Kapitel 3	Phineas Parkhurst Quimby Vater der Neugeist-Bewegung	33
Kapitel 4	Warren Felt Evans und Julius und Annetta Dresser	51
	Pioniere der Neugeist-Bewegung	51
Kapitel 5	Mary Baker Eddy Begründerin der Christlichen Wissenschaft	57
Kapitel 6	Emma Curtis Hopkins Lehrerin der Lehrer	85
Kapitel 7	Malinda Cramer und die Brooks Schwestern Gründerinnen der Divine Science Church	89
Kapitel 8	Charles und Myrtle Fillmore Gründer von Unity	93
Kapitel 9	Ernest Holmes Begründer von Religious Science	97
Teil drei	**Wegbereiter der Geistheilung**	103
Kapitel 10	Ambroise-Auguste Liébeault ... und Hippolyte Bernheim Die Nancy-Hypnose-Schule	105
Kapitel 11	William James Der Vater der amerikanischen Psychologie	109

Kapitel 12 Thomson Jay Hudson
Wissenschaftliche Arbeitshypothese 115
Kapitel 13 Thomas Troward
Begründer von Mental Science 127
Kapitel 14 Émile Coué
Autosuggestion und der Placebo-Effekt 137
Kapitel 15 Sigmund Freud
Vater der Psychoanalyse 143
Kapitel 16 Carl Gustav Jung
Der Seelendoktor 157

Teil vier Grundlagen der Geistheilung 167
Kapitel 17 Die Neugeist-Bewegung
und das Gesetz der Anziehung 169
Kapitel 18 Das Egregor-Konzept 177
Kapitel 19 Spontanheilung und Placebo-Effekt 187
Kapitel 20 Die Rolle der Imagination bei der Heilung 197
Kapitel 21 Die Heilkraft des unterbewussten Geistes 205
Kapitel 22 Suggestion und Autosuggestion 215
Kapitel 23 Selbst-Hilfe 223

Teil fünf Moderne Richtungen einer Heilung
ohne Medizin 229
Kapitel 24 Die Heilkraft von Liebe und Vergebung 231
Kapitel 25 Die kabbalistische Behandlungsmethode 235
Kapitel 26 Rationale und kognitive Verhaltenstherapien 241
Kapitel 27 Energie-Psychologien und Energie-Heilung 245
Kapitel 28 Glaubensheiler und Scharlatane 253
Kapitel 29 Die Heilkraft des Geistes 259
Kapitel 30 Spirituelle Geistheilung 267

Epilog 275
Anmerkung 281
Anmerkungen 283
Bibliographie 297

Vorwort

von Mitch Horowitz

An der Harvard Medical School machten Forscher im Jahre 2010 eine überraschende Entdeckung. Eine beachtliche Anzahl von Teilnehmern einer Placebo-Studie berichtete von einer signifikanten Besserung nach Einnahme einer Substanz, von der die Testpersonen im Voraus wussten, dass es kein Medikament war. Es handelte sich um die erste größere Studie, in der offen verabreichte „Zuckerpillen" den gleichen therapeutischen Nutzen wie ein als Arzneimittel getarntes Placebo aufwies.

Die Forscher hielten sich mit der Interpretation ihrer Daten zurück, ehe nicht weitere Studien erfolgt waren. Sie waren sich jedoch sicher, dass ihre Entdeckungen tiefgreifende neue Fragen hinsichtlich der Fähigkeit des Geistes aufwerfen würden, Einfluss auf die Krankheitsentwicklung zu nehmen.

Die Vorläufer der Harvard-Studie sowie die Fragen über Heilung können in Albert Amaos Buch nachgelesen werden. Die meisten Medizinforscher sind sich der spirituellen und mystischen Vorgeschichte der modernen Geist-Körper-Medizin, der Psychologie des Heilens und der Placebo-Reaktion überhaupt nicht bewusst. Natürlich bereitet den Medizinern die Vorstellung Unbehagen, in *irgendeiner* Weise mit den Metaphysikern verwandt zu sein. Aber bevor das psychologische Vokabular im modernen Westen auftauchte, entdeckten Heiler – Mesmeristen, Magnetiseure, positiv Denkende und Mystiker – auf ihre Weise und in ihrer eigenen Sprache dieselben Phänomene, die bei den Harvard-Forschern des frühen 21. Jahrhunderts für Überraschungen sorgten.

Warum sollte es den modernen Menschen, vor allem den Medizinhistoriker, kümmern, was eine Gruppe von autodidaktischen und bisweilen exzentrischen spirituellen Leuten in einer Zeit machte, bevor die allopathische Medizin ihre gegenwärtige Form annahm? Weil diese Geistheiler außergewöhnliche Begabungen und Einblicke besaßen, die von der heutigen medizinischen Wissenschaft bisweilen bestätigt werden. So haben Gehirnforscher auf dem Forschungsgebiet der Neuroplastizität herausgefunden, dass es möglich ist, die elektrischen Impulse des Gehirns messbar und bleibend von bestimmten unerwünschten Mustern, wie denen von Wahnvorstellungen, durch entschlossenes Umdirigieren der Gedanken abzulenken. In der ersten Dekade des 20. Jahrhunderts erschien diese Erkenntnis bereits in der Neugeist-Bewegung. Man bediente sich einer Terminologie, die sich in der heutigen Debatte über die Neuroplastizität wiederfindet. Medizinforscher, Historiker und interessierte Leser werden in den historischen Aufzeichnungen, die Amao intensiv durchgearbeitet hat, überraschend nützliche und sachdienliche Ansichten entdecken.

Amaos Darstellung des französischen Therapeuten Émile Coué (1857-1926), dessen Name großer Wertschätzung bedarf, hat mich besonders berührt. Coué war wegbereitend für die Methode der Autosuggestion. Kurz vor dem Einschlafen am Abend und nach dem Erwachen am Morgen waren bestimmte Affirmationen zu wiederholen. Mit seinem Mantra „Mir geht es Tag für Tag in jeder Hinsicht immer besser und besser“ zog er viel Gespött auf sich.

Was die Kritiker (von denen sich einige für die Erfahrungen der Nachfolger von Coué interessierten) niemals begriffen, war die Tatsache, dass der französische Therapeut einen tiefen Einblick in ein Erscheinungsbild, auch „hypnagogic state“ genannt, gewonnen hatte, das auftritt, wenn der Geist am fügsamsten und beeinflussbarsten ist. Wie es sich in Coués Methode widerspiegelt, tritt dieser Zustand gewöhnlich in den Augenblicken unmittelbar vor und nach dem Schlaf ein. In den 1970ern und 1980ern fanden PSI-Forscher – besonders der untadelige Wissenschaftler Charles Honorton – heraus, dass sich Augenblicke offensichtlicher „Außersinnlicher Wahrnehmung“ (ASW) einstellten, wenn der Körper in einen ruhevollen Schlummerzustand oder in ein Grenzbewusstsein geführt wurde. Diese klinischen Studien, die sogenannten *Ganzfeld*-Experimente, erbrachten einige der in weiten Kreisen genau geprüften und bestätigten Laborergebnisse des PSI Phänomens, nachdem J.B. Rhine seine berühmten Karten-

Experimentc an der Duke University in den 1930ern durchgeführt hatte. Die erklärten Skeptiker und Psychologieforscher Ray Hyman und Honorton veröffentlichten eine gemeinsame Erklärung, in der sie die Richtigkeit der Daten bestätigten. (Hyman stimmte allerdings nicht zu, dass diese und andere Untersuchungen den Beweis für ASW lieferten).

Generationen bevor die Ganzfeld-Experimente das Potenzial des Geistes im hypnagogen Zustand deutlich machten, erkannte Coué, dass dieser Zustand des Halbbewusstseins therapeutische Möglichkeiten barg, sozusagen die „Primetime" war für Affirmationen oder andere Methoden, sich selbst umzupolen. Coué ist einer der vielen vergessenen Pioniere, die Amao in diesem Buch wieder auferstehen lässt.

Man hat allgemein beobachtet, dass diejenigen, die ihre Vergangenheit nicht kennen, ihre Gegenwart nicht wirklich verstehen. Im Amerika des 21. Jahrhunderts ernten wir routinemäßig die Früchte der Arbeit früher Geistheiler und ihrer Experimente in Bezug auf die Gesetzmäßigkeiten des Geistes. Spuren ihrer Bemühungen finden sich in der zunehmenden Popularität von Meditation, Stressreduktions-Therapien, Körper-Geist Medizin, Neuroplastizität, den Motivationsphilosophien und Zwölf-Stufen-Erneuerungsprogrammen. In seinem zutiefst humanen und historisch fundierten Werk hilft uns Albert Amao, die verloren gegangenen Fäden unserer medizinischen und spirituellen Vergangenheit aufzugreifen und wieder ein Gespür für uns selbst zu entwickeln.

Mitch Horowitz, Vize-Präsident und Herausgeber von Tarcher/ Penguin Books und Verfasser von *Occult America* und *One Simple Idea: How Positive Thinking Reshapes Modern Life.*

Einführung

Ziel dieses Buches ist es, die Gedankenkraft als Heilmittel für Körper und Geist zu veranschaulichen. Zunächst untersuche ich das hinter der sogenannten Geist- und Glaubensheilung liegende Grundprinzip und erläutere, warum diese Art der Heilung wirkt, wenn die konventionelle Medizin versagt. Außerdem befasse ich mich eingehend mit den bekanntesten Vertretern der Neugeist-Bewegung, die geistige und spirituelle Mittel einsetzten, um sich von angeblich „unheilbaren" Krankheiten zu heilen, und beschreibe die Mechanismen, die ihre Heilung auslösten. Schließlich werde ich erklären, warum einige Leute auf keinerlei Behandlung reagieren, weder auf medikamentöse noch auf irgendeine andere Form.

Den Mainstream-Akademikern sollte bewusst gemacht werden, dass es sich bei der geistigen und spirituellen Heilung eigentlich um ein ursprünglich amerikanisches Phänomen handelt, das in Neu-England entstand und seit dem 19. Jahrhundert vor allem dort Verbreitung fand. Heute entwickelt sich dieses Phänomen in der Energiepsychologie weiter, wozu die Gedankenfeld-Therapie mit ihren abgeleiteten Formen, wie der Emotional-Freedom-Technik und ähnliche Praktiken, gehört.

Meine grundsätzliche Hypothese lautet: *Alle Methoden geistiger und spiritueller Heilung dienen der Selbstheilung.* Der Mensch besitzt eine innere Fähigkeit, sich selbst zu heilen. Man kann sagen, die konventionelle Medizin heilt, weil sie Hindernisse beseitigt, damit der Körper seine Erneuerungsfähigkeit wiedergewinnt.

Im westlichen Kulturkreis lassen sich religiöse Glaubensheilungen bis zu den Anfängen des Christentums zurückverfolgen. Hinter den Lehren und Wundern Jesu standen die Prinzipien der Geistheilung.

Die Tatsache, dass prominente religiöse Führer der Neugeist-Bewegung sich selbst durch eine Änderung ihrer Gemütsverfassung heilten, bedarf der Beachtung. Sie gründeten Religionen und philosophische Organisationen, die heute noch erfolgreich sind und Millionen von Anhängern durch die geistige Wissenschaft geheilt haben.

Dieses Buch postuliert einige herausfordernde Ideen. Phineas P. Quimby, der Vater der Neugeist-Bewegung, wurde indirekt von seinem Helfer, Lucius Burkmar, geheilt. Mary Baker Eddy, die Begründerin der Christlichen Wissenschaft, wurde aufgrund von Autosuggestion unter Zuhilfenahme von Quimbys Metaphysik und der Bibel entnommenen Affirmationen geheilt. Malinda Cramer, die Mitbegründerin der Divine Science Church, wurde durch die Vorstellung der göttlichen Gegenwart wieder gesund (was der Tiefenpsychologe C.G. Jung *numinos* nannte). Myrtle Fillmore, Mitbegründerin der Unity-Bewegung, und William James, Vater der amerikanischen Psychologie, benutzten Affirmationen aus der Bibel, um sich zu heilen, erstere von einer langwierigen physischen Krankheit und letzterer von Depressionen und Halluzinationen. Jung überwand seine seelischen Krisen durch Selbstanalyse und Selbstkonfrontation.

Abgesehen von der psychologischen Analyse der bemerkenswertesten nicht medizinischen Heilmethoden, möchte ich solche Vorfälle entmystifizieren, die Wurzeln der Selbsthilfe- und Selbstheilungslehren finden und das Grundprinzip der geistigen und spirituellen Heilung darlegen.

Außerdem versuche ich zu beweisen, dass Amerika zu Beginn des 20. Jahrhunderts auf dem Gebiet der Psychologie bahnbrechend war. Mitte bis Ende des 19. und Anfang des 20. Jahrhunderts begann dort die Neugeist-Bewegung. Sie entstand aus der Unzufriedenheit mit der damaligen konventionellen Medizin, die in manchen Fällen mehr schadete als nutzte. Die Menschen zeigten sich außerdem unzufrieden mit dogmatischen religiösen Ansichten und hegten ein ungeheures Verlangen nach neuen Wegen der Selbsterforschung und Selbstheilung von Geist und Körper. Sie suchten nach neuen Formen der Spiritualität und eines gesunden Lebens sowie nach Möglichkeiten, durch positives Denken das menschliche Potenzial zu entfalten. In dieser Periode gediehen in Amerika zahlreiche esoterische Organisationen, darunter die Theosophische Gesellschaft, die Freimaurer, die Rosenkreuzer-Orden, die Transzendentalphilosophie und natürlich die Neugeist-Bewegung selbst. Zur gleichen Zeit tauchten alternative Heilmethoden auf, um einem Publikum zu dienen, das begierig war, seine Gesundheit und sein Schicksal selbst in die Hand zu nehmen. Dies führte zur Entstehung von Selbsthilfe- und Selbstheilungs-Disziplinen und später zur New Age-Bewegung. Heute macht die Selbsthilfe- und Selbstverbesserungs-Industrie jährlich etwa zwei Milliarden Euro Umsatz, einschließlich Büchern, Seminaren, Audio- und Videoprodukten und persönlichem Coaching.[1]

Da sich die Geschichte stets wiederholt, werden diese Entdeckungen zwar neu etikettiert, der Inhalt aber ist im Wesentlichen derselbe geblieben. Das einzig Neue ist das Auftauchen von falschen Heilern, die behaupten, durch die Kraft des Heiligen Geistes oder dergleichen zu heilen. James Randi, der amerikanische Trickkünstler und Enthüller, hat in seinem Buch *The Faith Healers* die Ergebnisse seiner umfangreichen Studie der evangelikalen Glaubensheiler erörtert. Dieses Werk ist sehr empfehlenswert, um einen Einblick zu gewinnen, wie manche, die vorgeben, Geistheiler zu sein, einfältige Menschen betrügen.

Andere bieten ihre geheimnisvollen Produkte oder Dienste an. Im November 2006 erschienen von der australischen Drehbuchautorin und Produzentin Rhonda Byrne das Buch und der Film *The Secret* auf dem Markt. Hinter dem sogenannten *Geheimnis* steht das „Gesetz der Anziehung", das seit einem Jahrhundert Teil der Neugeist-Philosophie ist. (Esther Hicks, die ein entkörpertes Wesen namens Abraham durch sich sprechen lässt, eine der Hauptquellen von Byrnes Ideen, erklärt, dass „die Geheimnisse des Lebens niemals ein Geheimnis gewesen sind. Es sei denn, wolle man das Gravitätsgesetz als Geheimnis bezeichnen.")[2]

Seit den frühen 1960ern haben Geistwesen wie der Guide, Abraham und Seth das Gesetz der Anziehung öffentlich gelehrt. In esoterischen Kreisen ist dieses Gesetz ein gängiger Begriff gewesen, der der Öffentlichkeit durch zahlreiche Bücher und Audiotapes zugänglich gemacht wurde. An anderer Stelle habe ich bereits darauf hingewiesen, dass die meisten der sogenannten Geheimnisse für diejenigen, die gelernt haben, nach ihnen Ausschau zu halten und die ihre inneren Fähigkeiten entwickelt haben, offen vor ihnen liegen. Mit anderen Worten, der Schleier, der die „Geheimnisse" umhüllt, sind unsere eigene Unwissenheit und der Mangel an geistigem Unterscheidungsvermögen. Für nähere Einzelheiten über dieses Thema sei der Leser auf die Abhandlung „Irrtum und Täuschung im Okkultismus" in meinem Buch *Beyond Conventional Wisdom* verwiesen.[3]

Die biblische Aussage, dass der Mensch so ist, wie er in seinem Herzen denkt, birgt bereits die grundlegende Vorstellung von dem Gesetz der Anziehung. James Allens Buch *As a Man Thinketh*, herausgegeben 1903, beschreibt das Gesetz der Anziehung mit folgenden Worten: „Die Seele zieht das an, was sie im Herzen trägt, was sie liebt und auch was sie fürchtet."[4]

Im Gegensatz zur gängigen Meinung besteht das wahre „Geheimnis" darin, dass wir Menschen nicht nur das anziehen, was wir möchten, sondern auch das, was wir fürchten. Das heißt, die Anziehung manifestiert sich entsprechend der tiefsten inneren Überzeugungen, die in unserem Unterbewusstsein nisten. Leider sind wir uns der tief wurzelnden, uns selbst begrenzenden Vorstellungen, die unser Leben steuern, meistens nicht bewusst. In dem Kapitel „Die Neugeist-Bewegung und das Gesetz der Anziehung" wird dieses Erscheinungsbild ausführlich besprochen.

Alan Anderson und Deborah Whitehouse beschreiben die Neugeist-Ideologie treffend als „eine praktische amerikanische Spiritualität". Tatsächlich handelt es sich dabei nicht nur um eine nützliche Philosophie für richtiges Denken und Leben, sondern auch um eine praktische Religion. Glaube und Vertrauen spielen eine wesentliche Rolle für die Wiederherstellung der Gesundheit und den Erfolg im Leben. Diese amerikanische Philosophie hat den Grundstein für zahlreiche spirituelle Organisationen und Kirchen überall in der Welt gelegt. Dazu gehören die Unity Church of Christianity, Divine Science, Religious Science und kleinere Gemeinschaften wie die Quimby Memorial Church. Die praktische Anwendung der Neugeist-Prinzipien zur Selbsthilfe und für finanziellen Erfolg stammt von Charles Fillmore, der 1889 mit seiner Frau Myrtle die Unity-Bewegung ins Leben rief. Seinem Werk folgte Napoleon Hills Meisterwerk *Denke und werde reich*, eine grundlegende Abhandlung für das Aufkeimen von Selbstverbesserungs-Programmen und die Entwicklung des menschlichen Potenzials. Diese Ideen wurden populär gemacht durch Dale

B. Carnegies Kurse zur Selbstverbesserung, Norman Vincent Peals *Die Macht positiven Denkens* und Joseph Murphys *Die Macht ihres Unterbewussten.*

Der faszinierendste Aspekt, dieses Buch zu schreiben, bestand darin, eine logische Erklärung für den Heilungsprozess zu geben, den zahlreiche religiöse Anführer und deren Anhänger durch die Anwendung der Neugeist-Prinzipien erfahren haben. Dank des Beitrags dieser Denker und Organisationen sind weltweit Millionen von Menschen ohne Medikamente wieder gesund geworden und haben ihr persönliches Potenzial gesteigert. Die Heilung hat sich dadurch nicht nur auf ihren Körper ausgewirkt, sondern auch ihr mentales und geistiges Wohlbefinden beeinflusst. Es hat sich erwiesen, dass die Anwendung dieser Prinzipien als *Motivationsmittel* ungewöhnlich wertvoll ist, in allen Lebensbereichen erfolgreich zu sein. Der Charme dieser praktischen Philosophie liegt darin, dass sie uns die Kraft verleiht, unser Wohlergehen und unsere persönliche Entwicklung bewusst mitzugestalten.

Einige Neugeist-Denker haben die Ansicht vertreten, dass wir alle über eine innere Kraft verfügen, die wir zur Verbesserung unserer eigenen physischen Probleme und der anderer einzusetzen vermögen. Basierend auf diesem Prinzip, haben sich in der zweiten Hälfte des 19. Jahrhunderts in Neu-England zahlreiche wundersame Heilungen ereignet. Die Heilpraxis ohne Medizin entwickelt sich in Amerika durch das wachsende Feld der Energiepsychologie mit ihren Varianten, einschließlich der Gedankenfeld-Therapie und der Emotional Freedom Therapy (EFT) beständig weiter.

Die Metaphysik versucht, die Illusionen der Realität zu enthüllen und in die letzte Wirklichkeit vorzudringen. Dementsprechend habe ich die meisten nicht medizinischen Heilmethoden in dem Bemühen untersucht, die gemeinsamen Faktoren aufzudecken. Wir alle verfügen über die geistige Kraft, ein gesundes und erfülltes Leben zu führen und unser künftiges Schicksal zu gestalten.

Zahlreiche Autoritäten auf dem Gebiet der Psychologie, Metaphysik und anderer Wissensbereiche haben über diese Frage nachgedacht: Sind Geistheilungen auf eine spontane Remission, einen Placebo-Effekt oder auf Suggestion zurückzuführen? Auf diese Frage versucht vorliegendes Buch eine Antwort zu finden. Ich lade Sie ein, auf der Suche nach dem Geheimnis der Geistheilung in eine mystische und metaphysische Welt einzutreten.

Auch wenn das geistige Heilen eine wichtige Kraftquelle ist, bedeutet dies nicht, die konventionelle Medizin zu übergehen. Falls Sie glauben, unter einem ernsthaften medizinischen Problemzu leiden, dann konsultieren Sie bitte Ihren Arzt. Die hier beschriebenen Techniken dienen lediglich als Ergänzung, nicht als Ersatz für die moderne Medizin mit ihren Überlegungen und ihrer Technologie.

Teil eins
Vorläufer der Geistheilung

Kapitel 1

Franz Anton Mesmer

Der Vater des Mesmerismus

Der deutsche Philosoph und Arzt Franz Anton Mesmer (1734-1815) ist ein bedeutender Wegbereiter der Geistheilungs-Bewegung. Seine Vorstellungen, ohne konventionelle Medizin zu heilen, übten einen starken Einfluss auf die praktizierenden Ärzte des amerikanischen Kontinents aus. Mesmer war gebildet und besaß den Doktortitel in Theologie, Philosophie und Medizin. Er graduierte an der Universität Wien, einer der führenden Universitäten der Welt in der damaligen Zeit. Daneben interessierte er sich für andere Wissensgebiete wie Mathematik, Physik und Chemie. Er zeigte musikalisches Talent, spielte Glasharmonika, Violoncello und Klavier. Man sagt ihm sogar nach, er sei der Wohltäter des dreizehnjährigen Komponisten Wolfgang Amadeus Mozart gewesen. Angeblich half er Mozart, für seine erste Ein-Akt Oper genügend Geld aufzubringen. Mozarts erstes Konzert wurde in Mesmers Haus aufgeführt.

Das moderne Konzept der Geistheilung in der abendländischen Welt begann mit Mesmer. Er prägte den Begriff *animalischer Magnetismus*, auch bekannt als *Mesmerismus*. Mesmers grundlegende Vorstellung war die Existenz eines magnetischen Fluids oder ätherischen Mediums im Universum, das zu therapeutischen Zwecken eingesetzt werden kann. Das Wort *animalisch* hat nichts mit dem Tierreich zu tun. Mesmer wählte es aufgrund dessen lateinischer Wurzel *anima*, was „Atem“ oder „Lebenskraft“ bedeutet. Er wollte eine Kraft erklären, die den Körpern von Lebewesen entströmt, von Menschen oder

Tieren, im Gegensatz zu dem Magnetismus, der sich im Mineralreich oder in anderer unbelebter Materie zeigt.

Seinem Biographen Stefan Zweig zufolge, begann sich Mesmer 1774 für die Heilung mit Eisenmagneten zu interessieren, als ein wohlhabender Ausländer und seine Frau Wien besuchten. Die Dame war sehr krank. Ihr Mann bat den Jesuitenpater Maximilian Hell (1720-1792), sie mit Magneten zu behandeln. Hell, der auch als Hofastrologe wirkte, war überzeugt von der Existenz einer Magnetkraft im Universum, die alle Menschen miteinander verbindet. Er glaubte, dass magnetisiertes Eisen spezielle Heilkräfte besaß. Hell berichtete seinem Freund Mesmer von der Bitte des Fremden. Mesmer zeigte großes Interesse an den Ergebnissen der Behandlung.

Hell teilte ihm nach einiger Zeit mit, dass die kranke Dame vollkommen genesen sei und ermutigte seinen Freund, in seiner ärztlichen Praxis Magnete einzusetzen. Mesmer, der stets begierig war, Neues auszuprobieren, bat Hell, ihm ähnliche Magnete zu geben, die er dann bei seinen Patienten anwendete. Zu seiner Überraschung konnte er auf diese Weise Erkrankungen wie Halsentzündungen, Kopfschmerzen und Magenbeschwerden heilen.

Mesmer begann, unterschiedliche Behandlungsmethoden mit magnetisiertem Eisen zu entwickeln. Er bat seine Patienten, magnetisiertes Wasser zu trinken und legte an verschiedenen Körperstellen Magnete auf. Er erfand den *baquet*, einen riesigen, mit magnetisiertem Wasser gefüllten Eichenzuber, aus dessen Holzdeckel Eisenspäne ragten, den er bei den Therapiesitzungen verwendete. Die Patienten bildeten einen Kreis um den Zuber und hielten sich dabei an der Hand. Mit einem Stab wies Mesmer auf Patienten, berührte oder strich über sie.[1] Die Leute berichteten von einem seltsamen Fluid, das sie durch ihren Körper strömen spürten, woraufhin sie oft beschwerdefrei wurden.

Mesmer bezeichnete die *magnetische Energie* oder den *Magnetismus*, wie er es nannte, als eine von den Sternen kommende unsichtbare Energie, die die Lebewesen durchdringt. Für ihn bedeutete Krankheit eine Unterbrechung des universellen Energieflusses durch den Körper. Damit kam er dem metaphysischen Prinzip von einer Lebenskraft, die das gesamte Universum durchdringt und belebt, sehr nahe. Dieses Konzept lässt sich bis in die Renaissance, zu dem Okkultisten, Mystiker und Arzt

Theophrastus Philippus Aureolus Bombastus von Hohenheim, bekannt als Paracelsus (1493-1541), zurückverfolgen. Er verbreitete die Theorie, dass astrologische Einflüsse über ein subtiles, unsichtbares Fluid eine wichtige Rolle in der menschlichen Gesundheit spielen.

Mesmer war mit der Arbeit des katholischen Priesters Johann Gassner vertraut, der Exorzismus betrieb. Er nahm wohl mehrmals daran teil, glaubte aber nicht an Gassners Hypothese, dass Patienten von Dämonen besessen seien. Seiner Überzeugung nach litten sie unter emotionalen Störungen. Er glaubte, dass das Eisenkreuz, das Gassner während der Behandlung in der Hand hielt, die Patienten magnetisierte und folglich heilte.

Unter Verwendung dieser grundlegenden Vorstellungen experimentierte Mesmer mit verschiedenen Heilmethoden, etwa über die betroffenen Körperstellen zu streichen oder seine Hände aufzulegen. Sein ungewöhnlicher Erfolg mit dieser Art von Behandlung führte ihn zu der Annahme, er habe das langersehnte Allheilmittel oder Universalmittel entdeckt. Jedenfalls heilten seine unkonventionellen Methoden viele Beschwerden, bei denen die damalige Schulmedizin versagte.

Mesmers Ruf als Heiler verbreitete sich nicht nur in seiner Heimat, sondern auch in anderen Ländern. Viele Leute reisten aus entfernten Gegenden Europas an, um von ihm behandelt zu werden. Bald begannen viele Ärzte Mesmers Behandlungen mit Magneten und Handauflegen nachzuahmen und konnten auf diese Weise die Gesundheit zahlreicher Patienten wiederherstellen. Man könnte argumentieren, dass Mesmers Erfolg teilweise der kollektiven Suggestion zuzuschreiben war, die eine Art Placebo-Effekt hervorrief. Diese Wirkung wurde durch die Tatsche verstärkt, dass er approbierter Arzt war, ein entscheidender Grund für die Leute, an seine Heilfähigkeiten zu glauben. Hinzu kam, dass er bereits viele Patienten mit seinen Methoden geheilt hatte, was Vertrauen weckte.

Mesmers Berufsleben als Heiler ist allgemein bekannt. Kaum bekannt hingegen ist seine Verbindung zu esoterischen Schulen. 1766 erhielt Mesmer seinen Doktortitel für die Arbeit *Der Einfluss der Planeten auf den menschlichen Körper*. Ein Jahrzehnt später, 1776, traf er den Grafen von Saint Germain, der als der Patron der modernen esoterischen und zeremoniellen Magie gilt. Der Graf von Saint

Germain, in esoterischen Kreisen auch bekannt als Meister Rakoczy (oder Meister R.), hat Mesmer wohl in die Geheimwissenschaft eingeweiht. Jedenfalls sagt man Mesmer verschiedene esoterische Verbindungen nach.

> „Dr. Mesmer war nicht nur Freimaurer, sondern auch initiiertes Mitglied der beiden großen Bruderschaften *Fratres Lucis* und der *Bruderschaft von Luxor.* Letztere war der ägyptische Zweig der Bruderschaft von Lookshoore in Belutschistan, einer der ältesten und mächtigsten Bruderschaften des Ostens. Im Auftrag der „Erhabenen Bruderschaft"…. wählte der Rat von Luxor Dr. Mesmer als ihren Wegbereiter für das 18. Jahrhundert, später Cagliostro als Helfer bestimmend, um gemeinsam mit dem Grafen von Saint Germain die Entwicklung der Geschehnisse zu überwachen."[2]

Interessanterweise änderte Mesmer 1776, in dem Jahr, in dem er Saint Germain begegnete, seine Behandlungsweise. Er gab die Eisenmagneten auf und begann mit der Vorstellung zu arbeiten, dass der menschliche Organismus einem Magneten entspricht und die Universalenergie, die diesen Organismus durchfließt, nach den Gesetzen der magnetischen Anziehungskraft angesammelt werden kann. Er behauptete, diese Energie sei die Heilkraft und schlussfolgerte, dass seine Heilerfolge auf seinem eigenen Magnetismus beruhten. Mit anderen Worten, nicht die Magnete ließen seine Patienten gesunden, sondern die in seinem eigenen Körper angesammelte magnetische Energie, die er auf die Patienten übertrug. Hierin wurzelt die Vorstellung von einem animalischen Magnetismus, einem „persönlichen Magnetismus" oder „persönlichen Einfluss". Dieser Wandel in Mesmers Behandlungsparadigma kennzeichnet einen gewaltigen Sprung in der Entwicklung seiner Heilungspraxis und liefert einen Anhaltspunkt für die spätere Geistheilung.

Im darauffolgenden Jahr, 1777, stand Mesmers Karriere in Wien vor großen Schwierigkeiten. Man brachte ihm die achtzehnjährige, von Geburt an blinde Pianistin und Komponistin Maria Theresia von Paradies. Seit zehn Jahren befand sie sich in Behandlung von Europas führenden Augenspezialisten, aber kein Arzt hatte irgendeine Unstimmigkeit mit den Augen feststellen und ihr helfen können. Unter Mesmers Behandlung gewann sie allmählich ihre Sehkraft, verlor aber ihre Fähigkeit, Klavier zu spielen. Während der Therapieperiode lebte sie in Mesmers Haus. Ihre Mutter, beeinflusst von neidischen Ärzten, wollte die Behandlung abbrechen. Als das junge Mädchen sich weigerte, Mesmers Klinik zu verlassen, schlug die Mutter sie ins Gesicht – und die Blindheit kehrte zurück. Der Vater des Kindes verklagte Mesmer wegen Ausübung von Magie. Mesmer schien mit seiner Behandlung zumindest anfänglich erfolgreich gewesen zu sein, da es sich um ein emotionales oder psychologisches Problem handelte, weniger um eine organische Krankheit.[3] Zur damaligen Zeit nannte man derartige Zustände hysterische Störungen.

Dieser Vorfall brachte Mesmer unter die Kontrolle und Schikane der wissenschaftlichen Kreise Österreichs, was ihn dazu veranlasste, Wien den Rücken zu kehren und nach Paris zu gehen, wo er eine Arztpraxis eröffnete. In Paris gelangen ihm einige ungewöhnliche Heilungen. Er gewann Schüler, zu denen Dr. Charles d'Eslon zählte. Trotzdem waren die Pariser geteilter Meinung. Während die einen glaubten, er sei ein hervorragender Arzt, betrachteten ihn andere als Scharlatan. Obwohl weder die Königliche Akademie der Wissenschaften noch die Königliche Gesellschaft für Medizin seine Heilpraktiken offiziell anerkannten, schenkten ihm in der französischen Hauptstadt wichtige Fachleute ihre Bewunderung.

In Einzelsitzungen verlief Mesmers Behandlungsmethode folgendermaßen: Er setzte sich vor den Patienten, legte seine Hände auf dessen Knie oder presste dessen Daumen, während er ihm fest in die Augen blickte. Dann führte er seine Hände über den Kopf des Patienten, seine Stirn, Augen, Schultern, Arme, Beine und weiter abwärts. Er legte den Zeigefinger auf die Stirn, angeblich den Ort des „Dritten Auges". Viele Patienten hatten ein bestimmtes Gefühl, Zuckungen oder Krämpfe, was als Heilungskrisen betrachtet wurde.[4] Dieser Prozess ähnelt dem, was die Psychologen als Katharsis bezeichnen, die Freisetzung von unterdrückten emotionalen Konflikten, die eine Heilwirkung auslöst. Häufig beendete Mesmer seine Behandlung mit einem Spiel auf der Glasharmonika. Insgesamt gesehen, hat dieser Vorgang vieles mit modernen Therapien wie Reiki, Therapeutic Touch, Energieheilung und Musiktherapie gemeinsam, obgleich sich ihre theoretischen Grundlagen voneinander unterscheiden.

Mesmers Heilbehandlung stützte sich demnach weitgehend auf seine persönliche Einflussnahme und Suggestion. Dies untermauert die Tatsache, dass die Ausstattung seiner Klinik sorgfältig darauf abgestimmt war, Einfluss auf die Patienten zu nehmen und ihren Geist in einen entspannten Zustand zu versetzen – ein perfektes Umfeld für Suggestion. In dieser Umgebung verfielen sie in Trance oder einen tranceähnlichen Zustand, der die Heilung förderte. Mesmer war ein überzeugender Arzt. Er besaß die Fähigkeit, Vertrauen zu wecken, was die Beeinflussbarkeit erhöhte. Allein durch seine Gegenwart vermochte er einen positiven Einfluss auf Kranke zu nehmen. Seine Patienten sahen in ihm einen mächtigen und versierten Arzt von beachtlichem Ruf. Dieser Umstand an sich war eine indirekte Art der Suggestion.

In Frankreich wuchs Mesmers Popularität als Heiler. Er gewann eine zunehmende Anzahl von Anhängern. Dies alarmierte nicht nur die Schulmediziner, sondern auch die Regierung. 1784 ernannte König Ludwig XVI. eine königliche Kommission, um die Existenz von Mesmers magnetischem Fluid wissenschaftlich zu untersuchen. Zu den Mitgliedern dieser Kommission gehörten der herausragende Chemiker Antoine-Laurent de Lavoisier und der amerikanische Botschafter in Frankreich, Benjamin Franklin. Die Kommission führte eine Reihe von Experimenten durch, die darauf abzielten, festzustellen, ob Mesmer ein neues physisches Fluid entdeckt hatte. Man kam zu dem Schluss, dass es für dessen Existenz keine ausreichenden Beweise gab. Die Kommission konnte nicht bestätigen, dass sich das sogenannte „magnetische" Phänomen auf die Wirkung irgendeines Fluids zurückführen ließ. Sie warnte die Ärzte, die Mesmers Methode anwendeten, vor dem Verlust ihrer Approbation.

Da die Kommission Mesmers Heilerfolge nicht ignorieren konnte, schloss sie daraus, dass derartige Heilungen ein Produkt der Imaginationskraft des Einzelnen seien. Damit verwies sie auf die Rolle der Vorstellungskraft und Fantasie bei der Genesung und gelangte zu einer scharfsinnigen Schlussfolgerung hinsichtlich des psychologischen

Heilungsaspektes. Diese Schlussfolgerung wurde von der modernen Wissenschaftsforschung bestätigt. Dr. Jeanne Achterberg gelang es, die Rolle der Imagination bei der Heilung nachzuweisen. In einem späteren Kapitel werde ich auf dieses faszinierende Thema näher eingehen.

Mesmerismus und Hypnose sind nicht identisch, obwohl diese beiden Begriffe heute mehr oder weniger gleichwertig verwendet werden. Das Grundprinzip dieser Techniken besteht darin, den Patienten in einen für die *Suggestion* aufnahmebereiten Zustand, den sogenannten Alpha-Brain-State, zu versetzen. Bei der Hypnose handelt es sich um einen Prozess, den Patienten in einen Zustand tiefster Entspannung zu führen, der ihn für die Suggestion zugänglich macht. Auf diese Weise vermag die behandelnde Person das Unterbewusstsein des Patienten zu erreichen, um tief wurzelnde negative Angewohnheiten zu beseitigen oder auszumerzen und eine Heilungsvorstellung einzuflößen. Mesmerismus ist eine Technik, die auf der Annahme basiert, dass eine physische Emanation oder ein Lebensfluid von dem Behandelnden auf den Patienten übertragen wird. Der Therapeut fährt im Laufe der Behandlung mit der Hand über die beeinträchtigten Körperbereiche oder berührt sie, um eine fließende Energie zu übertragen. Bei der Hypnose gibt es keine physische Manipulation.

Der Mesmerismus ist der Vorläufer der modernen Hypnose. Die Pioniere der Hypnose beobachteten in Mesmers Sitzungen eine Methode, die Patienten in einen aufnahmebereiten Geisteszustand zu versetzen. Mesmers Theorie des Animalischen Magnetismus legte den Grundstein für die modernen Hypnose- und Suggestivtherapien. Abbé José Custódio de Faria (1746-1819), einer der Pioniere der wissenschaftlichen Hypnose-Untersuchungen, gründete seine Ansichten auf Mesmers Arbeit. Anders als Mesmer, bezeichnete Faria die Hypnose als ein Ergebnis der Suggestionskraft.

Mesmers Schüler, der Marquis Chastenet de Puységur (1751-1825), stellte die Theorie auf, dass die Leute durch subtile Suggestion wissentlich oder unwissentlich persönlichen Einfluss auf ihre Nachbarn und Freunde ausüben. Der Mensch wächst in einem sozialen Umfeld auf, von dem er fortwährend direkt oder indirekt positive oder negative Einflüsse aufnimmt, sei es von den Eltern, Lehrern, Ratgebern,

Massenmedien und so fort. Die subtile Einflussnahme sind nicht geäußerte Suggestionen, die eine Art Wach-Hypnose hervorrufen und das Schicksal des Individuums gestalten. Jeder Mensch wird fortlaufend von seinem sozialen Umfeld beeinflusst, was sich positiv oder negativ auf sein Wohlbefinden auswirken kann. Umgekehrt übt jeder bewusst oder unbewusst einen positiven oder negativen Einfluss auf seine Familie, Freunde, Verwandte und Kollegen aus.

Kapitel 2
Das metaphysische Phänomen von Neu-England

Neu-England hat in der politischen und kulturellen Geschichte Amerikas eine wesentliche Rolle gespielt. Acht Präsidenten der Vereinigten Staaten wurden in dieser Region geboren. Es brachte die ersten Werke der amerikanischen Literatur, Philosophie und Metaphysik hervor und war die Heimat der ersten öffentlichen Schulen. Dort wurden einige der ältesten und berühmtesten Universitäten der Welt gegründet, wie Harvard, Yale und das Massachusetts Institut of Technology. Neu-England und das europäische Wien stehen auf einer Stufe als Gründungszentren der Schulen für Geistheilung. Ebenso wie Wien das Epizentrum für die Entwicklung psychotherapeutischer Schulen war, das mit Mesmer begann, gefolgt von Sigmund Freuds Psychoanalyse, Alfred Adlers Individualpsychologie und Viktor Frankls Logotherapie oder existenzieller Psychologie, bot Neu-England von 1830-1880 einen fruchtbaren Boden für die Entstehung der Geistheilung, der amerikanischen Metaphysik, Spiritualität, dem Channeling sowie religiösen Sekten wie den Shakern. Diese Periode war ebenfalls entscheidend für das Schicksal Amerikas, da sie im amerikanischen Bürgerkrieg von 1861-1865 gipfelte.

Die Geistheilung, Teil der Neugeist-Philosophie, ist „praktische amerikanische Spiritualität" wie Alan Anderson und Deborah Whitehouse sie treffend beschrieben haben. Die Bewegung wurde von einem ungeschulten Uhrmacher und Erfinder ins Leben gerufen, dem in New-Hampshire geborenen Phineas Parkhurst Quimby (1802-1866).

In den 1850er Jahren begann er mit der Geistheilung, um Kranke zu heilen, basierend auf dem metaphysischen Prinzip, dass der Mensch seine eigenen Krankheiten in seinem Geist erschafft. Mutig stellte er die Hypothese auf: „In ihrem Ursprung ist Krankheit eine falsche Überzeugung. Ändere diese Überzeugung, und wir heilen die Krankheit." Er reduzierte die Krankheit auf die Glaubenshaltung.

Quimby und Ralph Waldo Emerson repräsentieren die Wurzeln der amerikanischen Neugeist-Bewegung beziehungsweise der amerikanischen Transzendentalphilosophie. Obwohl beide Männer in Neu-England geboren wurden (Quimby 1802 und Emerson 1803), kannten sie sich nicht persönlich. Sie waren von völlig unterschiedlicher Bildung. Während Quimby praktisch keinerlei Ausbildung besaß, war Emerson ein gelehrter unitarischer Geistlicher und Universitätsprofessor. Quimby entdeckte eine auf dem Geist basierende Behandlung, die in Amerika eine neue Heilweise ins Rollen brachte. Emerson lieferte den theoretischen und metaphysischen Rahmen für die amerikanische Transzendentalphilosophie, die die Neugeist-Bewegung stark beeinflusste. Der amerikanische Philosoph William James brachte das Wesen der Neugeist-Ideologie auf den Punkt, wenn er sie als „die Religion des Gesundheitsbewusstseins" beschrieb.

Es ist durchaus angebracht, von dem metaphysischen Phänomen Neu-Englands zu sprechen, da Quimby, Emerson und Henry David Thoreau in Neu-England geboren wurden, dort lebten und starben. Mary Baker Eddy, Emma Curtis Hopkins sowie Quimbys Schüler Warren Felt Evans, Julius Dresser und Annetta Dresser stammten alle aus Neu-England. Letztere verbreiteten Quimbys Lehre, die schließlich in der Neugeist-Bewegung gipfelte. Der erfolgreiche Neugeist-Schriftsteller Horatio W. Dresser, Sohn von Julius und Annetta Dresser, sowie Ernest Holmes, Begründer der Wissenschaft des Geistes (Religious Science), waren ebenfalls gebürtige Neu-Engländer.

Viele der „New-Age-Ganzheitstherapien" sowie Motivation und Persönlichkeit fördernde Entwicklungsprogramme zur Unterstützung des Wohlbefindens und der Entfaltung des menschlichen Potenzials entsprangen der Neugeist-Bewegung. Der Begriff „New Thought" darf nicht mit New Age verwechselt werden. Die New Age Bewegung erreichte Amerika in den 1960ern als Massenkultur, während der Neugeist-Gedanke bereits Mitte des 19. Jahrhunderts im Zuge von Quimbys Lehren auftauchte. Da sich die New-Age-Bewegung aus der Popularisierung und Verbreitung der metaphysischen und esoterischen Vorstellungen der Neugeist-Bewegung entwickelte, kann man sie als deren Nebenprodukt betrachten. Hinzu kommt, dass es sich bei der New-Age-Bewegung der 1960er um die Folge eines Protestes gegen den herkömmlichen Status quo handelte. Ihre Anhänger plädierten für Frieden und Verständnis in der Welt, was ihr einen starken sozialprogressiven Anstrich verlieh, vergleichbar mit dem Transzendentalismus.

Aus religiöser Sicht gesehen, sprengt die Neugeist-Philosophie die engen Begrenzungen der traditionellen Auslegung der heiligen Schriften und tritt für ein umfassenderes und stärker metaphorisches Verständnis der Bibel ein. Aus ihr gingen verschiedene Glaubensgemeinschaften hervor, darunter Divine Science, Unity, Christliche Wissenschaft und Religious Science. In neuerer Zeit wurde die Neugeist-Philosophie zur praktischen Lebensweise, die aus den besten metaphysischen Schulen der heutigen Religionen schöpft: Christentum, Buddhismus, Idealismus, Transzendentalismus und Hindu-Philosophie.

Ein gemeinsames Merkmal vieler Neugeist-Pioniere war die Tatsache, dass sie unter langwierigen körperlichen Krankheiten litten, die von der konventionellen Medizin als unheilbar erklärt wurden. Eine weitere Gemeinsamkeit bestand darin, dass sie ihre Gesundheit durch geistige Mittel wiedergewannen und ihre spirituelle Gesinnung änderten. Ihr Wunsch, anderen Menschen diese persönliche Erfahrung zu vermitteln, machte sie zu Lehrern einer neuen Denk- und Heilweise. Einige wurden Gründer und Leiter von Neugeist-Glaubensgemeinschaften.

The International New Thought Alliance (INTA), eine von mehreren Neugeist-Glaubensgemeinschaften gebildete Organisation, beschreibt die moderne Neugeist-Bewegung als eine Synthese von spirituellen und wissenschaftlichen Prinzipien und philosophischen Aspekten, so wie sie in vielen Weltreligionen zu finden sind. Jeder Mensch vermag die in ihm wohnende Gottheit bewusst zu erkennen und die Einheit des Lebens zu verstehen. Als grundlegende Voraussetzung gilt, dass

Gott Geist ist und Bewusstsein sich im Menschen als Gedanken und Emotionen manifestiert. Gedanken und Emotionen wiederum finden ihren Ausdruck in Worten. Worte werden zu Handlungen, und Handlungen führen zur Schöpfungen. Gedanken sind demnach eine gewaltige Kraft, die unseren Körper und unser Umfeld positiv oder negativ beeinflusst. Anhänger der Neugeist-Bewegung anerkennen die Krankheit als eine Tatsache und leugnen nicht blindlings deren Realität. Aber sie ermahnen die Menschen, ihre Aufmerksamkeit weg von der Krankheit und hin auf Gesundheit und Wohlbefinden zu lenken.[1]

Die Neugeist-Bewegung hat viele der motivationsfördernden Schriftsteller, Redner und Persönlichkeiten, wie den Franzosen Émile Coué, den Befürworter der Autosuggestion, beeinflusst. Lehrer aus den feinstofflichen Reichen haben einen neuen Aspekt hinzugefügt und mit ihren Durchgaben ähnliche Gedanken verbreitet und ein neues Zeitalter, das „Wassermann-Zeitalter", angekündigt. Zu ihnen gehören Seth, durchgegeben von Jane Roberts; der Guide, von Eva Pierrakos; Abraham von Esther Hicks und Ramtha, dessen Sprachrohr J.Z. Knight ist. Außerdem gibt es *Ein Kurs in Wundern*, der angeblich von einer entkörperten Person, die behauptet, Jesus zu sein, diktiert wurde. Charakteristisch für diese Botschaften ist die Aussage, dass der Mensch durch seine Gedanken und Emotionen seine eigene Realität gestaltet (ein Prinzip, das als *Gesetz der Anziehung* bezeichnet wird).

Das Wesen der Neugeist-Philosophie lässt sich in der biblischen Mahnung zusammenfassen: „Suchet vielmehr zuerst sein Reich und seine Gerechtigkeit! Dann werden euch alle diese Dinge hinzugefügt werden" (Mat. 6:33). Richtiges Denken und Handeln wird den Weg festigen, sich in positiver und wirkungsvoller Weise mit den Herausforderungen des Lebens auseinanderzusetzen. Die Neugeist-Bewegung beschränkt sich nicht darauf, den physischen Körper zu heilen, sondern auch finanziellen Erfolg zu erreichen sowie Beziehungen und äußere Umstände zu verbessern. Die Anwendungsmöglichkeiten kennen keine Grenzen. Viele heutige Anhänger praktizieren die sogenannte Gebetsheilung, auch bekannt als wissenschaftliches Gebet. Diese Art des Gebetes unterscheidet sich von dem herkömmlichen Bittgebet, das göttliche Intervention erfleht.[2]

Teil zwei

Amerikanische Geistheiler

Kapitel 3

Phineas Parkhurst Quimby

Vater der Neugeist-Bewegung

Krankheit ist eine Erfindung des Menschen.
Phineas Parkhurst Quimby

Die praktische philosophische Neugeist-Bewegung und die sogenannte Metaphysische Bewegung begannen in Amerika mit Phineas Parkhurst Quimby, der dort als der Vater dieses neuen Denkens betrachtet wird. Quimby wurde am 16. Februar 1802 in Lebanon, New Hampshire, geboren. Er ging bei einem Uhrmacher in die Lehre. Die Schule besuchte er nur kurze Zeit. Den Autoren Willa Cather und Georgine Milmine zufolge verbrachte Quimby „eigentlich nur sechs Wochen in der Schule".[1] Er war ein Selfmademan mit einem forschenden und einfallsreichen Geist.

In jungen Jahren erkrankte Quimby an Lungentuberkulose. Die starken Medikamente schädigten seine Leber und seine Nieren. Die schulmedizinische Behandlung raubte ihm die Hoffnung, jemals wieder gesund zu werden. Er gab seine Arbeit als Uhrmacher auf, zog sich auf seine Farm zurück und wartete auf den Tod. 1863 schrieb Quimby über seinen Gesundheitszustand:

> „Vor etwa dreißig Jahren war ich sehr krank. Die Tuberkulose schien mich dahinzuraffen. Ich war so schwach, dass es mir Mühe bereitete, umherzulaufen. Ich wurde allopathisch behandelt und hatte inzwischen so viel Kalomel eingenommen,

> dass es meinen Organismus vergiftet hatte. Ich verlor mehrere Zähne. Meine Symptome waren typisch für an Tuberkulose Erkrankte. Man hatte mir gesagt, meine Leber sei angegriffen, meine Nieren seien krank und meine Lunge sei zerfressen. Ich glaubte alles, denn ich hatte die Symptome und konnte der Meinung der Ärzte nicht widersprechen. In diesem Zustand sah ich mich gezwungen, mein Geschäft aufzugeben. Ich gab die Hoffnung auf und erwartete zu sterben, nicht dass ich dachte, die medizinische Fakultät besäße keine Weisheit, sondern ich war überzeugt, es gäbe in meinem Fall keine Heilung."[2]

Mehrere Elemente spielten eine Schlüsselrolle in Quimbys Leben, die ihn dazu bewogen, seine Vorstellungen vom geistigen Heilen zu entwickeln. In seinem Tagebuch heißt es, sein Arzt habe ihm das giftige Kalomel oder Quecksilberchlorid verschrieben. Später erkannte Quimby, dass die Medizin, die er einnahm, ihn nicht heilte, sondern tötete. Damals verwendete man Kalomel als Purgativ, um verschiedene Krankheiten zu kurieren, besonders Gelbfieber.[3] In großen Mengen eingenommen, hatte die Substanz so ernsthafte Nebenwirkungen wie Zahn- und Haarausfall, was Quimby auch erlebte. Die einfache Tatsache, dass er aufhörte, diese schädigende Substanz weiter einzunehmen, war bereits ein positiver Schritt in Richtung Gesundheit.

Andere Meilensteine spielten ebenfalls eine wesentliche Rolle bei seiner Genesung. Er fand heraus, dass sich einer seiner Freunde durch körperliche Aktivitäten im Freien, unter anderem durch Reiten, selbst geheilt hatte. Quimby versuchte, seinem Freund nachzueifern, obgleich ihn seine körperlichen Beschwerden vom Reiten abhielten. Stattdessen unternahm er Fahrten mit dem Pferdewagen. Eines Tages blieb das Pferd stehen. Da es sich weigerte, weiter zu traben, beschloss er, neben dem Pferd zu gehen. Plötzlich bemerkte er zu seiner großen Überraschung, dass er etwa zwei Meilen bergauf gelaufen war.[4] Dieser Vorfall schien einen bemerkenswerten Einfluss auf seine Genesung zu haben.

Den zweiten Meilenstein bildete seine Begegnung mit dem Mesmerismus. Um 1830 kam Dr. Charles Poyen aus Frankreich nach Amerika und stellte den Mesmerismus vor. Quimby zeigte Interesse und sah in ihm eine alternative Möglichkeit, um gesund zu werden.

Er beschäftigte sich intensiv mit den praktischen Grundlagen dieser neuen „Wissenschaft"., Seine Wissbegierde half ihm, sich die mesmerische Methode rasch zu eigen zu machen. Bald vermochte er sie selbst zu praktizieren. Obwohl noch tuberkulosekrank, begann er, in Neu-England öffentliche Demonstrationen zu geben.

1840 begegnete er bei einer solchen Demonstration einem jungen Burschen mit Namen Lucius Burkmar. Diese Begegnung sollte der Wendepunkt in Quimbys Leben sein. Lucius war ein beeinflussbarer Junge, der unter Quimbys Führung leicht in Trance fiel. Die beiden bildeten eine Partnerschaft und waren in Neu-England einzigartig in der gemeinsamen Darbietung von Mesmerismus und Hellsichtigkeit, was die Zeitungen der damaligen Zeit bestätigten.[5] Der Vorgang verlief folgendermaßen: Quimby versetzte Lucius in einen mesmerischen Zustand (oder in Trance), mit dem Ziel, die Krankheit des Patienten hellseherisch zu untersuchen. Lucius diagnostizierte die Krankheit und ihre körperlichen Symptome und gab die entsprechenden Heilmittel an. In den meisten Fällen wurde die Gesundheit des Patienten wiederhergestellt.

Offensichtlich diente Lucius als Werkzeug für Quimbys geistige Demonstrationen. Doch im Gegensatz zu der in der Neugeist-Bewegung allgemein vertretenen Ansicht, war Lucius ursprünglich derjenige, der heilte. Er war es, der die Krankheit feststellte und dem Patienten ein Heilmittel verordnete. Quimbys Rolle beschränkte sich darauf, Lucius in Trance zu versetzen.

Man hatte bei Quimby eine unheilbare Krankheit diagnostiziert. Wie er selbst sagte, erwartete er seinen baldigen Tod. Irgendwann fragte er sich, ob Lucius nicht auch für ihn eine hellseherische Diagnose zu stellen vermochte. Er heilte andere Menschen, warum sollte seine Methode nicht auch bei ihm wirken. Mit einer gewissen Zurückhaltung bat er Lucius, seinen Gesundheitszustand zu prüfen.

An diesem Punkt begann Quimby mit der Entwicklung seiner Heilungsphilosophie. Lucius willigte ein, Nieren und Leber zu überprüfen, und stellte fest, dass die Nieren im Begriff waren, sich aufzulösen, er sie aber heilen konnte. Er legte seine Hände auf die entzündeten Organe und sagte Quimby, er füge sie wieder zusammen. Einige Tage später schaute er sich die Nieren erneut an. Sie waren vollständig geheilt. Quimby verspürte keine Schmerzen mehr. Dieser Vorfall ließ ihn an der Genauigkeit der medizinischen Diagnose zweifeln. Die Ärzte hatten von einer unheilbaren Krankheit gesprochen. Er hatte alle Hoffnung aufgegeben, wieder gesund zu werden, was nach Lucius Behandlung dennoch geschah.

Quimby begegnete seiner Heilung mit Vorbehalt. Wie konnte ein unerfahrener und unwissender Bursche ihn durch Handauflegen heilen? Er schloss daraus, dass die ärztliche Diagnose möglicherweise falsch gewesen war. Außerdem nahm er an, dass Lucius in Trance den Geist des Patienten intuitiv las und letzteren nicht hellseherisch untersuchte. Quimby kam der Gedanke, er könne sich selbst heilen, war aber noch nicht in der Lage, diese Überlegung umzusetzen.

Ein weiteres Ereignis trug zur Entwicklung seiner künftigen Behandlungsmethode bei. Während einer öffentlichen Heilung verordnete Lucius einem Patienten ein teures Medikament, das sich dieser nicht leisten konnte. Quimby mesmerisierte Lucius erneut und bat ihn um ein anderes Heilmittel. Dieser gab ein billigeres an, das die gleiche Wirkung zeigte, wie sich herausstellte. Für Quimby war der Fall kristallklar. Gleichgültig welches Mittel Lucius angab, es wirkte, wenn der Patient daran glaubte. Diese Theorie, die Émile Coué später ausarbeitete, kennt man heute unter dem Begriff *Placebo-Effekt*.

Um Lucius hellseherische Fähigkeiten zu untersuchen, versetzte Quimby ihn mittels Hypnose in Trance. Er fand heraus, dass der Junge die ihm in diesem Zustand gegebenen Suggestionen als zutreffend akzeptierte. Diese Experimente überzeugten Quimby, dass Lucius während seiner hellseherischen Untersuchung eher den Geist des Patienten las als dessen Krankheit zu sehen. Er entdeckte, dass ein starker Geist auf den Geist eines anderen mittels sogenannter Hypnose einzuwirken vermag. Bei den von Lucius angegebenen Heilmitteln handelte es sich um wirkungsvolle *Vorschläge* an die Patienten, solange diese daran glaubten. Mit anderen Worten, selbst wenn das angegebene Mittel keinerlei heilerischen Wert besaß, fand der Heilvorgang trotzdem statt, weil der Patient an das Mittel glaubte. Dies ist ein weiterer Aspekt des Placebo-Effektes. Quimby schloss daraus: „Krankheiten werden von unserem Glauben geprägt."[6]

Für ihn lag das Problem in der falschen geistigen Einstellung des Patienten. Mesmerische Heilsitzungen waren überflüssig. Der Patient musste nur seine Auffassung ändern. Zu dieser Schlussfolgerung gelangte Quimby, nachdem er geheilt worden war. Die folgende Aussage trägt zum Verständnis seiner eigenen Heilung und zu den Ereignissen bei, die zur Entdeckung der Geistheilung führten:

> „Ich litt unter Rückenschmerzen, die ihnen [den Ärzten] zufolge meine teilweise zerstörten Nieren verursachten. Man sagte mir auch, ich hätte Lungengeschwüre. In diesem Glauben fühlte ich mich elend genug, um nicht mehr für diese Welt zu taugen. Dies war mein Zustand, als ich zu mesmerisieren begann. Einmal beschrieb meine schlafende Versuchsperson [Lucius] die Schmerzen, die ich in meinem Rücken fühlte (Ich hätte niemals gewagt, ihn zu bitten, mich zu untersuchen, da ich mir der Zerstörung meiner Nieren sicher war.), und legte die Hände auf die schmerzende Stelle. Er eröffnete mir, dass meine Nieren sich in einem sehr schlechten Zustand befanden. Von einer Niere hatte sich ein etwa acht Zentimeter langes Stück abgelöst. Es hing nur noch an einem dünnen Faden. Ich glaubte seiner Aussage, denn sie stimmte mit dem überein, was die Ärzte mir gesagt hatten und was meine Schmerzen erklärte. Seit Jahren war ich nicht mehr schmerzfrei gewesen. Mein gesunder Menschenverstand sagte mir, dass keine Medizin diese Beschwerden jemals beseitigen könnte. Dennoch fragte ich nach einer Heilmöglichkeit. Er antwortete: „Ja, ich kann das Stück verbinden, damit es anwächst, und du wirst gesund werden." Ich war völlig überrascht und wusste nicht, was ich denken sollte. Sofort legte er die Hände auf und meinte, er verbinde die beiden Stücke miteinander. Am folgenden Tag erklärte er mir, sie seien zusammengewachsen. Von diesem Tag an spürte ich an dieser Stelle keinerlei Schmerzen mehr."[7]

Lucius hatte Quimby auf dessen Frage nach einem Heilmittel mit einer wirkungsvollen Suggestion geantwortet. Diese Frage war Quimbys letzte Hoffnung. Lucius Antwort klang durchaus überzeugend: „Ja, ich kann das Stück verbinden, damit es anwächst, dann wirst Du gesund werden." Dann legte er seine Hände auf die erkrankte Stelle. Quimby klammerte sich an diese letzte Hoffnung, denn am folgenden Tag bat er Lucius um eine erneute Überprüfung seines Zustands. Der junge Mann versicherte ihm, dass er vollständig geheilt sei, woraufhin Quimby keinerlei Schmerzen mehr verspürte. Dieser Vorfall erwies sich als entscheidend für die Entwicklung der Geistheilung in Amerika. Für Quimby war er eine Offenbarung, ein „Heureka"! Bis zu diesem Moment stand er im Bann der ärztlichen Diagnose, die ihm jede Hoffnung genommen hatte. Hätte Lucius auf seine Frage geantwortet: „Nein, für deine Krankheit gibt es weder eine Behandlung noch ein Heilmittel", hätte er weiter an die medizinische Diagnose geglaubt und wäre erwartungsgemäß etwa ein Jahr später gestorben.

> „Ich hatte nicht den geringsten Zweifel an seiner [Lucius] Aussage. Hätte er gesagt, wie ich es erwartete, dass man nichts tun könne, wäre ich in einem Jahr oder so gestorben. Als er aber von Heilung sprach, die er ermöglichen könne, begann ich nachzudenken. Ich erkannte, dass man mir etwas eingeredet hatte, was mich krank werden ließ."[8]

In Quimbys eigenen Worten liegt die logische Überlegung, die ihn zur Entdeckung der Geistheilung führte. Er schrieb:

> „Nun, was war das Geheimnis dieser Heilung? … Die Unglaubwürdigkeit von [Lucius] Heilmitteln ließ mich daran zweifeln, dass meine Nieren tatsächlich krank waren, denn zwei Tage später meinte er, sie seien so gesund wie immer. Wenn er den ersten Zustand sah, sah er auch den letzten, denn in beiden Fällen erklärte er, er könne sehen. Ich schloss daraus, dass er im ersten Fall meine Gedanken las, und wenn er von Heilung sprach, griff er auf seinen eigenen Geist zurück. Seine Vorstellungen waren so seltsam, dass die Krankheit durch diese Absurdität der Heilung verschwand. Dies war der erste Stolperstein, den ich in der medizinischen Wissenschaft fand. Bald

wagte ich es, ihn um weitere Untersuchungen zu bitten. In allen Fällen beschrieb er meine Gefühle, variierte aber das Ausmaß der Krankheit. Seine Erklärungen und Mittel überzeugten mich jedes Mal, dass ich eine solche Krankheit nicht hatte und für meine Beschwerden selbst verantwortlich war."[9]

Dies weist eindeutig darauf hin, dass Lucius Quimby die Möglichkeit einer Genesung einredete. Indem er ihn so behandelte, überzeugte er ihn indirekt von einer Heilung der Krankheit. Diese *starke Suggestion* heilte ihn tatsächlich. Zumindest für einige Augenblicke glaubte Quimby an Lucius Behandlung und Erklärung. Lucius war seine letzte Hoffnung. Außer der Möglichkeit, sein Leben zu retten, hatte er nichts zu verlieren.

Später erkannte er, dass er aufgrund der ärztlichen Diagnose geglaubt hatte, ernstlich krank zu sein und den Tod zu erwarten. Er machte diesen Glauben für seine Krankheit verantwortlich und überlegte: Wenn seine Überzeugung ihn krank machte, könnte eine Änderung dieser Überzeugung ihn auch gesund machen. Quimby schrieb seine Heilung niemals Lucius zu. Ironischerweise verneinte später Mary Baker Eddy, dass sie von Quimby geheilt worden war.

Quimby wurde von Lucius indirekt geheilt. Als er noch unter dem „ärztlichen Bann" stand und glaubte, schwer krank zu sein, gab ihm Lucius Hoffnung und suggerierte ihm Gesundheit. Diese heilende Suggestion wurde durch die Handauflegung und die Verordnung irgendeines Medikamentes verstärkt. Anfänglich glaubte Quimby an Lucius, da er ihm erlaubte, die Hände auf die erkrankte Körperstelle zu legen, um „seine Nieren zusammenzufügen". Genauso wirkt der Placebo-Effekt. Quimby bestätigt diesen Gedankengang:

„Auf Einladung des anwesenden Arztes besuchte ich mit Lucius in jener Zeit häufig Kranke. Der Junge untersuchte den Patienten und kam zu überraschenden Ergebnissen, die jeder glaubte. So erzählte er einer Person, sie sei noch schlimmer erkrankt, als ich es gewesen war, dass ihre Lungen Honigwaben glichen und Geschwüre ihre Leber übersäten. Dann verordnete er einen einfachen Kräutertee. Der Patient erholte sich. Der Arzt war

> von der Heilwirkung der Medizin überzeugt. Sein Glaube an den Jungen bewirkte eine geistige Veränderung, der die Heilung folgte. Anstatt den Ärzten zu vertrauen, sah ich mich zu der Schlussfolgerung gezwungen, dass ihre Wissenschaft falsch sein musste."[10]

Quimbys Bericht veranschaulicht, dass Lucius bewusst oder unbewusst Suggestionen und Placebo sehr wirkungsvoll einsetzte. Dies geschah, wenn sich der Junge in einem mesmerischen Zustand befand, in dem er vermutlich die Krankheiten mental las und Heilmittel verordnete. Lucius heilte offensichtlich kraft seiner Suggestionen, wenn er die Diagnose stellte und dann einfache Volksmedizin verordnete, die als Placebo wirkte. Diese Vorschläge waren für den Patienten umso zwingender, da sich Lucius in Trance befand, so dass die Leute glaubten, er erfasse ihre Krankheiten hellseherisch. Für die damalige Zeit war dies sehr ungewöhnlich, etwas Übernatürliches, das die Patienten umso empfänglicher für die Suggestionen machte. In vielen Fällen besuchten Quimby und Lucius den kranken Patienten zu Hause. Auf Bitten des anwesenden Arztes nahm Lucius seine „hellseherischen Readings" vor. Gewöhnlich stimmte der Arzt der Diagnose und Verordnung zu, was die Wirkung der Suggestion stark erhöhte. Die Heilung trat unweigerlich ein.

Ein weiterer wesentlicher Punkt ist Quimbys *brennender Wunsch, gesund zu werden*. Im 20. Jahrhundert erklärte der amerikanische Esoteriker Paul Foster Case: „Wünsche sind die stärkste Form der Suggestion." Ein intensiver Wunsch verstärkt die Kraft der Suggestion gewaltig. Es besteht kein Zweifel, dass Quimby alles daran setzte, gesund zu werden. Aus diesem Grunde begann er, sich für den Mesmerismus zu interessieren und neue Heilmethoden zu erkunden. Dieses innere Verlangen nach Gesundheit wurde entfacht, als Lucius ihm versicherte, dass er geheilt werden könne. Zuvor hatte er jegliche Hoffnung aufgegeben und erwartete zu sterben.

Nach seiner Genesung kam Quimby zu dem Schluss, dass eine Heilung weder der mesmerischen Behandlung noch der hellseherischen Readings bedurfte. Er gab beides auf und übernahm eine Methode, bei der die geistige Einstellung des Patienten mittels Aufklärung geändert wurde. Quimby erkannte, dass Krankheit eher im Geist als im Körper angesiedelt war. Da die meisten Menschen blind dafür waren, sollte es seine Aufgabe werden, ihnen zu erklären, dass sie sich selbst heilen konnten, wenn sie ihre negativen Gedankenmuster änderten. An diesem Punkt reduzierte er die Krankheit auf das Feld der Überzeugung, denn eine Überzeugung lässt sich ändern und eine Krankheit auf geistiger Ebene heilen. Quimby stellte bald seine wichtigste Hypothese auf: *„Die Wurzeln der Krankheit sind falsche Überzeugungen. Ändert man diese, heilt man die Krankheit."* Dies ist die Macht der Gedanken über den Körper. Negative Gedankenmuster zu ändern, wirkt sich positiv auf das neurologische, viszerale und zelluläre System des Körpers aus. Studien der Neurowissenschaft und Epigenese bestätigen dies inzwischen.

Überzeugt vom Nutzen der Geistheilung, entwickelte Quimby eine Methode, die man als *explanative Suggestivbehandlung* bezeichnen kann. Er pflegte zu sagen: „Die Erklärung ist die Heilung." Diese Methode bestand aus drei Schritten. Erstens: Der Patient wird zum Schöpfer seines eigenen Zustands ermächtigt. Zweitens: Dem Patienten wird erklärt, dass er krank wurde, weil er seine falschen Vorstellungen förderte und er diese ändern müsse, um gesund zu werden. Drittens: Diese Veränderungen sollen so lange „eingehämmert" oder wiederholt werden, bis sie tief wurzeln. Quimbys Hauptthese lautete: „Die falsche Vorstellung ist der Irrtum." Er bediente sich aber niemals der Verneinung, wie sie später die Christliche Wissenschaft einsetzte. Hierin liegt der Hauptunterschied zwischen den beiden Systemen.

Quimbys explanative Suggestivbehandlung nahm folgenden Verlauf. Er setzte sich zu seinem Patienten und hörte sich aufmerksam dessen Beschwerden an. Dieser Schritt birgt bereits eine therapeutische Komponente, die man heute als „Gesprächsheilung" bezeichnet. Später wurde sie von den Psychiatern Josef Breuer und Sigmund Freud wissenschaftlich bestätigt und in ihre psychoanalytische Theorie eingearbeitet. Im Gegensatz zur Freudschen Therapie, bei der hauptsächlich der Patient redet, stellte Quimby Fragen und bestimmte intuitiv die Natur des Problems. Dann pflegte er dem Patienten zu erklären, dass die Krankheit seine eigene Schöpfung und ein geistiger Irrtum sei. Er stellte deren geistige Ursachen klar und setzte anstelle der Angst des Patienten die entschlossene Erwartung, dass die Krankheit geheilt werden konnte. Quimby wiederholte seine Behauptung so lange, bis der Patient diese Vorstellung verstanden und verinnerlicht hatte.

In der modernen Psychologie könnte man diesen Vorgang als eine Form *direkter Suggestion* betrachten. Aufgrund seiner überzeugenden Argumente vermochte Quimby einen signifikanten Wandel in der gewohnten Geisteshaltung des Patienten zu bewirken, was zur Folge hatte, dass sich in den meisten Fällen eine unmittelbare Heilung einstellte. Die Heilsitzung schloss mit einer Zeit stillen Gebetes. Da es sich um eine relativ einfache Heilmethode ohne medizinische Verordnung oder physischen Eingriff handelte, fiel es einigen Leuten äußerst schwer, an sie zu glauben. Daher rieb oder massierte Quimby manchmal den Kopf des Patienten mit feuchten Händen, damit in dessen Augen *etwas getan wurde.* Hier zeigte sich die Wirksamkeit des Placebo-Effekts. Quimbys Aufzeichnungen kann man entnehmen, dass er niemals behauptete, das Reiben des Kopfes habe irgendeine andere Heilwirkung, als den Patienten glauben zu machen, „es geschehe etwas“. Es trug lediglich dazu bei, das Vertrauen des Patienten in die Behandlung zu stärken. Quimby war überzeugt, dass der Glaube und die Erwartung des Kranken wesentlich zu seiner Gesundung beitrugen.

Man nannte ihn den „Doktor von Neu-England“. (Obwohl er keinen medizinischen Titel besaß, redeten ihn seine Patienten und Bekannten anerkennend mit „Doktor“ an, eine Anrede, die damals lockerer benutzt wurde als heute.) „Dr.“ Quimby fasste seine Behandlungsmethode in einem Rundschreiben zusammen, das er veröffentlichte, als er seine professionelle Heilpraxis im International Hotel in Portland, Maine, 1859 formell eröffnete:

> „Meine Praxis unterscheidet sich von jeder Arztpraxis. Ich verabreiche keine Medikamente und keine äußeren Anwendungen. Ich erkläre dem Patienten seine Beschwerden und dass das, was er denkt, die Ursache für seine Krankheit ist. Meine Erklärung ist die Heilung. Wenn es mir gelingt, seinen Irrglauben zu korrigieren, ändere ich den Systemfluss und gebe Raum für die Wahrheit oder Gesundheit. Die Wahrheit ist die Gesundheit. Diese Vorgehensweise gilt für alle Krankheitsfälle.“[11]

Dies ist das Kernstück der Geistheilung. Quimby gab unmissverständlich zu verstehen, dass das, „was der Patient denke, Ursache für seine Krankheit sei", und bezeichnete die schädigende Denkweise als „seinen Irrglauben". Gelang es ihm, die schädigenden Gedanken zu korrigieren, stieß er ihn auf die Wahrheit. Diese Wahrheit war die Heilung. Unter Irrglauben verstand er die falschen Überzeugungen und Vorstellungen des Patienten.

Der folgende Bericht einer Patientin und Wegbereiterin der Neugeist-Bewegung, Annetta G. Dresser, veranschaulicht die Heilmethode Quimbys, als er in Portland zu praktizieren begann. Die Methode besteht aus vier Schritten: (1) Befähigen, (2) persönliche Überredung, (3) einhämmern und (4) stille geistige Behandlung (abschließende Heilung). Annetta Dresser beschreibt diese Heilmethode folgendermaßen:

> „Er schien zu wissen, dass ich ihn aufgesucht hatte, weil ich glaubte, er sei meine letzte Rettung. Mein Vertrauen in ihn und seine Behandlungsweise war gering. Anstatt mir zu erklären, ich sei nicht krank, setzte er sich neben mich und erklärte mir, was Krankheit sei, wie ich dazu kam und wie ich mich durch richtiges Verständnis aus dieser Lage befreien könne [den Patienten befähigen].
>
> Er schien die Situation von Anfang an zu durchschauen und erklärte die Ursache und Auswirkung so eindeutig, dass ich ahnte, was er meinte. Ich war so krank, dass er zunächst nicht von einer Genesung sprach. Andererseits übte seine anfängliche Erläuterung eine solch starke Wirkung aus, dass ich neue Hoffnung in mir aufsteigen fühlte. Von diesem Tag an ging es mir besser [persönliche Überredung].
>
> Jeden Tag erklärte er mir meine Lage und vermittelte mir eine Vorstellung von seiner Theorie und ihrer Beziehung zu dem, was man mich gelehrt hatte zu glauben [einhämmern]. Manchmal saß er eine Weile schweigend bei mir [stille geistige Behandlung]."[12]

Die beiden ersten Schritte sind bei jeder Behandlungsform, sei sie geistiger oder konventioneller Natur, äußerst wichtig. An erster Stelle steht, dass der Patient als Mensch betrachtet wird, als ein geistiges Wesen, ungeachtet seiner momentanen Verfassung oder seines Hintergrunds. Mit anderen Worten: Ein Individuum ist Teil der menschlichen Gesellschaft und verdient Fürsorge und Beachtung. Zweitens: Eine charismatische Persönlichkeit strahlt positive Energie aus und bewirkt in der anderen Person Veränderungen, wie wir bei Mesmer gesehen haben. Drittens: Die Vorstellung wird dem Geist des Patienten eingehämmert oder eingeprägt. Viertens: Die Sitzung findet ihren schweigenden Abschluss in einem kurzen Gebet und einer Weile stiller Betrachtung. Nach Horatio Dresser war diese stille Behandlung Quimbys Hauptentdeckung.

Als Quimby in Portland seine Praxis eröffnete, widmete er sich hauptberuflich der Heilung von Patienten. Sie kamen zu Tausenden. Viele von ihnen waren von den Ärzten als unheilbar diagnostiziert worden. Die Zeit von 1859-1865 war die produktivste und wichtigste Periode in Quimbys Leben. In Neu-England heilte er viele einflussreiche Leute, die Hilfe bei ihm suchten. Zu ihnen gehörten die beiden Töchter des verstorbenen Richters Ashur Ware[13], der Methodistenpfarrer Warren Felt Evans, Julius Dresser, seine Frau Annetta und Mary Baker Eddy.

Unabhängige Journalisten berichteten in der Lokalzeitung von zahlreichen wundersamen Heilungen sogenannter *Unheilbarer Krankheiten.*[14] In dieser Zeit erweiterte Quimby seine Behandlungstheorie. Aus der explanativen Suggestivheilung entwickelte sich die Geistheilung, ein Quantensprung in der Entwicklung seiner Heilungstheorie.

Die Geistheilung findet auf einer höheren Therapie-Ebene statt. Sie sieht im Menschen vor allem ein geistiges Wesen, weniger einen physischen Körper. Die Betonung verlagert sich von der Gedanken- und Suggestivbehandlung auf die Ebene des Geistes. Die Behandlung nimmt metaphysischen Charakter an. Ein Umdenken wird zweitrangig. Diese Herangehensweise erlegt der kranken Person keine neuen Vorstellungen auf, sondern anerkennt ihr göttliches Selbst, das niemals krank ist. Das göttliche Selbst wird als in den körperlichen Ursachen der Krankheit gefangen und eingeschlossen betrachtet. Quimby vertrat die Ansicht, dass allen Menschen ein Leitprinzip, die innere „göttliche Weisheit", gemeinsam ist. Intuitiv und unbeeinflusst erkannte er das Prinzip eines Universalgeistes.

Quimby integrierte biblische Grundsätze in seine Theorie und versuchte, basierend auf den Lehren Jesu, eine Erklärung für seine Heilmethode zu geben. Er vermochte metaphysische Prinzipien aufgrund seines intuitiven Verständnisses zu formulieren. So vertrat er die Ansicht, dass alle Menschen über einen „verborgenen Geist" miteinander verbunden sind, zu dem der Geistheiler Zugang findet. Für ihn waren alle Ursachen in Wirklichkeit geistiger Natur, und er vertrat die Ansicht, dass die Kausalität in der physischen Welt einer inneren, weniger einer äußeren Quelle entspringt. Quimby erkannte, dass der Geist über der Materie steht, und war überzeugt, dass die materielle Welt aus den geistigen Ebenen hervorgeht.

Für ihn besaß der Mensch zwei Aspekte, das innere Wesen, das er als Christus-Prinzip oder den „wissenschaftlichen" Menschen bezeichnete, und die äußere Persönlichkeit, die er den sterblichen Menschen nannte. Das geistige Wesen (oder Christus-Prinzip) des Individuums liegt in der physischen oder sterblichen Form verborgen. Quimby ging davon aus, dass der Mensch in erster Linie ein „geistiges Wesen" ist. Er unterschied zwischen dem sterblichen (physischen) und dem unsterblichen (geistigen) Menschen. Horatio Dresser erklärte, dass Quimby bei seiner Behandlung den „wahren Menschen, den Geist, ansprach, seine Kraft aufzubieten".[15] Unabhängig von den Studien der Nancy-Hypnose-Schule und lange vor der Arbeit von Thomson Jay Hudson, William James und Sigmund Freud erkannte er intuitiv etwas, das man später als *Unterbewusstsein* bezeichnete.

Im Neuen Testament suchte Quimby nach Belegen für seine Heilmethode und folgerte, dass sie der Heilweise Jesu glich. In dem Glauben, die spirituelle Technik, mittels derer Jesus Christus die Menschen heilte, neu entdeckt zu haben, wollte er sich die Entdeckung dieser Behandlungsform nicht als seinen Verdienst anrechnen. Stattdessen versuchte er, dem Beispiel Jesu zu folgen, Menschen zu heilen, um ihre Leiden zu lindern. Daher bezeichnete er seine Heilmethode als die „Wissenschaft Christi". (Man beachte die namentliche Ähnlichkeit mit der *Christlichen Wissenschaft*.) Quimby gab die Theorie der Geistheilung auf, die Vorstellung, dass die Gedankenkraft einer Person den Geist einer anderen Person beeinflusse. Er ersetzte sie durch die sogenannte *spirituelle Geistheilung*. Dies ist sein größtes Vermächtnis. Es handelt sich dabei um einen außergewöhnlichen Beitrag zur Heilung ohne Medizin, um einen neuen Weg, menschliches Leid zu lindern. Der Grundton seiner Lehre ging über den Gedanken hinaus, Krankheit sei die Auswirkung einer *falschen Überzeugung*. Sein Heilungsansatz basierte auf einer spirituellen Betrachtung der Menschheit.

Quimby erwartete die Mitarbeit des Patienten am Heilungsprozess. Dieser musste an die Wirksamkeit der Behandlung glauben. So war ihm stets bewusst, welche Bedeutung unsere Überzeugungen haben, die noch dazu meist falsch sind. Gott ist eine unsichtbare Weisheit, die jeden Raum erfüllt. Er ist Licht, Güte und Liebe. Gott ist die einzige Wirklichkeit, ewiges Sein, existent in jeder Materie. Er schrieb: „Der wahre Gott ist gütig und könnte niemals Krankheit schaffen. Krankheit entsteht durch Überzeugungen und Ängste. Vertrauen ist das Heilmittel."[16] Diese Aussage entspricht in gewissem Sinne dem metaphysischen Konzept von der Existenz eines Weltgeistes.

Völlig überarbeitet, beschloss Quimby 1865, sich von seiner Heiltätigkeit zurückzuziehen, und zog nach Belfast, Maine. In einem im *Portland Advertiser* veröffentlichten Artikel zu seinem Rückzug liest man, dass Quimby von den Leuten, die ihn kannten, sehr geachtet war und „seine Abreise als allgemeiner Verlust betrachtet werden wird". Weiter heißt es:

> „Die wunderbare Kraft, mit der er die Kranken geheilt hat, kann von keiner gut informierten und unvoreingenommenen Person abgestritten werden. Über zwanzig Jahre lang hat sich der Doktor [Quimby] diesem einen Thema gewidmet, die Kranken zu heilen und im Zuge seiner Tätigkeit Ursprung und Wesen der Krankheit zu entdecken. Mittels einer völlig neuen und auf den ersten Blick unverständlichen Methode hat er allmählich etwas entwickelt, das er als die „Wissenschaft der Gesundheit" bezeichnet."[17]

Man beachte, dass dieser Begriff in der Öffentlichkeit bereits vor Mary Baker Eddys Publikation ihres ersten Buches *Science and Health* als intellektueller Entdeckung Quimbys anerkannt wurde.

Julius A. Dresser, einer der ersten Wegbereiter der Neugeist-Bewegung, beschreibt Quimby als einen bescheidenen und „beachtenswerten Mann… von wohlwollendem, selbstlosem Wesen, erfüllt von Liebe und Wahrheit".[18] Dieser edle und mitfühlende Charakterzug in Quimbys Persönlichkeit, der von jenen, die ihn kannten, vielfach erwähnt wurde, zeigt sich zukünftigen Generationen in seinem Vermächtnis. Niemals dachte er daran, seine Entdeckungen oder Lehren gesetzlich zu schützen. Dem Vorbild Jesu folgend, gab er sie selbstlos an seine Schüler und an die Welt weiter. Er artikulierte sein intellektuelles Erbe mit den Worten: „Meine Theorie ist es, den Menschen in den Besitz einer Wissenschaft zu bringen, die die Vorstellung von Kranksein zerstört und ihn seine lebendige Identität mit dem Leben, frei von Irrtum und Krankheit, lehrt."[19]

Phineas Quimby starb am 16. Januar 1866, im Alter von vierundsechzig Jahren, in Belfast, Maine. Es heißt, sein Tod sei die Folge seiner unermüdlichen Arbeit und Hingabe an seine Heiltätigkeit gewesen. Seine Grabinschrift weist ihn als einen der Großen seiner Zeit aus. „Größere Liebe hat niemand als die, dass einer sein Leben hingibt für seine Freunde" (Joh. 15,13). Seine Freundlichkeit und Hingabe an das Wohlergehen seiner Mitmenschen waren bekannt. Er liebte seine Nachbarn und war ein aufrichtiger Sucher der Wahrheit. Quimby rühmte sich nicht als Entdecker der Geistheilung. Er glaubte, die Heilweise Jesu wiederentdeckt zu haben, und sah seine Aufgabe darin, seine Entdeckungen mit jedem zu teilen, der an ihnen interessiert und bereit für sie war. Inzwischen sind mehrere moderne wissenschaftliche Disziplinen entstanden, die die fundamentalen Thesen des Heilers aus Neu-England bestätigen, so die Neurowissenschaft, Epigenese, Quantenphysik, Tiefenpsychologie und Psychoneuroimmunologie (PNI), auf die später näher eingegangen werden wird.

Ein wichtiger Zeitgenosse von Quimby und Mary Baker Eddy war Andrew Jackson Davis, den man als den führenden Wegbereiter des amerikanischen Spiritualismus betrachtet. Er wurde am 11. August 1826 in Blooming Grove, New York, im Hudson Valley geboren. Davis war beeinflusst von Emanuel Swedenborg, einem Mystiker des 18. Jahrhunderts, und von Ann Lee, der Begründerin einer radikalen Sekte, den sogenannten Shakern, die sich hauptsächlich im nördlichen Teil des Staates New York niederließen. In jener Zeit war dieser Teil, einschließlich des Hudson Valley sowie der Zentral- und Westregion, aufgrund der zahlreichen evangelikalen Erneuerungen und spirituellen Offenbarungen, zu denen Joseph Smith, der Begründer des Mormonentums, Jemima Wilkinson, der von spiritueller Auferstehung sprach, und andere gehörten, als der „burned-over-district" bekannt.

Zwischen Quimby und Davis gibt es einige Parallelen. Beide wurden in arme Familien hineingeboren und besaßen nur eine geringe schulische Ausbildung. Quimby arbeitete in jungen Jahren als Uhrmacher. Davis war Schuhmacher. Beide begannen sich nach einem öffentlichen Vortrag über dieses Thema für den Mesmerismus zu interessieren.

Davis übersinnliche Fähigkeiten zeigten sich, als William Livingstone, ein ortsansässiger Schneider, mesmerisch experimentierte. Er versetzte Davis in Trance, der dadurch feststellte, dass er hellseherische Fähigkeiten besaß und die Wahrheiten einer höheren Bewusstseinsebene erkannte. Wie Lucius Burkmar und der „schlafende Prophet" Edgar Cayce diagnostizierte Davis Krankheiten und verordnete Volksmedizin. Zudem gab er an, sich in höhere Bewusstseinsebenen zu erheben, Zugang zu spirituellem Wissen zu gewinnen und die Gesetze des Universums wahrzunehmen. Er behauptete, dass sich nach dem Tode der menschliche Geist in den geistigen Regionen fortwährend weiterentwickelt. Er schien den Sterbevorgang und die Art, in der der Geist den Körper verlässt und ein neues Geistwesen bildet, sehen und beobachten zu können. Er beschrieb sogar das jenseitige Leben, einen Zustand, in den er angeblich willentlich einzutreten vermochte, in allen Einzelheiten.[20]

Im Trance-Zustand verfasste Davis mehrere Bücher. Die wichtigsten sind *The Divine Revelations* (1847) und *The Great Harmonia* (1850). Insgesamt schrieb er etwa dreißig Bücher, die zu seinen Lebzeiten veröffentlicht wurden. Seine Schriften umfassten Bereiche wie die sieben Existenzebenen, geistige und körperliche Gesundheit, Astronomie, Physik, Chemie, Philosophie, Erziehung und so fort. In einem Artikel heißt es: „In seinen Schriften über den menschlichen Körper und die Gesundheit beschreibt Davis, dass ihm in [seinem] Trancezustand der menschliche Körper transparent erschien. Jedes Körperorgan zeigte sich ihm deutlich in seiner Leuchtkraft, die im Falle von Erkrankung stark geschwächt war."[21]

Seine auffallendste Gabe bestand in der Bestimmtheit und Treffsicherheit seiner Vorhersagen, die weit über der anderer Seher oder Medien seiner Zeit lagen. Diese Genauigkeit zeigt sich in seinem Buch *The Great Harmonia*, in dem Davis über die menschliche Evolution spricht, ein Konzept, das er neun Jahre vor der Veröffentlichung von Charles Darwins Buch *On the Origin of Species* voraussah. Angeblich soll er die Existenz der Planeten Neptun und Pluto vor deren offiziellen Entdeckung vorausgesagt haben.[22] An die Exaktheit seiner Voraussagen reichten weder Nostradamus noch Edgar Cayce heran. Die Prophezeiungen von Nostradamus waren zu vage und blieben offen. Es fehlte ihnen der zeitliche Rahmen oder die exakte geographische Zuordnung.

Auch wenn es nicht nachgewiesen werden kann, dass Quimby und Davis sich jemals begegneten oder voneinander hörten, finden sich einige Gemeinsamkeiten in ihren Lehren. Davis glaubte, es gebe „nur ein Prinzip, ein Ineinandergreifen von Güte und Wahrheit". Auch er behauptete, „der positive Geist sei göttliche Intelligenz" und „Krankheit sei Dissonanz". Für ihn war „Krankheit eine Auswirkung, nicht eine Ursache". Damit ein Individuum seine Gesundheit wiedererlangt, empfahl Davis „die Versöhnung mit der Natur, keine Medikamente". Viele Menschen seien von ihren Beschwerden geheilt worden, indem sie sich von der Gesellschaft zurückzogen und in den heiligen Tempel der Natur eintauchten, um sich der Kontemplation und Meditation zu widmen oder nur, um mit der Natur und sich selbst in Frieden zu sein.

Andrew Jackson Davis starb 1910, in dem Jahr, in dem auch William James, der Vater der amerikanischen Psychologie, und Mary Baker Eddy, die Begründerin der Christlichen Wissenschaft, starben.

Lucius Burkmar, Andrew Jackson Davis und Edgar Cayce hatten eines gemeinsam. Für die Diagnose und Empfehlung volkstümlicher Medizin versetzten sie sich in einen anderen Geisteszustand. Diese

Einflussnahme wirkte suggestiv heilend, da die Menschen jener Zeit an die Informationen, die sie erhielten, glaubten. Dieser Glaube, dass die Information aus einem übernatürlichen Reich stammte, jenseits aller rationalen und wissenschaftlichen Erklärung, steigerte die Heilkraft der Suggestionen.

Kapitel 4

Warren Felt Evans und Julius und Annetta Dresser

Pioniere der Neugeist-Bewegung

Obwohl Quimby zweifellos der Vater der Neugeist-Bewegung war, dachte er niemals daran, eine Philosophieschule oder eine Kirchengemeinschaft aufzubauen. Er war viel zu sehr damit beschäftigt, Menschen zu heilen und seine innovativen Vorstellungen von Leben und Tod zu entwickeln. Die Ausbreitung seiner philosophischen Gedanken und seiner Heilmethode sowie die Neugeist-Entwicklung ruhte in ihren Anfängen auf den Schultern von drei Personen, Warren Felt Evans, Julius A. Dresser und dessen Frau Annetta, geborene Seabury. 1862 suchten diese drei sowie im darauffolgenden Jahr Mary Baker Eddy, gefolgt von Evans, Quimby wegen ihrer Gesundheitsprobleme als letzte Rettung auf. Die Periode von 1862-63 sollte für die Entwicklung der Geistheilung in Amerika von großer Bedeutung sein.

Nachdem Quimby diese Patienten geheilt hatte, wurden sie seine Studenten und Schüler. Eddy allerdings trennte sich radikal von den Vorstellungen ihres Mentors und entwickelte einen eher *nihilistischen* Heilungstypus. Sie lehnte die physische Realität und somit die Krankheit ab.

Julius Dresser wurde 1838 in Portland, Maine, geboren. Zunächst gedachte er Geistlicher der calvinistischen Baptist Church zu werden. Als er erkrankte und die konventionelle Medizin der damaligen Zeit ihm wenig Hoffnung bot, lernte er Quimby kennen. In der Annahme, nicht mehr lange zu leben, suchte Dresser ihn als seine letzte Rettung auf. Binnen kurzer Zeit war seine Gesundheit wiederhergestellt. Von diesem Zeitpunkt an wurde er zum eifrigen Befürworter dieser Heilweise und befasste sich mit der Verbreitung der neuen Lehre.

Dresser vertrat die Ansicht, dass jede geistige oder spirituelle Heilung die Reinigung des bewussten Geistes von negativen Vorstellungen und Gedanken erfordert, die dann durch positive ersetzt werden müssen. Er nannte es „die Wahrheit".

> „Es gibt viele Wege esoterischer Heilbehandlungen, die aber nur einen Zweck verfolgen, das Bewusstsein der zu behandelnden Person zu ändern. Dies geschieht mittels „Überzeugung" oder „Erkenntnis". Die Wirkung ist die gleiche. … Wie die Heilmethode auch sein mag, in jedem Fall verändert sich unser eigenes Bewusstsein. Wo wir ein Problem sahen, sehen wir jetzt „Wahrheit"."[1]

1862 begegneten sich Annetta Seabury und Julius Dresser in Quimbys Praxis zum ersten Mal. In ihrem Buch *The Philosophy of P.P. Quimby* schrieb Annetta, dass sie 1860 von Quimby und seinen wundervollen Heilungen hörte. Sie erwähnt auch, dass, obwohl man seine unorthodoxe Heilmethode nicht allgemein akzeptierte, Quimbys Patienten seine Freunde wurden. Sein Ruf als Heiler breitete sich in der Region rasch aus.[2] Über ihre Heilung schreibt sie:

> „Meine eigene Erfahrung mit Quimby war sehr interessant und mit höchst erfreulichen Ergebnissen verbunden. … Im Mai 1862 kam ich nach sechsjährigem Leiden als Patientin zu ihm. Er war meine letzte Rettung. Alle anderen Heilmethoden waren fehlgeschlagen. Meine Voreingenommenheit ihm gegenüber ließen mich diesen Schritt nur sehr zögernd gehen. Ich gehörte zu jenen, die vor Zweifel und Furcht kaum Hilfe erwarteten. Als ich diesem guten Mann mit seinem freundlichen, wenngleich forschenden Blick gegenüberstand, wich alle Angst von mir."[3]

Dresser und Seabury heirateten 1863. Sie wurden begeisterte Anhänger von Quimbys Lehre und praktizierten als erste seine Methode in Boston mit großem Erfolg. Außerdem unterrichteten sie nach seinem Manuskript. Der Unterricht trug den Titel „das Quimby-System der geistigen Behandlung von Krankheiten". Ihre Arbeit basierte auf dem Postulat, dass Gott im Universum allgegenwärtig ist und der Mensch einen Gottesfunken in sich trägt. Individuen besitzen keine eigene Macht. Ihre Aufgabe im Leben besteht darin, den Willen Gottes durch Liebe, Barmherzigkeit und Gerechtigkeit zu manifestieren.[4]

1887 veröffentlichte Julius Dresser ein Buch mit dem Titel *The True History of Mental Science* als Protest gegen Mary Baker Eddys Behauptung, die Geistheilung entdeckt zu haben. Mit diesem Buch wollte er Quimby als den wahren Entdecker der Geistheilung in Amerika hervorheben. 1895 veröffentlichte Annetta Dresser *The Philosophy of P.P. Quimby*, in dem sie den Hintergrund von Quimbys Leben und Arbeit beschrieb und seine Heilmethoden erläuterte. Damit trugen die Dressers wesentlich zur Ausbreitung der Neugeist-Philosophie bei. Beide Bücher bezeugen aus erster Hand die Heilmethode Quimbys und liefern einen genauen Bericht über die Anfänge der Geistheilung in Amerika.

Ein weiterer Pionier der Geistheilung, Warren Felt Evans, wurde am 23. Dezember 1817 in Vermont geboren. Ursprünglich war er Geistlicher der Methodistenkirche, der er in verschiedenen Zuständigkeitsbereichen diente. Vor seiner Begegnung mit Quimby lernte er die Schriften des schwedischen Philosophen und Mystikers Emanuel Swedenborg (1688-1772) kennen, der Neugeist-Denker wie Ralph Waldo Emerson stark beeinflusste. Evans gab sein Amt in der Methodistenkirche auf und trat der „Kirche des Neuen Jerusalem" bei, einer Gemeinde, die den Lehren Swedenborgs folgte. Während dieser Zeit zog er sich eine ernsthafte Nervenerkrankung zu, begleitet von chronischen Magenbeschwerden. Die konventionelle Medizin vermochte ihm nicht zu helfen. Er hörte von Quimby, dessen Bekanntheit in Neu-England beständig zunahm.

Evans suchte Quimby in seiner Praxis in Portland auf. Er wurde nicht nur geheilt, sondern war tief beeindruckt von dessen Lehren, die den metaphysischen Gedanken Swedenborgs sehr nahe standen. Sein Interesse, die neue Methode zu erlernen, war geweckt. Da er sich in

Swedenborgs Schriften auskannte und ihm der deutsche Idealismus und die Schriften von Bischof George Berkeley vertraut waren, fiel es ihm leicht, Quimbys geistige Prinzipien zu begreifen. Nach einigen Besuchen eröffnete er Quimby, sein Heilsystem anwenden zu wollen. Wohlwollend und selbstlos gab Quimby sein Einverständnis und ermutigte ihn dazu.

1867 begann Evans zunächst in Boston und später in Salisbury, Massachusetts, die Geistheilung auszuüben und lehrte viele Jahre deren Prinzipen.[5] Es heißt, er habe für seine Dienste und Belehrungen keine Gegenleistung gefordert, wohl aber freiwillige Spenden angenommen. Evans verhielt sich wie Quimby. Er behandelte ohne Geld. Ebenso wie das Ehepaar Dresser gehörte er zu den ursprünglichen Befürwortern von Quimbys Heilmethode. William J. Leonard, Autor von *The Pioneer Apostle of Mental Science,* schreibt über Evans:

> „Dr. Evans erachtete Dr. Quimby als die höchste Autorität auf dem Gebiet der Heilkunst, als einen Mann von edlem Charakter und reiner Absicht. Diese Attribute waren seiner Meinung nach unerlässlich, um in Frieden und vollkommener Harmonie mit dem göttlichen Leben zu sein und um die Kranken und Leidenden erfolgreich zu lehren und zu heilen. Dr. Evans zollte seinem Meister nicht nur Anerkennung auf diesem Gebiet. Mit der Demut und Bescheidenheit einer wahrhaft großen Seele unternahm er niemals den Versuch, die Wahrheiten, von denen er sprach, als absolut neu vorzustellen.“[6]

Evans, ein erfolgreicher Schriftsteller, verbreitete die Gedanken der Geistheilung in mehreren Werken. *Mental Cure: Illustrating the Influence of the Mind on the Body* (1869) erschien als erste Abhandlung über dieses Thema in Amerika, sechs Jahre bevor Mary Baker Eddys *Science and Health* veröffentlicht wurde (1875). *Mental Cure* war der Versuch, die philosophischen und theoretischen Grundlagen für die Geistheilung festzuhalten. Der deutsche Idealismus und die Gedanken von Bischof Berkeley und Swedenborg beeinflussten ebenfalls Evans Schriften. Möglicherweise hatte Mary Baker Eddy dieses Buch gelesen und die metaphysischen Konzepte übernommen, die bereits überall in Amerika und im Ausland bekannt waren, als ihr eigenes Buch erschien. Diese Behauptung kann weder bestätigt noch abgestritten werden, da sie keinerlei Quellenangaben machte. Evans schrieb zwei weitere Bücher, *Mental Medicine* (1872) und *Soul and Body* (1875). Beide erschienen vor Eddys *Science and Health.* Evans gab als Erster eine folgerichtige metaphysische Erklärung für eine Denkweise, die später als Neugeist-Bewegung bekannt wurde.

Alan Anderson und Deborah Whitehouse bemerken dazu: „Evans Schriften wurden überall in den Vereinigten Staaten und im Ausland gelesen. Charles Fillmore, Mitbegründer der Unity Church, betrachtete Evans Werke als „die umfassendste aller metaphysischen Zusammenstellungen“.[7] Evans Bücher standen in der Bibliothek des Higher Thought Centre, einer auf den amerikanischen Neugeist-Lehren basierenden britischen Organisation.[8]

Horatio Willis Dresser, der Sohn von Julius und Annetta Dresser, wurde am 15. Januar 1866 geboren. In späteren Jahren schrieb er erfolgreich über die Neugeist-Bewegung. Wie seine Eltern, war Horatio ein treuer Interpret und Anhänger der Philosophie Quimbys. Er führte die Arbeit weiter und verkündete den wahren Ursprung und die Geschichte der Geistheilung in Amerika. Als die Library of Congress Quimbys Niederschriften der Öffentlichkeit zugänglich machte, bearbeitete Dresser die Manuskripte und brachte sie unter dem Titel *The Quimby Manuscripts* heraus.[9]

Kapitel 5

Mary Baker Eddy

Begründerin der Christlichen Wissenschaft

Ich schwelge in homöopathischen Dosen von Natrium muriaticum (Kochsalz).

– Mary Baker Eddy –

Mary Baker Eddy war die Gründerin der Christian Science Church. Als Mary Morse Baker kam sie in New Hampshire, in demselben Staat, in dem auch Quimby geboren wurde, zur Welt und wuchs in einem streng religiösen häuslichen Umfeld mit puritanischen Wertvorstellungen und täglichen Bibellesungen auf. Vor diesem stark christlich geprägten Hintergrund bildete sie sich selbst. Sie heiratete dreimal und hieß im Laufe ihres Lebens Mary Baker Glover, Mary Baker Patterson und Mary Baker Eddy.

Während ihrer Kindheit und lange Zeit als Erwachsene beeinträchtigte ein Rückenleiden ihre Gesundheit. Sie verbrachte den größten Teil ihres Lebens damit, nach einer Heilung für ihr Leiden zu suchen und probierte alle damals verfügbaren Heilmethoden aus, aber ohne Erfolg. Die traditionelle Medizin half ihr überhaupt nicht. Am 14. Oktober 1861 schrieb Eddys zweiter Ehemann, der Zahnarzt Dr. Daniel Patterson, an Quimby und bat ihn, nach Concord, New Hampshire, zu seiner bettlägerigen, nahezu gelähmten Frau zu kommen. Patterson beschrieb ihren Zustand folgendermaßen: „Meine Frau leidet seit mehreren Jahren unter Rückenmarkslähmung und kann sich kaum aufrichten. Wir wären dankbar, falls dies überhaupt möglich ist, Ihre wunderbaren Kräfte an ihr auszuprobieren."[1] Quimby war nicht in der Lage, der Bitte Folge zu leisten. Im Frühjahr 1862 schrieb Frau Patterson selbst an Quimby aus Rumney, New Hampshire, und bat um Hilfe.[2] Beschäftigt mit seiner Praxis, schenkte dieser der Anfrage vielleicht nicht genügend Beachtung. Als Quimby sie nicht besuchte, reiste sie zu ihm. Sie nahm ihr Erspartes, borgte sich Geld von Verwandten und Freunden und trat die Reise an.

Israel Regardie beschreibt den physischen Zustand von Mary Baker Eddy, als sie Quimby zum ersten Mal begegnete:

> „Hier war das erbärmliche Bild von Mary, vierzig Jahre alt, hoffnungslos leidend unter chronischer Nervenschwäche, arm wie eine Kirchenmaus, wieder einmal den Beistand ihrer Familie suchend.... Sie hatte mit fast allem experimentiert, um ihr physisches Leiden und ihre Seelenpein ein wenig zu lindern, mit allopathischen Medikamenten, geheimnisvollen homöopathischen Verdünnungen, zahllosen Kräuterzubereitungen und mesmerischen Behandlungen, alles vergebens. Sie hatte fast alle Behandlungsmöglichkeiten, die ihr Alter ihr bieten konnte, ausgeschöpft. Sie hatte gebetet und den Himmel um Beistand angefleht. Aber die himmlischen Tore waren fest verschlossen, und sie blieb machtlos, unsicher und krank."[3]

Im Oktober 1862 kam sie im International Hotel in Portland an. Es war ihr unmöglich, die Treppe zum ersten Stock alleine hinaufzugehen. Man musste ihr helfen, Quimbys Praxis zu erreichen. Neben anderen wartete auch Annetta Dresser in der Hotelhalle. Später erinnerte sie sich:

> „In jener Zeit, im Jahr 1862, arbeitete auch Mrs. Eddy, die Verfasserin von „Science and Health", mit Dr. Quimby zusammen. Ich erinnere mich an den Tag ihrer ersten Begegnung, an dem man ihr half, die Treppe zu seiner Praxis hinaufzugelangen. Sie wurde von ihm geheilt und interessierte sich danach sehr für seine Theorie. Die meisten seiner Lehren durchwirkte sie mit eigenen Gedankengängen und entwickelte

ein Gedankensystem, das sich grundlegend von seiner Lehre unterschied."[4]

Regardie beschreibt die mitleiderregenden Umstände der ersten Begegnung zwischen Quimby und Eddy:

„Erschöpft und schwach saß sie da in ihrer schäbigen Kleidung. Alle Rücklagen hatten nicht mehr zu einem damenhaften Erscheinungsbild gereicht, sondern nur noch dazu, Quimby zu erreichen. Sie schien das gebrochene Überbleibsel einer Frau zu sein. Nach der geistigen Heilbehandlung durch Phineas P. Quimby erholte sie sich rasch. Die Veränderung ihres physischen Zustands erfolgte nahezu spontan. Ihre Schmerzen und ihre Schwäche verschwanden. Ein Gefühl von Erleichterung und Wohlbefinden trat an deren Stelle. Nach einer Woche vermochte sie die einhundertzweiundachtzig Stufen zur Kuppel der Stadthalle von Portland alleine emporzusteigen. Sie war tief beeindruckt von dem edelmütigen Quimby."[5]

Angeregt durch ihre Heilung, veröffentlichte sie im *Portland Courier*, einer Lokalzeitung, mehrere Briefe. Darin beschrieb sie detailliert ihre früheren Bemühungen, Linderung ihrer Krankheit zu finden, und schrieb Quimby ihre Heilung zu. Sie ging sogar so weit, seine Heilungen mit denen von Jesus zu vergleichen. Sie sprach nicht nur über Quimbys wundersame Heilfähigkeiten, sondern veröffentlichte auch Artikel und Gedichte in den Lokalzeitungen, in denen sie ihre Dankbarkeit zum Ausdruck brachte.[6] In einem im *Portland Courier* veröffentlichten Brief versicherte sie:

„Mit dieser seelischen und körperlichen Depression suchte ich P.P. Quimby auf. Weniger als eine Woche später stieg ich die einhundertzweiundachtzig Stufen zur Kuppel der Stadthalle von Portland alleine hinauf und wurde immer gesünder….

Jetzt vermag ich die großen Prinzipien zu sehen, die Dr. Quimbys Glauben und Wirken zugrunde liegen, zuerst nur schwach und schwankenden Bäumen gleich. Meine Genesung steht im Verhältnis zu meiner richtigen Wahrnehmung der Wahrheit. Die Wahrheit, die er dem Irrglauben entgegensetzt, der Materie Intelligenz einzuräumen und dem Schmerz einen Platz zuzuordnen, den dieser sich selbst nie gegeben hat, ändert, wird sie richtig verstanden, den Systemfluss und bringt ihn zu seiner normalen Funktion zurück. Der Mechanismus des Körpers läuft ungehindert weiter."[7]

Eddys Aussage über die *Wahrheit* zeigt, wie rasch sie Quimbys Belehrungen in sich aufgenommen hatte. Das Kernstück seiner metaphysischen Lehre bestand darin, *nicht der Materie irgendeine Macht zuzuschreiben, sondern dem Geist. Der Geist beherrscht die Materie.* Nach der anfänglichen Begegnung wollte sie Quimbys Theorie näher kennenlernen und besuchte ihn weiterhin. Sie stellte Fragen und bat um Erklärungen. Begierig zu erfahren, wie sein System in der Gesamtheit wirkte, wollte sie verstehen, wie sie nach jahrelanger erfolgloser konventioneller Behandlung ohne Medizin geheilt worden war. Quimby gewährte ihr Einblick in seine Aufzeichnungen. Begierig las sie die Manuskripte, machte sich Notizen und schrieb seine Abhandlung mit dem Titel „Fragen und Antworten", in der er seine Theorie und Heilmethode beschrieb, vollständig ab. Sie legte Quimby ihre Notizen zur Korrektur und Billigung vor.

Nach Quimbys Tod hielt Eddy Vorträge über Geistheilung, denen sie seine Abhandlung zugrunde legte. Quimby soll intuitiv Eddys ungewöhnliche Fähigkeit erkannt haben, metaphysische Konzepte zu erfassen. Es wird berichtet, er habe über sie gesagt: „Sie ist eine teuflisch gescheite Frau." Ihre Fähigkeit, seine Lehre so rasch aufzunehmen, beeindruckte ihn. Er sah in ihr jemanden, der seine Heilungstheorien fördern und verbreiten konnte.[8] In einem weiteren, im *Portland Courier* veröffentlichten Brief schrieb sie:

„P.P. Quimby steht mit seiner Wahrheit auf der Stufe der Weisheit. Christus heilte die Kranken nicht durch Betrug oder mit Medikamenten. Ersterer, der spricht, wie niemand gesprochen und geheilt hat seit Christus, identifiziert er sich nicht mit der Wahrheit? Und ist nicht Christus in ihm? Wir wissen,

> in der Weisheit ist Leben „und das Licht war das Licht des Menschen“. P.P. Quimby rollt den Stein vom Grab des Irrglaubens. Gesundheit ist die Auferstehung. Wir wissen auch, das „Licht leuchtet in der Finsternis, und die Finsternis versteht es nicht“.[9]

Wie kann dieses Phänomen logisch erklärt werden? Lange Zeit hat Eddy vergeblich orthodoxe und unorthodoxe Behandlungen gesucht, die sie aber nicht heilten. Nach vierzig Jahren chronischer Gesundheitsprobleme vermochte Quimby sie in einen Zustand zu versetzen, der es ihr erlaubte, wieder zu funktionieren. Quimby aufzusuchen, war ihre letzte Hoffnung gewesen. Sie setze finanziell alles auf eine Karte. Die Reise nach Portland musste sich auf jeden Fall lohnen. Die rationale Erklärung lag einerseits darin, dass sie fest entschlossen war, gesund zu werden, und andererseits in der Erkenntnis, dass der wahre Heiler das innere Selbst des Menschen ist.

Regardie erklärte Eddys Heilung folgendermaßen: Sie litt unter einer neurotischen Lähmung. Durch Quimby widerfuhr ihr psychologische Heilung, als sie von ihrem emotionalen Leid befreit war. „Die Krankheit diente als Verteidigung, als Selbstschutz“, so Regardie.[10] Sigmund Freud hätte Eddy möglicherweise als einen schweren Fall von Hysterie diagnostiziert, zurückzuführen auf die sexuelle Repression in ihrer Kindheit aufgrund ihrer streng religiösen Erziehung. (Als Hysterie bezeichnet man eine geistige Störung, die mit einer Affektivität oder einem physischen Problem, wie Lähmungserscheinungen oder einem sensorischen Defizit, ohne ersichtliche organische Ursache einhergeht.) Der Psychoanalyse zufolge hatten diese traumatischen Erlebnisse und ihre unerfüllten Wünsche einen inneren Konflikt in ihrem Unterbewusstsein hervorgerufen, was zu hysterischen Symptomen führte.

Die Heilung unter Quimbys Betreuung lässt sich als eine Kombination aus Suggestion, spiritueller Darlegung der Krankheitsnatur und persönlichem Einfluss verstehen. Quimby gelang es, in Eddy eine emotionale Entladung dessen hervorzurufen, was jahrelang aufgespeichert worden war und eine hysterische Katharsis auslöste. Quimby glaubte, dass Krankheit nur ein Irrtum des Geistes sei, eine falsche

Überzeugung, und die Menschheit der Materie oder Krankheit keinerlei Macht zuschreiben, sondern sie vielmehr dem Geist gewähren sollte.

Regardie erkannte den starken Einfluss Quimbys auf Eddy, wenn er schreibt: „Zum ersten Mal hatte er ihr eine Heilmethode gezeigt, die bewies, dass der Geist in höchstem Grad in der Lage war, auf die physiologischen Funktionen einzuwirken und sie zu kontrollieren.“[11] Andererseits blieb er bei seiner Meinung, dass Quimby ihr nur den Weg wies. Die philosophische Begründung für den Modus Operandi musste anderswo gesucht werden. Diese Einschätzung ist ungenau, da Regardie sich der Tatsache durchaus bewusst sein musste, dass Evans bereits drei Bücher über Geistheilung veröffentlicht hatte, die zum Teil auf Quimbys Lehren basierten, noch ehe Eddys *Science and Health* 1875 erschien. In diesen Büchern suchte Evans nach einer theoretischen Grundlage für die Geistheilung in den Gedanken von Swedenborg, dem deutschen Idealismus, dem Transzendentalismus und dem Vedanta, einer indischen Philosophie, die behauptet, die äußere Realität sei *maya*, Illusion.

Nach ihrer Heilung kehrte Eddy nach Concord zurück.

Quimby starb am 16. Januar 1866. Wenige Wochen später, am 1. Februar, rutschte Eddy auf einer vereisten Straße in Lynn, Massachusetts, aus und verletzte ihre Wirbelsäule. Wieder sah sie sich als der „hilflose Krüppel“, der sie gewesen war, bevor sie Quimby aufsuchte. Der Homöopath Dr. Alvin Cushing diagnostizierte eine Gehirnerschütterung und mögliche Wirbelfraktur. Außerdem galt sie als halbhysterisch, nervös und nur teilweise bewusst. Da Quimby gerade gestorben war, schrieb sie einen verzweifelten Brief an Julius Dresser und bat ihn, Quimbys Rolle zu übernehmen und nach Concord zu kommen, um sie zu heilen. Dresser fühlte sich nicht fähig, Quimby zu ersetzen, und reagierte nicht auf den Brief.

Eddy fühlte sich verloren und machtlos ohne Quimbys unterstützende Heilkraft. Sie war verzweifelt, und der Gedanke, in ihren Krankheitszustand vor Quimbys Behandlung zurückzufallen, entsetzte sie. Ihr Mentor war gegangen, und es gab niemanden, der sie geistig zu behandeln vermochte. Ihr blieb nur, sich auf ihre eigene Interpretation der Methode Quimbys zu verlassen. Diese letzte Rettung scheint den

Wegbereitern der Geistheilung, die sich selbst ohne Medizin heilten, gemeinsam zu sein.

In der Geschichte der Menschheit kann immer wieder beobachtet werden, dass sich Menschen aus tiefsten Lebenskrisen erheben, um kreative Lösungen und Ideen zu finden. Dies schien in diesem Fall zu geschehen. Da sich niemand fand, der Eddy geistig heilte, sah sie sich gezwungen, Quimbys Techniken bei sich selbst anzuwenden. Überraschenderweise gelang die Selbstbehandlung. Bis zum 4. Februar hatte sie ihre Gesundheit wiedererlangt und konnte erneut laufen. Später behauptete sie, eine „geistige Offenbarung“ habe sie von ihrer Verletzung geheilt.

Ein ähnlich gelagertes Erlebnis widerfuhr der Religionsführerin Jemima Wilkinson (1752-1819). In Rhode Island geboren, wird sie als die erste charismatische Amerikanerin betrachtet, die eine Religionsgemeinschaft gründete, die Society of Universal Friends, die vollkommene sexuelle Enthaltsamkeit predigte. Im Alter von vierundzwanzig Jahren litt Wilkinson unter einer schweren Krankheit, die zu einem Nahtod-Erlebnis führte. Unerklärlicherweise erwachte sie aus dem Koma und war vollständig geheilt.[12] Bei Wilkinsons Erfahrung scheint es sich um eine Spontanheilung gehandelt zu haben, vergleichbar mit der von Eddy. Wilkinson starb, als Eddy neun Jahre alt war. Wahrscheinlich kannte Eddy den Fall Wilkinson. Sie war vertraut mit den religiösen Tendenzen und den Alternativtherapien ihrer Zeit, da sie als gläubige Person im Laufe ihrer langwierigen Krankheit zahlreiche Heilweisen ausprobiert hatte. Der Psychologe Isaac Woodbridge Riley schrieb, dass Eddy von „Mother Ann Lee“ beeinflusst war und klagte sie des „literarischen Diebstahls von Shakertum, Mesmerismus und Quimbyismus an“.[13] Mother Ann Lee (1736-1784) war die Begründerin und Anführerin der Religionsgemeinschaft der *Shaker*.

In den Geschichten, die Eddy über ihre „wundersame Heilung“ und „Offenbarung“ erzählt, heißt es, dass sie krank im Bett lag und um ihre Bibel bat. Sie las von einer der Heilungen Jesu. (Zuvor hatte sie geschrieben, dass die Heilungen Christi denen von Quimby ähnelten.) Wahrscheinlich erinnerte sie sich an Quimbys Aussage, dass „Krankheit ein Irrtum des Geistes sei“, sowie an seine Ermahnung, „keine Intelligenz in die Materie zu legen“, „nicht an die Krankheit zu glauben" und „nicht der Materie oder der Krankheit Macht zuzuschreiben, sondern dem Geist".

Höchstwahrscheinlich waren die Erkenntnis und die bewusste Anwendung dieser Behauptungen auf ihre eigene Situation die Ursache ihrer Heilung. Aufgrund der beharrlichen bewussten Autosuggestion anhand dieser Aussagen, untermauert von biblischen Berichten, gelang es ihr, ihre Gesundheit wiederzuerlangen. Mit anderen Worten: Sie hielt unerschütterlich an dem metaphysischen Prinzip fest, äußeren Gegebenheiten oder Überzeugungen wie Krankheit keine Macht zuzugestehen. Es gelang ihr, gesund zu werden. Der Rest ist bekannt. Was sie nicht erkannte, war die Tatsache, dass sie nicht „Christian Science Healing" entdeckte, sondern die Macht der Autosuggestion, die zu jener Zeit völlig unbekannt war.

Im tiefsten Dunkel, wenn alles trüb und deprimierend erscheint, wenn wir keinen Ausweg mehr sehen, taucht am anderen Ende des Tunnels ein Hoffnungsschimmer auf. Solche Begebenheiten dienen als Lernerfahrungen und liefern erkenntnisreiche, kreative Lösungen.

Der Wiener Psychiater Viktor E. Frankl, ein Holocaust Überlebender, betrachtete die Zeit, die er im Konzentrationslager der Nazis verbrachte, als Lernerfahrung. Er versuchte, in jenen widrigen Umständen den Sinn des Lebens zu finden. Nach seiner Freilassung widmete er nahezu sein ganzes Leben der Aufgabe, zu berichten, wie Menschen in den schwierigsten Momenten ihres Lebens fähig waren, den Lichtschimmer am Ende des Tunnels zu sehen, was zu ihrer geistigen und spirituellen Befreiung führte. Das folgende Beispiel beschreibt ein Ereignis, das jenen ähnelt, in denen Menschen nach einer geistigen Offenbarung ihre Gesundheit wiedererlangten.

> „In der Anstalt war ich wie ein Tier im Käfig eingeschlossen. Niemand kam, als ich flehentlich rief, mich zur Toilette zu führen, und ich schließlich dem Unvermeidlichen erlag. Zum Glück verabreichte man mir täglich eine Schocktherapie, Insulin und ausreichend Medikamente, so dass ich die meisten der vielen Wochen verlor….
>
> Aber in der Dunkelheit hatte ich ein Empfinden für meine eigene einzigartige Aufgabe gewonnen. Ich wusste damals, wie

ich es heute weiß, dass ich aus irgendeinem noch so winzigen Grund verschont wurde, für etwas, das nur ich tun kann, und es außerordentlich wichtig ist, dass ich es tue. Im dunkelsten Moment meines Lebens, als ich verlassen wie ein Tier im Käfig da lag und wegen der durch ECT [Elektrokrampftherapie] hervorgerufenen Vergesslichkeit nicht nach Ihm zu rufen vermochte, war Er da. In der einsamen Dunkelheit des „Abgrunds", als der Mensch mich verlassen hatte, war Er da. Als ich Seinen Namen nicht wusste, war Er da. Gott war da."[14]

Die „geistige Entdeckung", von der Eddy sprach, basierte auf der Anwendung von Quimbys Technik, ohne Rückgriff auf eine zweite Person. Da niemand zur Verfügung stand, sie geistig zu behandeln, sah sie ihre letzte Hoffnung darin, die geistigen Prinzipien Quimbys bei sich selbst anzuwenden. Das heißt, es handelte sich um bewusste Autosuggestion. In diesem Sinne bediente sie sich noch vor Émile Coué der Autosuggestion als Heilmethode.

Im Vorwort der ersten Ausgabe von *Science and Health* schrieb sie: „1864 entdeckten wir zum ersten Mal, dass geistig angewandte Wissenschaft die Kranken heilt. Seither haben wir es an uns selbst und an Hunderten von anderen Menschen ausprobiert und die Aussage erhärtet."[15] Was das Jahr von Eddys angeblicher „göttlicher Offenbarung" und der geistigen Heilung betrifft, gibt es einige Unstimmigkeiten. Der oben zitierten Aussage zufolge ereignete sie sich 1864. Später behauptete sie, dass ihre Entdeckung am 4. Februar 1866 erfolgte, drei Tage nachdem sie auf der vereisten Straße gestürzt war und sich selbst geheilt hatte. Nehmen wir das Jahr 1864, so würde dies heißen, dass ihre ursprüngliche „Entdeckung" zwei Jahre vor ihrem berühmten Sturz und der Genesung stattfand, als sie noch unter Quimbys Obhut stand. Nach Quimbys Tod verfasste sie ihm zu Ehren ein Gedicht, das sie dem Brief hinzufügte, den sie an Julius Dresser mit der Bitte um Heilbehandlung schrieb. Dieses Gedicht wurde in der Lynn, einer Zeitung aus Massachusetts, am 22. Januar 1866 unter folgendem Titel veröffentlicht: „Zeilen zum Tod von Dr. P.P. Quimby, der mit der Wahrheit heilte, die Christus lehrte, im Gegensatz zu jedem Ismus."[16]

Im Vorwort der letzten offiziellen Ausgabe von *Science and Health* bestätigt sie, dass die „große Entdeckung" ihres Systems 1866 und nicht 1864 erfolgte, wie sie es in der ersten Ausgabe angegeben hatte. Dieser Widerspruch wiederholt sich in ihrer letzten Schrift *Retrospection and Introspection* in dem Unterkapitel „The Great Discovery", in dem sie versichert, dass sie 1866 die Überzeugung gewann, dass „die Kausalität im Geist liege und jede Auswirkung ein geistiges Erscheinungsbild sei". Im folgenden Zitat erwähnt sie zwar Quimby, aber lediglich als „mesmerischen Doktor".

> „Es war in Massachusetts, im Februar 1866, nach dem Tod des mesmerischen Doktors P.P. Quimby, den die Spiritisten als solchen betrachteten, der aber in keiner Weise mit diesem Ereignis in Verbindung stand, dass ich die Wissenschaft der göttlich metaphysischen Heilung entdeckte, die ich später Christliche Wissenschaft nannte. Während der zwanzig Jahre vor meiner Entdeckung hatte ich versucht, alle physischen Auswirkungen auf eine geistige Ursache zurückzuverfolgen. Ende 1866 gewann ich die wissenschaftliche Gewissheit, dass die Kausalität im Geist liegt und jede Auswirkung ein geistiges Erscheinungsbild darstellt."[17]

Mit dieser Aussage räumt sie ein, dass „alle Kausalität im Geist liegt", woraus wir schließen können, dass ihre Heilung nicht auf göttlicher Offenbarung, sondern auf geistiger Intervention beruhte. Ihre Biographen, Willa Cather und Georgine Milmine, deckten ebenfalls Unstimmigkeiten bezüglich ihrer „unmittelbaren Genesung" auf. Ihr behandelnder Arzt besuchte sie drei Mal nach ihrer „Wunderheilung", was bedeutet, dass diese keineswegs spontan erfolgte.

> „Obwohl Mrs. Eddys Offenbarung und wundersame Genesung am 3. Februar erfolgte, machte Dr. Cushing nach ihrer gesundheitlichen Wiederherstellung durch göttliche Kraft drei Hausbesuche bei ihr. Dr. Cushing berichtet, Mrs. Eddy am dritten Tag nach ihrer angeblichen Wunderheilung und an zwei darauffolgenden Tagen aufgesucht zu haben. Im August, sieben Monate nach ihrer Entdeckung der Christlichen Wissenschaft,

> wurde er gerufen, um sie wegen Husten zu behandeln. In diesem Monat machte er vier Hausbesuche bei ihr."[18]

Dies weist eindeutig auf offenkundige Widersprüche hinsichtlich des Datums ihrer „berühmten Entdeckung" hin. Wenn sie herausgefunden hatte, dass die Krankheitsursachen geistiger Natur sind, warum benötigte sie dann sieben Monate nach ihrer „Heilung" einen Arzt? Das Datum ihrer angeblichen „Entdeckung" genau festzusetzen, ist von großer Bedeutung, da ihre Anhänger glauben, dass es sich bei einer solchen „Enthüllung" um eine göttliche Offenbarung, um eine unmittelbar von Gott empfangene Inspiration handelte. In einem 1877 verfassten Brief deutet Eddy an, dass ihre Mission die des neuen Testamentes vollendet. Sie war überzeugt, dass die Christliche Wissenschaft im Buch der Offenbarung vorausgesagt worden war.[19]

In den drei Jahren, die ihrem Sturz und ihrer Heilung folgten, wohnte Eddy in verschiedenen Pensionen. Die meisten von ihnen wurden von Spiritisten geführt. Sie beschrieb diese Periode als gesellschaftlichen Rückzug. Der Schriftsteller Stefan Zweig und Eddys Biographen Cather und Milmine kamen zu einem anderen Ergebnis. Sie behaupteten, Eddy sei in dieser Zeit mit ihrer handgeschriebenen Kopie von Quimbys Manuskript „Fragen und Antworten", in dem er seine Theorie und Philosophie der Geistheilung darlegte, von Haus zu Haus gewandert. In dieser Übergangsphase kam ihr der Gedanke, „Fragen und Antworten" neu zu schreiben und zu erweitern. Sie bat die Leute um ihre Gastfreundschaft und gewann die Sympathie ihrer Gastgeber, indem sie über ein neues Heilsystem ohne Medizin sprach und ihnen aus dem Manuskript, an dem sie arbeitete, vorlas.

Stefan Zweig beschreibt sehr anschaulich diese tragischen Jahre:

> „Von 1867 an wanderte diese verarmte Frau jahrelang von Haus zu Haus, ein kostbares Manuskript in ihrer dürftigen Habe. In ihrer abgetragenen Reisetasche gab es kein weiteres Kleid. Das einzig Wertvolle war ihrer Meinung nach das verschmutzte und zerfledderte Manuskript, verschmiert vom vielen Lesen. Zunächst umfasste es nur die textgetreue Abschrift von Quimbys *Fragen und Antworten*, hier und da vielleicht ein wenig

> erweitert und mit einer Einführung von Mary Baker Eddy versehen. Mit der Zeit aber wurde diese Einleitung länger als der eigentliche Text, den sie jedes Mal mit neuen Anmerkungen ergänzte. Diese Frau war von dem Gedanken besessen, ihr seltsames Textbuch der Geistheilung fortwährend umzuschreiben. Sie gab sich niemals zufrieden. Zehn, zwanzig, dreißig Jahre nach der ersten Veröffentlichung gab es immer noch etwas zu verbessern. Sie war nicht in der Lage, sich von ihrem Buch oder ihr Buch von sich selbst zu befreien."[20]

Mittellos und ohne Arbeit, kam ihr der Gedanke, als Einnahmequelle Unterricht zu geben, basierend auf Quimbys Lehren. Sie lehrte einen einundzwanzigjährigen Mann namens Richard Kennedy die Prinzipien der Geistheilung und bildete eine Partnerschaft mit ihm, so dass er beginnen konnte, in Lynn, Massachusetts, unter ihrer Aufsicht Vorträge zum Thema Geistheilung zu halten.[21] Für dieses Unterfangen besaß sie bereits das Material, das sie aus Quimbys Manuskript „Fragen und Antworten" abgeschrieben hatte. Ein Faksimile der ersten Seite dieses Manuskripts findet sich in Cathers und Milmines Buch.[22] Kennedys Klassen waren erfolgreich. Im Vortragssaal drängten sich die einfachen Leute, begierig darauf, diese neue Heiltechnik zu erlernen. Sie sahen darin eine Möglichkeit, zusätzliches Geld zu verdienen. Eddy zog die Fäden hinter den Kulissen.

Nach Cather und Milmine schrieb Eddy fortwährend an dem Manuskript und fügte Bibelzitate und Interpretationen hinzu. Sie ergänzte es laufend und arbeitete es so lange um, bis ein völlig neues Manuskript entstand. Selbst nach dessen ersten Veröffentlichung, im Jahre 1875, nahm sie ständig Veränderungen vor. Die erste Ausgabe unter dem Titel *Science and Health* unterscheidet sich erheblich von den späteren Ausgaben. Selbst der Titel des Buches änderte sich in *Science and Health with Key to the Scriptures*. Die Tatsache, dass sie fortwährend Ergänzungen einflocht, beweist, dass dieses Buch nicht auf einer göttlichen Eingebung basierte, wie sie behauptete, sondern es sich um eine Entwicklung und Reifung ihrer metaphysischen Ideen im Laufe der Jahre handelte.

Woher nahm Mary Baker Eddy, neben Quimbys Vorstellungen, die weiteren esoterischen Informationen? Offensichtlich entlehnte sie über Thoreau und Emerson einige ihrer Ideen der indischen und neuplatonischen Philosophie.[23] Israel Regardie glaubt, dass Eddy im Laufe ihrer Wanderjahre im Haus von Hiram Craft lebte, wo sie Zugang zu einer Schrift des deutsch-amerikanischen Philosophen Francis Lieber fand, die den Titel *The Metaphysical Religion of Hegel* trug, datiert auf April 1866. Regardie behauptet, dass „die Grundthese, auf der die Christliche Wissenschaft beruht, in Wirklichkeit ein Hegelsches Konzept darstellt, wie Lieber es verstanden und artikuliert hat". Er zitiert Lieber: „Für Hegel und seine wahren Schüler gibt es in der Materie weder Wahrheit, Substanz oder Leben noch Intelligenz. Alles ist unendlicher Geist. Somit besitzt die Materie keine Wirklichkeit. Sie ist nur die Manifestation des Geistes…. daher ist Wissenschaft spirituell, denn Gott ist Geist."[24]

Eddy scheint diese Behauptung umformuliert und später in *Wissenschaft und Gesundheit mit Schlüssel zur Hl. Schrift* eingearbeitet zu haben. Die sogenannte „wissenschaftliche Aussage über das Sein" der Christlichen Wissenschaft gleicht Liebers: „In der Materie gibt es weder Wahrheit, Substanz oder Leben noch Intelligenz. Alles ist unendlicher Geist und dessen grenzenlose Manifestation, denn Gott ist allgegenwärtig. Der Geist ist unsterblich. Die Materie ist ein vergänglicher Irrtum."[25] Diese Erklärung wurde zum Hauptdogma der Christlichen Wissenschaft. Sie ist die Formel, die von den Anhängern auswendig gelernt und während der Gottesdienste und in den Sonntagsschulen wiederholt werden muss.

Außerdem ist bewiesen, dass Eddys ursprüngliche Ideen auf Quimbys Manuskript basierten. 1868-70 lebte sie in Stoughton, Massachusetts, und arbeitete an einer Schrift mit dem Titel „Auszüge aus P.P. Quimbys Schriften", die sie ihren Lehren zugrunde legte. „1872 erklärte Eddy während eines Vortrags in Lynn diese Schrift als ihre eigene. In dieser und anderen Schriften veränderte sie allmählich die Terminologie, so dass die Ähnlichkeit mit Quimbys Arbeiten weniger auffiel."[26]

Quimby hinterließ Manuskripte, in denen er seine Entdeckungen und Lehren detailliert aufführte. Außerdem gibt es zahllose Berichte über seine Heilungen in den Lokalzeitungen seiner Zeit. Eddys Dankschreiben an Quimby, das im Portland Courier veröffentlicht wurde, ist ein eindeutiger Beweis dafür, dass sie sich Quimby zu Dank verpflichtet fühlte. Er hatte, bereits Jahre bevor sie ihn um Hilfe bat, die Geistheilung ausgeübt. Seine Behandlung hatte sie geheilt, nachdem sie vierzig Jahre lang schulmedizinische und andere Methoden erfolglos angewandt hatte. Aber nach Quimbys Tod erklärte sie sich als Entdeckerin der Geistheilung. Zu seinen Lebzeiten brachte sie ihrem Lehrer tiefsten Dank entgegen, aber nach seinem Tode verleugnete sie ihn und ging sogar so weit, ihn als Betrüger hinzustellen.

1922 überprüften Herausgeber der *New York Times* Quimbys Manuskript und kamen zu dem Schluss: „Der Herausgeber von *The Quimby Manuscript* hat eine gewaltige Aufgabe vollbracht, wenn er diese lose zusammengestellte Fülle von Notizen und Gedanken nicht nur als den Beginn der Geistheilung, sondern auch als den Ursprung der Christlichen Wissenschaft vorstellt."[27]

Was die kontroverse Thematik des literarischen Diebstahls betrifft, schrieb Quimbys Sohn George einen Brief, der ein wenig Licht auf die Angelegenheit wirft.

> „Ich bin im Besitz eines Bündels von Briefen, die Mrs. Eddy in den Jahren 1862-1864 an meinen Vater schrieb. ... In allen Briefen zollte sie ihm Anerkennung für seine Entdeckung der Geistheilung, die er als Wissenschaft betrachtete. ... Dies wusste Mrs. Eddy, und dies lernte sie von ihm, nicht als Studentin, die regelmäßig Unterricht erhielt, sondern indem sie bei ihm im Zimmer saß, mit ihm sprach, seine Aufzeichnungen las und einige von ihnen abschrieb. Einige schrieb sie selbst und legte sie ihm zur Beurteilung vor. So gesehen, waren sie und viele andere seiner Patienten seine Schüler, vergleichbar mit den Jüngern, die Schüler Jesu waren."[28]

Während ihrer letzten Lebensjahre schrieb Eddy eine Rückbesinnung auf die frühen Jahre der Christlichen Wissenschaft. Der Artikel trug den Titel „Plagiat", wahrscheinlich eine Reaktion auf die Vorwürfe, die man gegen sie erhob. Er ist ganz allgemein verfasst. Indirekt scheint sie zuzugeben, dass sie Quimby zu Dank verpflichtet ist, ohne ihn zu erwähnen. Ansonsten hätte es keinen Grund gegeben, den Artikel zu schreiben:

> „Wenn ein Student an der Harvard Universität ein Buch liest, das sein Lehrer geschrieben hat, ist er beim Verlassen der Universität dazu berechtigt, die Thematik des Buches selbst zu erarbeiten? Für literarischen Diebstahl der Gedanken und Worte eines Autors gibt es keine Befugnis im Gemeinrecht und keine Erlaubnis im Evangelium. Die Christliche Wissenschaft ist verlagsrechtlich nicht geschützt. Ein solcher Schutz wäre nicht erforderlich.“[29]

Die Ironie der Sache ist, dass sie alles verlagsrechtlich schützen ließ, selbst den Begriff *Christian Science*, den Quimby lange vor ihr geprägt hatte. Die akribische Nachforschung von Eddys Biographen Cather und Milmine ergaben, dass sie mit Quimbys Anhängern übereinstimmten, wenn sie versicherten: „Mrs. Eddy habe nicht nur ihre Ideen, sondern auch die Bezeichnung der neuen Religion von Quimby übernommen. Sie selbst behauptet, ihre Entdeckung im Jahre 1866 als Christliche Wissenschaft bezeichnet zu haben. Quimby gab seiner Theorie bereits 1863 die Bezeichnung Christliche Wissenschaft. In einem aus diesem Jahr stammenden Manuskript, das den Titel „Aristokratie und Demokratie“ trug, verwendet er die gleichen Begriffe.“[30]

Die Motivation, die Quimby und Eddy bezüglich ihres metaphysischen Vermächtnisses antrieb, war völlig gegensätzlicher Natur. Quimby trachtete niemals danach, mit seinen Lehren Geld anzuhäufen. Er sah darin das göttliche Wissen, das Jesus lehrte. In Amerika war er es, der die Geistheilung entdeckte und diese Methode anwandte, um das Leiden der Menschen zu lindern. Er nahm nur, was der Patient sich leisten konnte. War dieser arm, verlangte er kein Geld.[31]

Eddy verwendete dieselbe Technik und häufte damit ein Vermögen an. Sie war nicht, wie Quimby, unmittelbar an der Heilung von Menschen beteiligt. Stattdessen unterrichtete sie Schüler für einen bestimmten Geldbetrag und ordinierte sie zum Abschluss als *Praktizierende der Christlichen Wissenschaft.* (Darunter versteht man eine Person, die in der Heilmethode der Kirche ausgebildet wurde und die

Lizenz und Befugnis besitzt, sie anzuwenden.) Diese Personen waren berechtigt, als zusätzliche Einnahmequelle den gleichen Unterricht zu geben und die Geistheilung zu praktizieren. Die Anzahl der Anhänger vermehrte sich exponentiell, nicht nur auf dem amerikanischen Kontinent, sondern auch außerhalb. Binnen weniger Jahre wurde die einst mittellose Eddy zur Millionärin. Israel Regardie bemerkt dazu: „Mrs. Eddy ist selbstsüchtig, machtgierig und geldbesessen gewesen."[32]

Ein weiterer wesentlicher Unterschied besteht darin, dass Quimby sein Heilsystem nicht selbst unterrichtete, da ihm die Zeit fehlte. Er war zu sehr damit beschäftigt, die Menschen zu heilen und seine Ergebnisse aufzuzeichnen. Es kam ihm niemals in den Sinn, eine Kirche oder eine Religionsgemeinschaft zu gründen. Vielleicht erkannte er auch nicht das Ausmaß und die Tiefe seiner Entdeckung. Eddy hingegen hatte das Glück, von vielversprechenden Männern und Frauen umgeben zu sein, die in blindem Glauben ungemein zur weltweiten Blüte der „Christlichen Wissenschaft" beitrugen.

Stefan Zweig hat die Unterschiede zwischen Quimby und Eddy einzigartig geschildert. Ihm zufolge besagte Quimbys Theorie, dass alle Krankheiten auf der Imagination des Patienten beruhen. Die beste Behandlungsmöglichkeit besteht darin, die Einstellung des Patienten zu seiner Krankheit zu ändern. Quimbys Behandlung basierte „auf der einfühlsamen Suggestivkraft seiner eigenen Persönlichkeit, während Mary B. Eddy kühn und widersinnig der Krankheit eine Absage erteilte und auf der Allmacht des Glaubens über den Schmerz beharrte".[33]

Quimby stritt die Krankheit oder die Tatsache, dass die Leute unter der Obhut eines Arztes gesunden konnten, niemals ab. Seine Methode war die Suggestivheilung durch die Veränderung der eigenen Gefühle und Überzeugungen des Patienten. Eddy hingegen ging zum Äußersten, indem sie die Existenz der Krankheit und ebenso die Existenz des Bösen abstritt. Für sie war das Böse nur eine Lüge, ein Irrtum.[34] Dies sind die grundlegenden Unterschiede zwischen Quimbys System und der Christlichen Wissenschaft. Eddy erläuterte den wesentlichen Unterschied zwischen ihrem und Quimbys Gedankensystem folgendermaßen: „Worin liegt der grundsätzliche Unterschied zu meinem metaphysischen System? In dem Wissen um die Unwirklichkeit von

Krankheit, Sünde und Tod erkennt man die Totalität. Dieser Unterschied trennt mein System von jedem anderen."[35]

Diese Aussage wirft die Frage auf: Falls „Krankheit, Sünde und Tod" nicht real sind, wie erklärt Eddy das Auftreten von Pocken, Windpocken, Masern und anderen Krankheiten in Süd- und Nordamerika, die Millionen von Ureinwohnern töteten, als die Europäer den Kontinent kolonialisierten? Diese Infektionskrankheiten konnten von den Ureinwohnern nicht geistig erschaffen worden sein, da sie nichts von ihrer Existenz wussten. Die einfache Antwort darauf ist die Tatsache, dass die Europäer diese Krankheiten einschleppten und auf die Bevölkerung übertrugen, deren natürliches Immunsystem damals nicht darauf eingestellt war, solche tödlichen Krankheiten zu bekämpfen.

Quimby betonte stets, dass Jesus der erste Geistheiler gewesen sei. Basierend auf diesem Postulat, nannte er seine Heilmethode „Die Wissenschaft Christi". Einer seiner Schriften gab er den Titel *Science and Health*, was aus einem 1865 im *Portland Advertiser* gedrucktem Artikel hervorgeht.[36]

Nach Cather und Milmine betitelte Quimby seine Entdeckung als die „Wissenschaft von Gesundheit und Glück", „Wissenschaft Christi" oder „Christliche Wissenschaft"[37], was angemessen zu sein schien, da er ernsthaft glaubte, die Heilweise Jesu wiederentdeckt zu haben.

Bei der Heilweise Jesu, wie sie im neuen Testament geschildert wird, handelt es sich im Grunde genommen um eine Glaubensheilung.[38] Jesus verlangte von seinen Jüngern und Anhängern als Voraussetzung für eine Heilung, daran zu glauben. Es fragt sich, ob Eddys Heilungssystem überhaupt als „Christliche Wissenschaft" bezeichnet werden kann, da es sich ihrer Aussage nach nicht um Glaubensheilung handelt, sondern dieses vielmehr auf der Verneinung von Krankheit basiert. Soweit uns bekannt ist, hat Jesus deren Wirklichkeit niemals abgestritten. Er hat nicht versucht, die Leute davon zu überzeugen, dass ihre Krankheit nicht real sei. Selbst Christus hat in gewissen Fällen wohl zu Placebos gegriffen, um zu heilen, wie im Falle des Blinden, von dem das Johannes-Evangelium berichtet. Darin lesen wir, dass er einen Klumpen Erde mit seinem Speichel vermischte, ihn auf die Augen eines blinden Mannes legte und diesen dann aufforderte, seine Augen am Wasser zu waschen. Da konnte der Blinde sehen (Joh. 9; 6-7). Man mag sich fragen, ob dieses Wunder das Ergebnis eines Placebo-Effektes war oder nicht. Die Entscheidung bleibt dem Leser überlassen.

Im Laufe der Jahre entwickelte Eddy ein starkes Misstrauen. Sie ging sogar so weit, jeden zu verklagen und aus ihrer Organisation zu werfen, der Verbesserungsvorschläge einbrachte oder es wagte, andere Philosophien oder Religionen zu erwähnen. Es galten allein die Bibel und ihre Schrift *Science and Health*. Den Mitgliedern ihrer Organisation war es nur erlaubt, von Eddy genehmigte Veröffentlichungen und Literatur zu lesen. Alles, was außerhalb ihres Lehrbereiches geschrieben wurde, galt als ketzerisch und blasphemisch im Hinblick auf die Lehre der Christlichen Wissenschaft. Hierin lag einer der Gründe, warum Emma Curtis Hopkins, einer herausragenden Neugeist-Befürworterin, ihre Mitgliedschaft in der Christlichen Wissenschaft entzogen wurde. Israel Regardie schreibt:

> „Mr. A.J. Swarts, ein ehemaliger Schüler von Mrs. Eddy, begann mit der Veröffentlichung einer Zeitschrift, *Mental Science Magazine* genannt. Sein Ausscheiden aus dem Heiligtum von Mrs. Eddy war die Folge seiner eigenen Nachforschungen bezüglich der Ursprünge ihrer Offenbarung. Er hatte nichts gegen sie und auch keinen Grund, Quimby zu verteidigen. Ihn interessierten nur die Fakten. Er reiste nach Belfast, Maine. Dort hatte er Gelegenheit, Auszüge aus den allgemeinen Presseberichten über Quimbys Heilarbeit und zu lesen und Teile des Manuskriptes zu hören, das ihm Quimbys Sohn vorlas. Er zog seine eigene Schlussfolgerung. Swarts beschuldigte Eddy des literarischen Diebstahls und der Unehrlichkeit. Die Metaphysik, so hielt er fest, sei so eine der frühen Wegbereiterinnen der Neugeist-Bewegung geworden.“[39]

1893, mehr als fünfzig Jahre bevor Regardies Buch The *Romance of Metaphysics* veröffentlicht wurde, hatte der Psychologe und Autor Jay Hudson die falschen Behauptungen der Christlichen Wissenschaft angeprangert. Hudson hielt die Christliche Wissenschaft aufgrund ihres absurden Konzepts von der Realität für eine Pseudotherapie. Mit brillanter Logik entlarvte er die Irrationalität ihrer metaphysischen Prinzipien. Er schrieb:

> „Dieses Gedankengebäude [Christliche Wissenschaft] basiert auf der Annahme, dass die Materie keine reale Existenz besitzt. Folglich haben wir keinen Körper, was die Möglichkeit einer körperlichen Krankheit ausschließt. Es ist nicht bekannt, ob die achtbare Begründerin der Schule jemals aufhörte, ihre Gründungsprinzipien auf die Form eines Syllogismus zu reduzieren. Wahrscheinlich nicht, da ihr ansonsten die hochgradig eindeutige und aggressive Sinnwidrigkeit ebenso aufgefallen wäre wie anderen. Betrachten wir diesen Syllogismus genauer. Es gibt keine Materie. Unser Körper besteht aus Materie. Unser Körper existiert also nicht. Daraus folgt, Krankheit kann nicht in einem nicht existenten Körper existieren.… Einer solch *offensichtlichen Sinnwidrigkeit* lässt sich natürlich kein ernsthaftes Argument entgegensetzen."[40]

Wie wir später sehen werden, waren die Heilungen der Christlichen Wissenschaft erfolgreich, weil sie hauptsächlich auf Spontanheilungen sowie auf individueller und kollektiver Suggestion beruhten. Der Behandelnde bereitet den Patienten mittels mündlicher Suggestion vor, um die notwendigen geistigen Eindrücke aufzunehmen. Der Patient wird angewiesen, an der Vorstellung festzuhalten, dass es keine Krankheit gibt. Diese Ablehnung ist die Voraussetzung für eine Genesung. Der Patient darf die Behandlungsmethode nicht infrage stellen, sondern wird aufgefordert, dem Therapeuten blind zu vertrauen. Vergleichbar mit der Hypnose, verlangt man von ihm, in einen passiven und aufnahmebereiten Geisteszustand zu sinken und den Anweisungen des Behandelnden zu folgen. Dieser erklärt wiederholt, dass die Krankheit nicht existiert, bis diese Suggestionen in den unterbewussten Geist des Patienten dringen. Nach der Sitzung empfinden einige beeinflussbare Patienten eine gewisse Erleichterung, andere eine Genesung. Ist die Behandlung erfolgreich, gebührt dem Behandelnden die Ehre. Hat er versagt, wird der Patient beschuldigt, er habe nicht intensiv genug an dem Gedanken festgehalten, die Krankheit zu leugnen.

Es gibt noch weitere Unstimmigkeiten in Mary Baker Eddys Ideologie, deren Erarbeitung ein ganzes Buch füllen könnte. In dem Textbuch der Christlichen Wissenschaft *Science and Health with Key to the Scriptures* heißt es, dass der Patient und der Therapeut vollständig passiv sein müssen, damit eine Heilung stattfinden kann. Eddy schrieb auch, dass die Heilung ohne menschliches Dazutun erfolge, da Gott jede Heilung bewirke. Warum bestimmte sie Tausende, die Christliche Wissenschaft zu praktizieren, wenn die Genesung von selbst eintreten konnte? Ein Auszug aus ihrem Textbuch lautet: „Es gibt keinen körperlichen Zustand, der erneuert, ausgerichtet oder geheilt werden müsste. Es gibt nichts zu verändern. Es ist nichts anderes erforderlich, als sich um Gott zu kümmern. Halte inne und siehe die Errettung durch den Herrn."[41] Man fragt sich, welche Erklärung sie Eltern gegeben hätte, deren Kinder mit organischen Missbildungen geboren wurden. Würde sie immer noch behaupten, es gebe nichts „zu erneuern, auszurichten oder zu heilen. Es gebe nichts zu verändern?"

Selbst in ihren späten Schriften bestand Eddy auf der Unwirklichkeit der Materie.[42] Sie hielt an dem alten Religionskonzept von der Dualität der Realität fest. Der entscheidende Punkt ihres Systems zeigt sich in dem Antagonismus von Gut und Böse, Geist und Materie, Teufel und Erlöser und so fort. Sie stellte die Materie mit dem Bösen, den Geist mit dem Guten auf eine Stufe. Sie schrieb: „Wenn Gott Geist ist, und Gott ist das Ganze, dann kann es mit Sicherheit keine Materie geben, denn das göttliche Ganze muss Geist sein."[43] Selbst ihrem Gedankengang folgend, muss man einwerfen, dass, wenn alles, was existiert, Geist ist, der Geist in der Materie als verdichtete Energie manifestiert sein muss. In der Bibel heißt es, dass Gott seine Schöpfung nach ihrer Vollendung für gut befand. Er sah nichts Fehlerhaftes oder Böses in seiner Schöpfung.

Zweifellos wird jedes ernsthaft geförderte und weitergeführte Lehrgebäude zahllose Anhänger finden, gleichgültig wie unlogisch seine Behauptungen sein mögen. Dazu zählen mehrere Religionsgemeinschaften, wie die Shaker und Mormonen, die im 19. Jahrhundert im nördlichen Teil des Staates New York entstanden. Alle hatten Anhänger, die den von den jeweiligen Gründern gegebenen Lehren glaubten. Die Mitglieder der Christlichen Wissenschaft nahmen im ausgehenden 19. Jahrhundert stetig zu. Ihre Kirchen breiteten sich im Ausland aus. Hudson, ein zeitgenössischer Beobachter dieses Phänomens, berichtete:

> „Es gibt eine riesige und wachsende Gruppe von Leuten, die sich selbst Szientisten nennen, die die fundamentalen Sinnwidrigkeiten in der Theorie der Sektengründerin ignorieren und sich mit dem Wissen, dass die Praxis gute Ergebnisse bringt, zufriedengeben.“[44]

Eddys Biographin, Flet Campbell Springer, hat in ihrem Buch *According to the Flesh; A Biograph of Mary Baker Eddy* (1930) Eddys Morphinabhängigkeit dokumentiert. Diese Anschuldigung wurde bekräftigt in Martin Gardners *The Healing Revelations of Mary Baker Eddy: Rise and Fall of Christian Science* (1993) und Walter Martins *The Kingdom of the Cults* (2003). Springer und Gardner haben ausführlich über Eddys Morphinsucht und ihre lebenslange Abhängigkeit von Morphintabletten und Spritzen geschrieben. Diese Aussage findet ihre Bestätigung in dem von Calvin Frye, dem persönlichen Sekretär Eddys, geführten Tagebuch. Miranda Rice, eine enge Freundin und ehemalige Schülerin Eddys, behauptete, sie mehrmals mit Morphin behandelt zu haben. Sie berichtete: „Ich weiß, dass Mrs. Eddy in den Siebzigern morphiumsüchtig war. Sie flehte mich an, die Droge für sie zu besorgen. Sie schickte ihren Mann, Mr. Eddy. Gelang es ihm nicht, besorgte sie es sich selbst. Zwei Tage lang schloss sie sich in ihr Zimmer ein. Niemand durfte zu ihr. Sie war Sklavin des Morphiums.“[45] In einem Interview, das am 12. März 1907 in der New Yorker *World* veröffentlicht wurde, berichtete Eddys Adoptivsohn, Ebenezer Foster, dass Calvin Frye eine Morphinpille von ihm nahm und „Frye zu Mrs. Eddys Zimmer folgte, wo sie hysterisch schreiend da lag und sah, wie Frye ihr die Tablette in den Mund zwang und sie fest in die Kissen presste“.[46]

Es heißt, dass sich die Christliche Wissenschaft einer Lehrmethode bedient, die ihre Mitglieder und Patienten zwingt, als Grundvoraussetzung für eine Heilung an ihr vernunftwidriges System zu glauben.

Man könnte dies als eine Art Wach-Hypnose bezeichnen. In den frühen Jahren beruhte die Effektivität der Christlichen Wissenschaft größtenteils darauf, bei den unkritischen Leuten eine Erwartungshaltung zu generieren und eine Art Massensuggestion hervorzurufen. Im Laufe der Jahre haben sich einige Kirchen, wie die New Jerseys Plainfield Christian Science Church Independent, von der Mutterkirche, der First Church of Christ Scientist in Boston, wegen der gebieterischen und dogmatischen Regeln, die sie den Kirchenführern auferlegte, getrennt. Heute hat sich die Anzahl der Kirchen und Organisationsmitglieder sichtbar verringert. Dem Arzt Stephen Barrett zufolge hat

> „die Anzahl der Mitglieder in der Christian Science Church stetig abgenommen. Die Zahl der im *Christian Science Journal* aufgeführten Praktizierenden und Lehrer ist von etwa 5000 im Jahre 1971 auf ungefähr 1800 im Jahre 1996 gesunken. Die Anzahl der Kirchen hat sich von etwa 1800 im Jahre 1971, auf etwa 1100 im Jahre 2003 verringert."Stephen [47]

Die Christliche Wissenschaft entwickelte eine Methode der Fernheilung, „Behandlung in Abwesenheit" genannt. Sie erfolgt auf telepathischem Wege. Der Vorgang läuft mehr oder weniger folgendermaßen ab: Der Ausführende oder Heiler sitzt alleine und visualisiert den weit entfernten Patienten. Dann suggeriert er dem Unterbewusstsein des Patienten Vorstellungen von Gesundheit. In den meisten Fällen verwendet er Gebete, die Wohlbefinden heraufbeschwören, und liest Passagen aus der Bibel und aus *Science and Health.* Befürworter dieser Behandlung argumentieren, dass telepathische Suggestionen den subjektiven Geist des Patienten unmittelbar ansprechen, indem sie die Schwelle seines bewussten Geistes überspringen. Es gibt keinen faktischen Beweis für die Wirkung dieser Behandlung. Thomas Jay Hudson befürwortete sie und erklärte, die Methode der Fernheilung erfolgreich angewendet zu haben. Er argumentierte, der Vorteil dieser Vorgehensweise bestehe darin, dass der Patient besonders aufnahmefähig für positive Suggestionen und es ihm nicht möglich sei, sich ihnen mit entgegengesetzten Überzeugungen, die seinem Wachbewusstsein entspringen, zu widersetzen. Ich glaube, diejenigen, die im

Unterbewusstsein beschlossen haben, krank zu sein, werden auf diese Behandlungsweise wohl kaum reagieren. Andererseits darf man nicht übersehen, dass jede Heilmethode wirksam sein kann, solange der Patient aufnahmefähig und gewillt ist, sie zu akzeptieren.

Ein gravierender Nachteil der Christlichen Wissenschaft ist die Tatsache, dass die Kirche ihren Patienten verbietet, medizinische Versorgung oder irgendwelche Medikamente in Anspruch zu nehmen. Dies ist eine gefährliche Empfehlung, die dem Kranken ernsthaften Schaden zufügen kann. Angeblich sind in der Vergangenheit Kinder gestorben, da ihnen der Therapeut Impfungen und medizinische Behandlung verweigerte. Hudson beobachtete: „Sie bestehen auf der Entlassung des Hausarztes und der Vernichtung aller Medikamente im Haus."[48] Stephen Barrett berichtet:

> „Der sechzehn Monate alte Matthew, der Sohn von Rita und Douglas Swan starb 1977 unter der Behandlung von zwei Christian Science Therapeuten an Meningitis.... [Rita] gründete daraufhin CHILD Inc. zur Erarbeitung von Gesetzesreformen, um Kinder vor unangemessener Behandlung durch Glaubensheiler zu schützen. Sie und ein Kollege sammelten und überprüften die Fälle von 172 Kindern, die zwischen 1975 und 1995 starben, weil die Eltern auf religiöse Rituale bauten und eine medizinische Versorgung verweigerten. Sie fassten zusammen:
>
> - 140 Sterbefälle beruhten auf Krankheiten, die bei medizinischer Versorgung zu neunzig Prozent überlebt hätten. In zweiundzwanzig Fällen litten Kinder unter zwei Jahren an Lungenentzündung, in fünfzehn Fällen an Meningitis und in zwölf Fällen an insulinabhängiger Diabetes.
> - 18 weitere Fälle hätten eine Überlebenschance von über fünfzig Prozent gehabt."[49]

Obwohl Eddy die Christian Science Mitglieder anwies, Ärzte und Medikamente zu meiden und die Unwirklichkeit von Schmerz lehrte, wurde sie selbst oft von Schulmedizinern betreut, besonders in ihren letzten Lebensjahren. Dies stand mit den Glaubenssätzen ihrer Religion in direktem Gegensatz. Eddy räumte sogar den Gebrauch von

Drogen ein, wenn sie erklärte: „Ich experimentierte mit hohen Dosen von Morphium, um festzustellen, ob die Christliche Wissenschaft die Wirkung nicht unnötig macht. Mit tränenreichem Dank kann ich nur sagen: Die Droge zeigte bei mir keinerlei Wirkung."[50] Sollte man diesen letzten Satz so verstehen, dass sie eine höhere Dosis benötigt hätte, um eine Wirkung zu spüren?

Es wäre töricht, die Kraft von Drogen und Medikamenten abzustreiten, im physischen Körper Veränderungen hervorzubringen. Sie können chemische Prozesse im Körper verändern oder solche auslösen, was die Wirksamkeit der Geistheilung zu unterstützen vermag. Die heutigen Therapeuten der Neugeist-Bewegung halten ihre Patienten nicht davon ab, geeignete Medikamente einzunehmen. Problematisch wird es, wenn es zu einer starken Abhängigkeit kommt, so dass andere Körperteile angegriffen werden, was mehr schadet als nützt. Der Durchschnittsmensch setzt großes Vertrauen in die Kraft der Medikamente. In manchen Fällen könnte ihre Genesung auf einen Placebo-Effekt zurückzuführen sein. Der gewaltige medizinische Fortschritt im Bereich von Diagnose und Therapie ernster Gesundheitsprobleme oder bei Unfällen mit schweren Körperverletzungen lässt sich nicht leugnen. Im Falle einer organischen Krankheit oder physischen Atrophie sollte die Geistheilung als komplementär zur medizinischen Behandlung betrachtet werden.

Man hat die Geistheilung kritisiert, da die Patienten zu Rückfällen neigen. Hudson hat darauf hingewiesen, dass bei jeder Art von Heilung, sei sie geistig oder mit medizinischen Mitteln, der Patient Gefahr laufe, einen Rückfall zu erleiden. In einem skeptischen und zweifelnden Umfeld hat ein auf geistigem Wege geheilter Mensch kaum eine Chance für dauerhaften Erfolg. Jeder Zweifel derer, die ihn umgeben, überträgt sich auf das Unterbewusstsein des Patienten und wirkt als mächtige entgegenwirkende Suggestion. Bestärkung und Unterstützung sind für einen erfolgreichen Abschluss des Heilungsprozesses äußerst wichtig.

In dieser Hinsicht hat die Christliche Wissenschaft ein wirkungsvolles Netzwerk der Unterstützung und Bestärkung geschaffen. Erstens: Sie bietet dem Patienten „Heilungs-Affirmationen" aus der Bibel oder *Christian Science* an. Diese Affirmationen müssen den ganzen Tag über wie ein Mantra wiederholt werden. Zweitens: Durch die Vernetzung aller Praktizierenden, die jederzeit erreichbar sind, hat sie ein gewaltiges Unterstützungssystem aufgebaut. Wenn ein Patient Symptome eines Rückfalls spürt, soll er unverzüglich seinen Therapeuten benachrichtigen, um eine für seinen Gesundheitszustand geeignete „Heilungs-Affirmation" zu erhalten. Drittens: Der Patient wird angehalten, die sonntäglichen Gottesdienste und die empfohlenen Treffen am Mittwoch in einer lokalen Kirche der Christlichen Wissenschaft zu besuchen. Die Mittwoch-Begegnungen dienen ausschließlich dem Zweck, Kirchenmitgliedern, die aufgrund dieser Methode geheilt wurden, Gelegenheit zu geben, darüber zu berichten. Diese Versammlungen wirken als starke verbale Suggestionen, die den Heilungsprozess beschleunigen. Man kann sie als wirkungsvolle Form der Wach-Hypnose bezeichnen. Wenn eine Person an dem geistigen Umfeld dieser „Dankesfeier" nicht teilnimmt oder nicht mit ihr in Einklang schwingt, mag sie sich als nicht dazugehörig fühlen. In manchen Fällen kann der geistige Druck der Gruppe Neulinge schließlich dazu bringen, sich zu erheben und ein falsches Zeugnis abzulegen, um Teil der Gemeinschaft zu sein.

Manche glauben, dass die dem Lehrbuch der Christlichen Wissenschaft oder Bibel entnommenen Affirmationen als geistige Narkotika wirken, um dem Patienten zu helfen, Krankheit und Alltagsprobleme zu ertragen. Sieht sich der Patient einer schwierigen Situation gegenüber, soll er sich unverzüglich telefonisch bei dem Therapeuten melden. Dieser „glättet" die Denkweise der Person mittels der Affirmationen, die als eine neue „geistige Medizin" wirken. Für solche Beratungen bezahlt der Patient dem Praktizierenden eine Gebühr.

Dank des Impulses einer gewaltigen Kollektivsuggestion, die sich die Anführer der Bewegung zunutze machten, wuchs die Christliche Wissenschaft in ihren Anfangsjahren gewaltig. Man organisierte Unterrichtsklassen für Neuankömmlinge, hielt Vorträge, wies Patienten Therapeuten zu und gab Unterweisungen, sich selbst mit Affirmationen und Gebeten zu heilen. Bewusst oder unbewusst vermittelten die Praktizierenden die Methode der Autosuggestion, ohne eine klare Vorstellung von den Prinzipien der Geistheilung zu besitzen. Dennoch wendeten sie diese mit Erfolg an.

Obwohl die von der Christlichen Wissenschaft vorgelegte Heilmethode unlogisch ist, ist sie Tausenden von Menschen zugute gekommen. Einige dieser Heilungen wurden von der Schulmedizin bestätigt. Dennoch beruhte die Heilung hauptsächlich auf einer Kollektiv- und Autosuggestion (Placebo-Effekt). In vielen Fällen lag eine Spontanheilung vor. Man sollte niemals die gewaltigen Selbstheilungskräfte des Körpers unterschätzen. In den meisten Fällen war die Genesung das Ergebnis einer *Sekundärhilfe*, wie ich es nenne, eine Form indirekter Heilung, als Folge einer Autosuggestion, hervorgerufen durch die Heilung anderer. Seit dem Tode von Eddy, im Jahre 1910, und dem anschließenden Begeisterungsabfall, ist die Egregora (kollektives Kraftfeld) dieser Institution geschwächt. Heute gibt es kaum noch Berichte über Geistheilungen von Praktizierenden der Christlichen Wissenschaft. (Den Begriff *Egregora* werde ich in dem Kapitel „Das Konzept der Egregora“ erläutern.)

Trotzdem müssen wir Mary Baker Eddy als eine der ersten amerikanischen Religionsführerinnen von nationalem und internationalem Ruf anerkennen. 1910 gründete sie den *Christian Science Monitor,* eine überall auf der Welt wegen ihrer redaktionellen Integrität und aufschlussreichen Berichterstattung geschätzten Zeitung. (Aufgrund finanzieller Schwierigkeiten wurde die ursprüngliche Tages- zur Wochenzeitung.) Schließlich verdient Eddy Anerkennung für ihre organisatorischen Fähigkeiten. Sie schuf eine Kirche, die sich international ausbreitete. Eddy starb am 3. Dezember 1910 an einer Lungenentzündung.

Abgesehen von der Fehlerhaftigkeit ihrer Theorien, zeichnen Eddy und Freud gemeinsame Merkmale aus. Beide waren sie extrem stur und engstirnig bezüglich ihrer angeblichen „Entdeckung“. Eddy betrachtete Krankheit als eine Illusion. Für Freud war die Religion eine Illusion, eine „allgemeine Zwangsneurose“. Obwohl beide von ihren Zeitgenossen heftig kritisiert und widerlegt wurden, hielten sie an ihrer Theorie fest. Freud nahm seine Theorie von der sexuellen Ursache der Neurose oder seine These, dass Religion ihren Ursprung in der Tötung des Urvaters und dem daraus resultierenden Schuldgefühl hat, niemals zurück. Eddy hielt unbeirrt an ihrer Überzeugung fest, dass Krankheit unwirklich und das Böse nur eine Lüge sei. Und schließlich: Eddy war morphiumsüchtig und Freud kokainabhängig. Allerdings waren diese Drogen in der damaligen Zeit für den medizinischen Gebrauch legal.

Kapitel 6

Emma Curtis Hopkins

Lehrerin der Lehrer

Wenn Quimby der Vater der Neugeist-Lehre ist, sieht man in Emma Curtis Hopkins gewöhnlich die Lehrerin der Lehrer der Neugeist-Bewegung. 1849 wurde sie in Killingly, Connecticut, geboren und starb 1925. Aufgrund ihrer Gesundheitsprobleme in jungen Jahren begann sie sich für die Christliche Wissenschaft zu interessieren, die damals boomte. Nach einer Behandlung bei Mary Baker Eddy, im Dezember 1883, trug sie sich für den Unterricht der Christlichen Wissenschaft ein. Um für den Unterricht bezahlen zu können, arbeitete sie für das *Christian Science Journal*, der offiziellen Zeitschrift der Christian Science Kirche. Im September 1884 wurde sie die Herausgeberin des Journals. Da sie sich in der Metaphysik bereits gut auskannte, besuchte sie niemals die weiterführenden Klassen.

1886 wurde Hopkins zur Praktizierenden der Christlichen Wissenschaft bestimmt. In Chicago begann sie mit ihrer Lehrtätigkeit und Geistheilung. 1888 wurde sie von Eddy ausgestoßen, da sie in ihrem Unterricht neben dem Lehrbuch der Christlichen Wissenschaft auch andere Quellen erwähnte. Eddy pflegte Rivalen zu exkommunizieren, wie sie es nannte, „weil sie als geistige Diebe eine bunte Mischung von Büchern und falschen Leitfäden meines Lehrgebäudes verbreiten und irgendeinem Dummkopf oder Ungläubigen Lehren zuschreiben, die von mir gestohlen wurden. Der nicht entwöhnte Säugling wimmert, indessen er die Muttermilch ausspuckt, die ihn nährte.“[1] Ironischerweise könnte diese Aussage auch auf sie zutreffen.

Autodidaktisch hoch gebildet, kannte sich Hopkins in der Philosophie des deutschen Idealismus, des Transzendentalismus und im Vedanta gut aus. Sie zollte nicht nur den Pionieren der Neugeist-Lehre Anerkennung, sondern bemühte sich, theoretische und metaphysische Grundlagen außerhalb des Lehrbuchs der Christlichen Wissenschaft zu finden, die die Methode der Geistheilung erhärteten. Damals befand sich die Neugeist-Bewegung noch in den Kinderschuhen. Quimbys Ideen bildeten das grobe Material, das einer ideologischen und philosophischen Grundlage bedurfte, um sie der gebildeten Öffentlichkeit als kohärentes System vorzustellen.

Nach ihrer Exkommunikation, im Jahre 1888, gründete Hopkins ihre eigene Schule und nannte sie das Emma Curtis Hopkins College of Metaphysical Science. Ursprünglich wurden alle Lehren, die später in die Neugeist-Bewegung einflossen, „Christliche Wissenschaft" genannt, da Quimby bei seinen geistigen Behandlungen und in seinen Schriften die Begriffe „christlich" und „Wissenschaft" verwendete. Nachdem Eddy das Urheberrecht für den Namen „Christliche Wissenschaft" erworben hatte, sahen sich andere Neugeist-Führer gezwungen, für ihre eigenen Organisationen neue Namen zu finden.

Hopkins war eine charismatische Lehrerin, hervorragende Rednerin und spirituelle Führungspersönlichkeit. Sie inspirierte und motivierte künftige Gründer von Kirchen und Organisationen des Neuen Denkens. Zu ihnen gehörten Charles und Myrtle Fillmore, die Gründer von Unity, der zurzeit größten Gruppierung in der Neugeist-Bewegung. Ebenfalls von Hopkins inspiriert wurden Malinda Cramer, die Mitbegründerin der Divine Science Church, und Dr. H. Emilie Cady, Autorin des einflussreichen Buches *Lessons in Truth*. Hopkins war zudem die Mentorin von Ernest Holmes, der die Religious Science-Bewegung ins Leben rief. Ihr Einfluss auf die Entwicklung der Neugeist-Bewegung ist unumstritten.

Charles Fillmore, der Hopkins persönlich kannte, beschrieb sie als eine starke Persönlichkeit, deren Anwesenheit Wohlbefinden weckte, wie Mesmer und Quimby vor ihr:

> „Sie ist zweifellos die erfolgreichste Lehrerin in der Welt. In vielen Fällen verließen chronisch Kranke ihre Unterrichtsstun-

de als vollkommen Gesunde. Allein ihre Anwesenheit heilt, und diejenigen, die zuhören, werden mit neuem Leben erfüllt. Niemals zuvor auf diesem Planeten sind solche Worte glühender Wahrheit von einer Frau so eloquent gesprochen worden."[2]

Im Wesentlichen gleicht Hopkins Lehre der esoterischen Doktrin, die von der Einheit der Menschen spricht. Ihr Hauptpostulat lautete, dass alle großen Religionen von einer einzigen Grundwahrheit durchdrungen sind:

„*Es gibt eine unzerstörbare Substanz, die alle Dinge, vom entferntesten Stern bis zum nahen Staubpartikel durchdringt…* Nur der Geist vermag sie zu erkennen… und nur die verstehende Kraft des Geistes vermag sie zu nutzen… Wer auf irgendeine Art… diese Substanz zu handhaben weiß und ihre Natur als seine eigene erkennt, erfährt eine lebendige Erneuerung in Körper und Geist."[3]

Hopkins Meisterwerk *High Mysticism* besteht aus zwölf Lektionen über die zeitlose Weisheit. In ihrem Buch *Scientific Christian Mental Practice* sah sie die Ankunft der Frau in spirituellen und öffentlichen Angelegenheiten voraus. Diese Einschätzung scheint zuzutreffen, betrachtet man das Auftreten von Frauen in den philosophischen und religiösen Führungsreihen Mitte des 19. Jahrhunderts in Amerika. Zu diesen Persönlichkeiten gehörten Jemima Wilkinson, die erste Amerikanerin, die eine Religionsbewegung gründete; Margret Fuller, die erste glaubwürdige Feministin Amerikas und Mitglied der Transzendentalismus-Bewegung, und natürlich Mary Baker Eddy. Sie wurden gefolgt von Malinda Cramer und den Brooks Schwestern, Gründerinnen der Divine Science Church, auf die wir im nächsten Kapitel eingehen werden.

Kapitel 7

Malinda Cramer und die Brooks Schwestern

Gründerinnen der Divine Science Church

Malinda E. Cramer (1844-1906) war die Mitbegründerin der Divine Science Church. In der Neugeist-Bewegung spielte sie eine wesentliche Rolle. Cramer, die in Greensboro, Indiana, geboren wurde und 1870 nach San Francisco zog, ähnelte Mary Baker Eddy in dreierlei Hinsicht: (1) beide Frauen waren chronisch krank, Cramer etwa fünfundzwanzig Jahre[1], Eddy vierzig Jahre lang; (2) beide wurden nach einer schweren Gesundheitskrise spontan geheilt und (3) jede griff zu geistigen Mitteln als letzte Rettung. In beiden Fällen erfolgte die Heilung aufgrund inbrünstigen Gebets und der Autosuggestion mitten in der ausweglosen Situation. Eines war den Neugeist-Vordenkern gemeinsam. Nachdem sie alle konventionellen Behandlungen erschöpft hatten, griffen sie als letzte Möglichkeit zu spirituellen Heilmethoden.

Dies trifft auch auf Cramer zu. Nach jahrelanger erfolgloser schulmedizinischer Behandlung beschloss sie eines Tages, andere Wege zu beschreiten. In jener Zeit, im Jahr 1885, war ihr Genesungsprozess unbeeinflusst von der Neugeist-Bewegung und der Christlichen Wissenschaft. Ihr ernsthafter Entschluss kennzeichnete den Beginn eines Abenteuers, das sie von einem „unheilbaren" Zustand befreite. Cramer selbst erklärt den Wendepunkt in ihrem Leben in einem 1894 verfassten Artikel mit der Überschrift „Spirituelle Erfahrung". Ihr Bericht zeigt, wie der feste Vorsatz, gesund zu werden, eine Spontanheilung auslösen kann und auf welchen Prinzipien ihre Heilung basierte.

„Eines frühen Morgens im Jahr 1885, versunken in tiefer Meditation und inbrünstigem Gebet, stellte ich in der Hoffnung, sie werde beantwortet werden und bereit, jede Entscheidung anzunehmen, folgende Frage. „Gibt es einen Ausweg aus dieser Situation? Gibt es eine Kraft in dem unendlichen Universum, die mich heilen kann?“ Die spontane und vollkommen überzeugende Antwort erreichte mich nicht durch eine hörbare Stimme, sondern erfolgte intuitiv durch den Leben spendenden Geist, der meinen Körper durchdrang und jedes Atom erhellte und belebte. Aus der Tiefe göttlicher Wahrnehmung und Erkenntnis wusste ich, dass allein die Kraft des unendlichen Geistes mich heilen würde. Ich erhob mich aus meinem Sessel und sprach im Gehen: „Falls, falls, falls ich jemals gesund werde, dann gibt es nur einen Weg aus dieser Situation. Ich muss diesen Weg suchen…

> Die Antwort auf meine flehentliche Frage, ob es eine Kraft gab, die mich zu heilen vermochte, zeigte sich in der alles absorbierenden Wahrnehmung einer mir bislang unbekannten Präsenz. Diese Präsenz war mehr als persönlich. Sie war allgegenwärtig, so real und so belebend und erhellend, dass ich eins mit ihr wurde. Ich erkannte, dass sie mein Leben, mein Sein, meine Gesundheit, mein Wissen und meine Kraft war. Sie glich einem „verzehrenden Feuer“, das sich in allen Dingen manifestierte. Ich befand mich in Gott und erlebte gleichzeitig, dass alle Dinge mit einbezogen wurden, das heißt, in dem einen ewigen Gott und Vater, unserer einen unendlichen Quelle und Ursache, wurde alles umfangen. Auf die Schöpfung des Unendlichen blickend, nahm ich einen für mich „neuen Himmel und eine neue Erde“ wahr.“[2]

Meditation und Gebet, gestützt von dem brennenden Wunsch, gesund zu werden, ließen sie die Gegenwart des göttlichen Geistes erkennen und verstehen, dass sie nur durch die Kraft des Geistes genesen konnte. Diese mystische Erfahrung nannte C.G. Jung eine Begegnung mit dem *Numinosen* – die Erkenntnis der göttlichen Gegenwart. Cramer wurde sich der Allgegenwart des göttlichen Geistes bewusst. Diese Gegenwart war „real und dauerhaft. Sie war so belebend und erhellend, dass ich wusste, ich war eins mit ihr... Alle Dinge wurden zu diesem „verzehrenden Feuer“, in dem sich diese Eine Präsenz manifestierte“. [3]

In der Metaphysik besagt das Kausalprinzip, dass nichts dem Zufall überlassen ist. Alles basiert auf Ursache und Wirkung. Die Auffassung, dass Ereignisse zur gegebenen Zeit stattfinden, entspricht der Redensart: „Ist der Schüler bereit, wird der Lehrer erscheinen.“ Dieser Gedanke lässt auch sich auf Malinda Cramer anwenden. Intellektuell war sie bereit, die metaphysischen Prinzipien und die Gründe für ihre Heilung aufgrund ihrer „numinosen“ Erfahrung zu verstehen.

Meditation und Gebet könnte man ebenfalls als Mittel zur wirkungsvollen Autosuggestion betrachten. Joseph Murphy, Geistlicher der Divine Science, sieht in dem sachbezogenen Gebet einen Akt, der dem Unterbewusstsein ein spezifisches Bild überträgt.[4]

Nach ihrer Heilung besuchte Cramer in San Francisco den Metaphysik-Unterricht von Emma Curtis Hopkins. Die Lehren klärten sie über den metaphysischen Hintergrund ihrer geistigen Erfahrung und Heilung auf. Cramer begann mit ihrer eigenen Lehrtätigkeit. 1888 gründeten sie und ihr Mann Charles in San Francisco das Home College of Divine Science und unterrichteten die Divine Science und ihre therapeutische Umsetzung, die sie die „Heilmethode Jesu“ nannten.[5]

Eine ähnliche Offenbarung erlebte Nona Brooks (1861-1945) in Pueblo Colorado. Brooks hatte in Chicago wegen einer ernsthaften Halserkrankung einen Arzt aufgesucht, der ihr eröffnete, sie müsse operiert werden. Anstatt einer Operation besuchte sie auf Anraten einer Freundin Hopkins Unterricht über „High Mysticism“. Nach mehreren Unterrichtsstunden sah sich Nona plötzlich geheilt und kehrte nach Pueblo zurück.

Eine Geistheilerin namens Kate Bingham begann, über die Neugeist-Lehren zu unterrichten. Zu den Zuhörern gehörten die Brooks Schwestern Nona, Fannie Brooks James (1854-1914) und Althea Brooks Small (1848-1906). Am dritten Tag ihrer Teilnahme an Binghams Unterricht wurde Nona, die einen Rückfall erlitten hatte, erneut geheilt.[6] Diese Erfahrungen trugen dazu bei, dass sie der geistigen Behandlungsmethode vertraute. Ihr Glaube daran festigte sich, als sie beobachtete, dass andere Menschen auf die gleiche Weise geheilt wurden. Daraufhin begann sie mit ihrer auf den Neugeist-Prinzipien basierenden Heilarbeit.

Nona Brooks und ihre beiden Schwestern, die in Denver, Colorado, wohnten, stießen in San Francisco auf Cramers Lehre. Sie korrespondierten miteinander und gründeten schließlich die erste Neugeist-Gruppierung, die Church of Divine Science. Die metaphysische Philosophie dieser Schule betont, dass Gott in jedem Menschen als Gottesfunke existiert. Diese göttliche Gegenwart zu erkennen und sich darauf zu konzentrieren, bedeutet Heilung und Transformation.[7]

Neben ihrer Beeinflussung durch Hopkins kannte sich Cramer sehr gut in Warren Felt Evans Büchern aus. Aus ihren Memoiren geht hervor, dass sie die Bhagavad-Gita, Arbeiten über die Kabbala, das Gedankengut der jüdischen Mystik, und die Schriften Jakob Böhmes, einem deutschen Visionär des 17. Jahrhunderts, gelesen hatte. C. Alan Anderson und Deborah G. Whitehouse fassten das Wesen der Divine Science Lehren treffend zusammen:

> „Die Hauptbetonung der Divine Science liegt auf der Allgegenwart Gottes oder schlicht der Allgegenwart. Daraus ergibt sich alles andere. Die Divine Science erklärt jenen, die dem Glauben an den gesunden Menschenverstand folgen: „Wir haben die gleiche Vorstellung von Substanz. Ihr nennt sie Materie. Wir nennen sie Geist."[8]

Aus der Divine Science Organisation gingen zwei weitere bedeutende Persönlichkeiten hervor: Emmet Fox (1886-1951) und Joseph Murphy (1898-1981). Beide waren einflussreiche Redner und erfolgreiche Schriftsteller. Fox, geboren in Irland, wirkte hauptsächlich in den Vereinigten Staaten. Seine Gottesdienste in der Divine Science Church in New York waren weithin bekannt. Murphy arbeitete achtundzwanzig Jahre lang als Geistlicher und Direktor der Divine Science Church in Los Angeles. Zudem betätigte er sich international jahrelang als Redner, der seine Zuhörer motivierte und inspirierte.

Kapitel 8
Charles und Myrtle Fillmore
Gründer von Unity

Wie viele der Persönlichkeiten, die wir bisher betrachtet haben, erlebten Charles Fillmore und seine Frau, Mary Caroline Page Fillmore, bekannt als „Myrtle", aufgrund der Neugeist-Lehren die Heilung von einer chronischen Krankheit, bevor sie die Philosophie aktiv förderten. Charles wurde in St. Cloud, Minnesota, geboren. Mit zehn Jahren verunglückte er beim Schlittschuhlaufen. Er renkte sich die Hüfte aus. Das Bein blieb unterentwickelt. Myrtle erkrankte in jungen Jahren an Tuberkulose. Um sich davon zu erholen, lebte sie von 1877-78 in Denison, Texas, wo sie Charles begegnete. 1881 heirateten sie und zogen nach Kansas City, Missouri. 1886 sah sich Charles nach einem anfänglich erfolgreichen Immobilienhandel einer finanziellen Krise gegenüber. Zur selben Zeit litt Myrtle an Tuberkulose.

Angesichts dieser Umstände riet ihnen ein Freund, einen Vortrag zu besuchen, den der Neugeist-Anhänger Eugene B. Weeks hielt. Die Fillmores waren zutiefst beeindruckt. Sie schlossen sich der neuen Denkweise an. Myrtle begann allmählich zu genesen, und die finanzielle Situation von Charles besserte sich erheblich. Anderson und Whitehouse beschreiben das aufkeimende Interesse der Fillmores für die Neugeist-Bewegung.

> „Eine junge, sterbenskranke Frau, die an erblicher Tuberkulose leidet, besucht 1886, gestützt auf ihren Mann, einen Vortrag. Er selbst hinkt stark. Als Kind verletzte er sich beim Schlittschuhlaufen an seiner linken Hüfte, was zu einer Fehlentwicklung

des linken Beines führte. Die Frau verlässt den Vortrag mit der neuen, starken Überzeugung: Ich bin ein Kind Gottes. Krankheit ist nicht erblich.

Zwei Jahre später ist die Frau, ohne medizinisches Eingreifen, völlig geheilt. Das Bein ihres Mannes ist nicht länger verkümmert, sondern etwa sieben Zentimeter gewachsen und der Dauerschmerz verschwunden. Das Ehepaar gründet die heute weltweit tätige Unity-Bewegung, die Tausenden von Menschen Heilung und Erfolg bringt.“[1]

Während die Neugeist-Lehren dazu beitrugen, dass Myrtle von ihrer Tuberkulose genas, verhalfen sie Charles zur Überwindung seiner finanziellen Schwierigkeiten und schließlich zu finanziellem Erfolg. Die geringe Geldsumme, die er in Aktien der zahlungsunfähigen Missouri Pacific Railroad investierte, vervielfältigte sich exponentiell. Das Ehepaar schrieb diese Ereignisse, die den Wendepunkt im Leben der Fillmores bildeten, Myrtles Gebet und der Beschäftigung mit der Neugeist-Lehre zu.

Die Heilung von Charles und Myrtle Fillmore scheinen das Ergebnis einer bewussten Erkenntnis der geistigen Natur des Menschen zu sein, die niemals krank ist. Diese Erkenntnis bedeutet, die Konzentration des Geistes von Krankheit und Armut auf Gedanken des Wohlbefindens und Erfolges zu verlagern. Vor ihrer Begegnung mit der Neugeist-Ideologie war ihr Unterbewusstsein an die Vorstellung gefesselt, sie habe Tuberkulose geerbt. Mit dieser unbewussten Autosuggestion verschaffte sie der Manifestation der Krankheit Raum. Die starke Gegenkraft der Aussage: „Ich bin ein Kind Gottes. Krankheit ist nicht erblich“, ließ sie allmählich genesen. Die Affirmation wirkte als machtvolle Suggestion auf ihren unterbewussten Geist. Charles wendete dasselbe Prinzip auf seine eigene Situation an. Er konzentrierte seinen Geist auf Erfolg, anstatt sich von dem Glauben an Geldmangel und einem gesundheitlichen Defizit lähmen zu lassen. Ihre Teilnahme am Gruppengebet und der Neugeist-Philosophie untermauerten ihre körperliche Gesundheit und ihren finanziellen Aufschwung.

1889 gab Charles sein Geschäft auf, um sich ausschließlich der Organisation des Gebetsdienstes zu widmen. Diese Bewegung wurde später „Silent Unity" genannt. Im selben Jahr begann er mit der Veröffentlichung des Magazins *Modern Thought.* Fillmores Lehren waren hauptsächlich christlich geprägt, obgleich er sich eingehend mit östlicher Philosophie, esoterischem Gedankengut und Esoterik befasst hatte.[2] Aus diesem Grunde mag er wohl die Schriften des Esoterikers und Neugeist-Pioniers William Walker Atkinson (1862-1932) zur Veröffentlichung im *Modern Thought* akzeptiert haben.

An dieser Stelle mag erlaubt sein, den Einfluss von Atkinson auf die Neugeist-Bewegung sowie die amerikanische Esoterik zu erwähnen. Er rief seine eigene Zeitschrift, *New Thought* genannt, ins Leben und verfasste über hundert Bücher zu religiösen, spirituellen und esoterischen Themen. Besondere Aufmerksamkeit gebührt seinen Büchern über die östliche Philosophie, die er unter dem Pseudonym Yogi Ramacharaka schrieb. Das Buch *Fourteen Lessons in Yogi Philosophy and Oriental Occultism,* ursprünglich 1904 in Chicago erschienen, ist sehr empfehlenswert. Dieses Buch war das erste, in dem er versuchte, seine religiösen Überzeugungen mit der Wissenschaft und zeitgenössischen Philosophie in Einklang zu bringen und seine metaphysische Suche nach einem spirituellen Verständnis für die Rolle der Menschheit im Universum zu entfachen.

1889 gründeten Charles und Myrtle Fillmore die Unity-Bewegung (Unity Kirche) in Kansas City, Missouri. Charles schrieb in seinem Leben ausführlich über metaphysische Dinge und wurde aufgrund seiner Beiträge zur Interpretation der Bibel als amerikanischer Mystiker bekannt. 1891 entstand die Zeitschrift *Unity* als Organ der Kirche. In dieser Zeitschrift veröffentlichte Harriet Emilie Cady (1848-1941) ihre berühmte Serie mit dem Titel *Lessons on Truth.* Diese Artikel wurden posthum zusammengestellt und in Buchform herausgegeben. Sie werden in der Unity-Bewegung als maßgebend erachtet. Nach dem Tode von Charles und Myrtle Fillmore entstand aus der Unity-Bewegung eine weltweite Organisation.[3]

Um zu Gesundheit und Erfolg zu gelangen, verließ sich Charles Fillmore allein auf das Gebet. Seine Bücher *Christian Healing, The Science of Being, Mysteries of Genesis* und *Mysteries of John* schenken einen Einblick in die Klarheit seiner Gedankengänge. Zu Beginn des zweiten Kapitels von *Christian Healing* legt er die Grundprinzipien seiner Philosophie dar:

1. „Das Fundament unserer Religion ist der Geist, und es muss eine Wissenschaft der Wahrheit geben. Die Wissenschaft der Wahrheit ist, dass Gott die Schöpfung erdachte. Gott ist reiner Geist, in dem alle realen Vorstellungen ihr Sein haben. Der eine Geist erschafft mittels des Gedankens. Im ersten Kapitel des Johannes-Evangeliums heißt es:
2. Am Anfang war das Wort [Logos-Gedanke-Wort], und das Wort war mit Gott, und Gott war das Wort. Dieses war im Anfang bei Gott. Alle Dinge sind durch dasselbe geworden; und ohne dasselbe ist auch nicht eines geworden, das geworden ist.
3. In Eadies biblischer Enzyklopädie heißt es: „Der Begriff Logos bedeutet zum Ausdruck gebrachter Gedanke, entweder als Idee oder Wort."
4. Ein Verständnis des Logos offenbart uns das Gesetz, nach dem alle Dinge hervorgebracht wurden – das Gesetz schöpferischen Denkens. Die Schöpfung entsteht durch das Wirken des Logos. Der Gedanke Gottes manifestiert das Universum in diesem Augenblick. Selbst Er vermag nicht ohne Gesetz zu erschaffen. Das Gesetz der göttlichen Schöpfung ist die Ordnung und Harmonie vollkommenen Denkens."

Kapitel 9
Ernest Holmes
Begründer von Religious Science

Ernest Holmes, Begründer der Religious Science Kirche, gehört zu den letzten wichtigen Theoretikern der Neugeist-Bewegung. In Maine geboren, verließ der jüngste von neun Söhnen mit achtzehn Jahren die Schule und begab sich auf seine lebenslange spirituelle Suche. Er ging nach Boston, arbeitete in einem Lebensmittelgeschäft und bildete sich weiter. Später entdeckte er die Schriften von Emerson, der ihn zutiefst beeinflusste.

Ernest Holmes Werk repräsentiert den Höhepunkt der bahnbrechenden Vorstellungen vorangegangener Neugeist-Schriftsteller. In seinem Meisterwerk *Science of Mind* fasst er das Beste der weltweiten metaphysischen und religiösen Konzepte zusammen und bringt sie mit dem Neugeist-Denken in Einklang. Er schreibt dazu:

> „Die Wissenschaft des Geistes ist keine spezielle Offenbarung irgendeines Individuums, sondern vielmehr die Kulmination aller Offenbarungen. Wir nehmen das Gute, wo immer wir es finden, und eignen es uns unserem Verständnis entsprechend an. Die Erkenntnis, dass das Gute universell ist und jedes Individuum möglichst viel Gutes in sein Leben einzubauen vermag, ist es, was die Wissenschaft des Geistes ausmacht.
>
> Wir haben die Natur des Einen erörtert als Universalenergie, Verstand, Intelligenz und Geist – die sich bewusst und individuell durch uns zum Ausdruck bringt – und dass die Intelligenz des Menschen dieser Universalgeist ist, wirkend auf der Ebene,

die seiner Vorstellung von ihm entspricht. Dies ist die Essenz der gesamten Lehre."[1]

Das ganze Buch *Science of Mind* ist eine Entwicklung dieser Schlüsselgedanken. Holmes hebt besonders hervor, dass wir von dem Universalgeist umgeben sind, von reiner Intelligenz, die auf unsere Gedanken reagiert und antwortet. In diesem einen Satz liegen die Essenz der metaphysischen Auffassung von der Welt und der Neugeist-Philosophie: Wissentlich oder unwissentlich erschaffen unsere Gedanken unsere äußeren Umstände. Dieses metaphysische Prinzip besagt, dass das gesamte Universum und alles in ihm die Manifestation des Einen Geistes ist. Der Universalgeist trägt verschiedene Namen, wie Lebensenergie, Universalbewusstsein, Geist und Prana. Jesus Christus nannte ihn „Unser Vater". Dieses sind nur unterschiedliche Bezeichnungen für etwas, das oft das „Eine" genannt wird.

Für Holmes „ist die Grundlage aller geistigen Arbeit der vollkommene Gott, der vollkommene Mensch und das vollkommene Sein".[2] Ein Geistheiler muss als Erstes sein vollkommenes Sein anerkennen und dann den Patienten als ein vollkommenes Wesen in einem von einem vollkommenen Gesetz regierten vollkommenen Universum betrachten. Dann muss er die negativen Gedanken und Vorstellungen ändern, die den Kranken an sein Leiden binden.

Holmes, der den Begriff *Geistheilung* prägte, war stark beeinflusst von dem englischen Metaphysiker Thomas Troward und bekannte, in dessen Schuld zu stehen. Dr. Donald Curtis, ein enger Freund und Partner von Holmes, erinnerte sich an dessen Worte: „Sechzig Prozent der *Wissenschaft des Geistes* ist Troward."[3]

Eine weitere Einflussnahme kam von Emerson, der das Konzept der Eigenverantwortung vorlegte, das für die amerikanischen Intellektuellen große Bedeutung besaß, um sich kulturell und ideologisch von Europa zu befreien. Emersons Lehren wirkten Anfang des 20. Jahrhunderts unmittelbar auf die Entwicklung der Neugeist-Bewegung ein. Der junge Holmes übernahm Emersons Konzept der Eigenverantwortung als Leitprinzip seines Lebens. Man sagt, er habe sogar mit dem Gedanken gespielt, eine Reinkarnation von Emerson zu sein.[4]

Holmes Wissbegierde und Wahrheitssuche führten ihn zu verschiedenen Wissensgebieten, einschließlich Literatur, Wissenschaft, Philosophie und Religion. Er erholte sich von einer langwierigen schmerzhaften Halsentzündung, als er die Neugeist-Heilprinzipien bei sich selbst anwendete. In dieser Zeit besuchte er die Christian Science „Mutterkirche" in Boston und begann, die Geistheilung zu praktizieren. Aber er konzentrierte sich dabei auf den Geist als heilende Wirkkraft, eine eindeutige Abkehr von der Christlichen Wissenschaft, die eine physische Realität abstreitet.

Holmes verließ sich nicht ausschließlich auf Informationen aus Büchern, sondern suchte deren Bestätigung in der Meditation. Auf die Weisheit des inneren Lehrers ist mehr Verlass als auf die aus vertrauten Quellen gewonnenen Kenntnisse. Darauf bauen Mystiker, Weise und Weisheitslehrer. Hier kommt Emersons Konzept der „Eigenverantwortung" wieder ins Spiel, das uns drängt, auf innerlich erworbene Kenntnisse zu hören. Curtis schreibt dazu:

> „Er [Holmes] lernte gleichzeitig auf beiden Ebenen, der äußeren und der inneren, denn er achtete nicht nur auf die ihn umgebende Welt, sondern entwickelte aufgrund seiner Meditationsausübung auch ein reiches Innenleben. In der Meditation lauschte er sorgfältig auf die inneren Anweisungen und betrachtete sie als maßgebend für seine geistige Entwicklung. Wenn er die Werke alter und neuer Lehrer, Philosophen und Wissenschaftler las, beglückte es ihn, bestätigt zu sehen, was er in stiller Kontemplation unmittelbar empfangen hatte."[5]

Holmes Ideologie wurde von Persönlichkeiten der Neugeist-Bewegung wie Christian D. Larson, Ralph Waldo Trine, Horatio Dresser und Phineas Quimby mitgeprägt. Besonders die Schriften von Christian D. Larson (1874-1962), der sich mit metaphysischen Themen befasste, beeindruckten ihn. Eine Zeit lang nahm er an den Klassen von Emma Curtis Hopkins teil.

Es heißt, sein Meisterwerk *Science of Mind*, sei eine Zusammenfassung der Lehren von Emerson, Troward und Larson mit Verbindungen zum Vedanta. Er soll kein typischer Denker gewesen sein, verstand es aber großartig, das Beste aus den Philosophien und Religionen zu extrahieren und miteinander zu verschmelzen. Curtis bestätigte, dass Holmes niemals vorgab, ein Neuerer zu sein.

> „Er [Holmes] lernte, entlehnte und absorbierte von jedem und allem. Er war ein eifriger Schüler, aber kein Gelehrter im Wortsinn. Intuitiv vermochte er bedeutende Konzepte zu erfassen und besaß die außergewöhnliche Fähigkeit, in der Meditation empfangenes Wissen mit ihnen in Verbindung zu bringen."[6]

Science of Mind ist das Lehrbuch der Religious Science und wird auch von anderen Neugeist-Organisationen benutzt. Obwohl die Philosophie der Religious Science auf den Lehren Jesu und der christlichen Bibel basiert, betrachten sich einige Organisationsführer nicht als traditionelle Christen, da ihre Lehren stark beeinflusst sind von der Hindu-Philosophie und anderen Weltreligionen.

Hopkins, beeinflusst vom Vedanta, nahm die Existenz einer universalen Lebenskraft, die das gesamte Universum durchdringt, als gegeben an. Die bewusste Erkenntnis dieser Universalenergie in unserem Leben vermag Körper und Geist neu zu beleben. Im Gegensatz dazu gewann Malinda Cramer ihre Gesundheit wieder, als sie aufgrund von Meditation und Gebet die Allgegenwart des göttlichen Geistes erlebte. Charles Fillmore baute auf das Gebet, den Glauben und die spirituelle Einsicht, um Gesundheit und Wohlstand zu gewinnen. Holmes, der diese Wege miteinander verband, lehrte die Existenz einer Universallebenskraft, deren Energie unser Universum durchdringt und auf unsere Gedanken reagiert. Er betrachtete es als ein *sine qua non* für jede Heilung, den Patienten als ein menschliches Wesen zu sehen, ein vollkommenes Kind Gottes, gleichgültig wie sich seine jeweilige Situation in diesem Moment gestaltete. Das zugrunde liegende metaphysische Postulat lautet: „Vollkommener Gott, vollkommener Mensch, vollkommenes Sein." Der Schlüssel jeder Geistheilung liegt darin, eine Person in erster Linie als ein geistiges Wesen, vollkommen im Hier und Jetzt, zu betrachten.

An dieser Stelle ist es sinnvoll, auf den Unterschied zwischen Heil- und Religionserfahrung näher einzugehen. Geschichtlich betrachtet, besteht von alters her eine Beziehung zwischen Heilung und Religion. Seit Beginn der Menschheit haben Schamanen zu medizinischen Zwecken die Geister heraufbeschworen und Kontakt zur geistigen Welt aufgenommen. Gewöhnlich wendet sich der notleidende Mensch an eine höhere Macht oder Gottheit und fleht um Beistand, da er sich machtlos fühlt. Seit Auftreten der Neugeist-Bewegung ist in Amerika die Geistheilung eng mit der Religion verbunden. Quimby glaubte, die Heilweise Jesu entdeckt zu haben, bei dem der Glaube eine wesentliche Rolle spielt. Er und seine Nachfolger bauten auf die Lehren Jesu und die Bibel als geistige Unterstützung ihrer Heilmethoden. Die meisten herausragenden Neugeist-Denker gründeten ihre jeweilige Organisation auf spirituelle Prinzipien. Die moderne Neugeist-Bewegung ist demnach eine authentische Form praktischer amerikanischer Spiritualität, die die christliche und die besten Lehren der Weltreligionen mit einbezieht.

Teil drei

Wegbereiter der Geistheilung

Kapitel 10

Ambroise-Auguste Liébeault und Hippolyte Bernheim

Die Nancy-Hypnose-Schule

Bevor wir uns der Hypnose und Suggestivheilung zuwenden, wollen wir einen Blick auf den Somnambulismus und das Schlafwandeln werfen, Erscheinungsformen, die der Entdeckung der Suggestion und des Unterbewussten vorausgingen.

Die ersten Experimente auf diesem Gebiet wurden von Marquis de Puységur durchgeführt. Ein Schüler Mesmers, befasste sich Puységur als Erster mit der schlafähnlichen Trance, Somnambulismus genannt.

Ein typisches Beispiel dieses Zustands kann folgendermaßen beschrieben werden: Eine schlafende Person erhebt sich mit geschlossenen Augen aus dem Bett, geht durch die Räume und verrichtet manchmal irgendwelche einfachen Arbeiten. Hat sie diese beendet, geht sie still zurück in ihr Bett und schläft weiter, als wäre nichts geschehen. Am nächsten Tag vermag sie sich an nichts mehr zu erinnern.

Um 1780 fand man keine Erklärung für diesen Zustand. 1784 stieß Puységur rein zufällig auf das Phänomen des Somnambulismus, als er einen jungen Schäfer namens Victor mesmerisierte. Während er über dessen Finger strich, fiel der junge Mann plötzlich in tiefen Schlaf. Beunruhigt, versuchte Puységur den Jungen aufzuwecken, indem er dessen Namen rief und ihn an den Armen schüttelte. Ohne Erfolg. Der junge Mann reagierte nicht. Puységur bemerkte, dass es sich nicht um einen gewöhnlichen Tiefschlaf handelte. Wenn er ihn aufforderte, aufzustehen und umherzugehen, gehorchte er augenblicklich, so als sei er wach.

Wie lässt es sich erklären, dass jemand unter Hypnose Dinge tut, die er im Wachbewusstsein niemals täte? Was oder wer bringt den Schlafwandler dazu, so zu handeln? Die logische Erklärung liegt darin, dass das Unterbewusste unser Handeln leitet, wenn der bewusste Geist ausgeschaltet ist.

Puységur fand heraus, dass eine Person im hypnotischen Zustand die ihr gegebenen Anweisungen ausführt. Der menschliche Geist besitzt offensichtlich zwei Identitäten, die bewusste und die unterbewusste. Im Gegensatz zu den Kenntnissen jener Zeit, stand außer Frage, dass das Unterbewusste im menschlichen Leben eine wesentliche Rolle spielt. Die Experimente zeigten ebenfalls, dass die meisten „unnatürlichen" geistigen Phänomene und unerklärbaren Verhaltensweisen bis zum Unterbewusstsein zurückverfolgt werden konnten. Bis zu jenem Zeitpunkt hatte man das Unterbewusstsein als eine Art Dachkammer betrachtet, in der die Erinnerungen an vergangene Erfahrungen gespeichert waren, die keinen Einfluss auf den Menschen besaßen. Heute wissen wir, dass der unterbewusste Geist die Quelle der Träume, der automatischen Gedanken, des gewohnheitsmäßigen Denkens und die Lagerstätte von Erinnerungen ist, die unter bestimmten Umständen in das Wachbewusstsein gebracht werden können. Im unterbewussten Geist findet eine Interaktion zwischen Mentalkräften und Instinkten statt, die sich unter Ausschaltung des Wachbewusstseins zum Ausdruck bringen. Der unterbewusste Geist ist aber auch Quell der Inspiration, des Ideenreichtums und des Wissens.

Die Entdeckung der dualen Struktur des Geistes führte dazu, falsche Propheten, Scharlatane, Pseudo-Okkultisten, Geisterbeschwörer und Spiritisten zu entlarven, die angeblich Kontakt zu den Geistern der Toten aufnahmen. Sie bedienten sich der Kraft des Unterbewussten, um die Leute in die Irre zu führen und sie glauben zu machen, es geschehe etwas Übernatürliches. C.G. Jung argumentierte, dass entkörperte Geister „aus psychologischer Sicht unbewusste eigenständige Komplexe sind, die als Projektion erscheinen, da ihnen eine direkte Verbindung zum Ego fehlt".[1]

In diesem Zusammenhang sollte auch der englische Arzt James Braid (1795-1860) Erwähnung finden, der das Phänomen der Hypnose erforschte und den akademischen Kreisen in Europa wissenschaftlich vorstellte. Braid, der seine Theorie auf Mesmers Ideen gründete, prägte den Begriff *Hypnose*, der von dem griechischen Wort *hypnos* abstammt, was „Schlaf" bedeutet.

Mitte des 19. Jahrhunderts entstand in Frankreich die Schule der Suggestivtherapie, repräsentiert durch die Nancy-Hypnose-Schule, die Dr. Ambroise-Auguste Liébeault (1823-1904) im Jahr 1866 (in dem Quimby starb) gründete. Sie trägt diesen Namen, um sie von der Charcot-Schule, auch als Pariser Schule bekannt, zu unterscheiden, die der renommierte französische Neurologe Jean-Martin Charcot im Salpêtrière Hospital in Paris leitete. Charcot nutzte die Hypnose, um die Ursachen der Hysterie zu untersuchen. Die Pariser Schule betrachtete die Hypnose als eine spezielle Form induzierter Hysterie.

Viele sehen in Liébeault den Vater der modernen Hypnotherapie. Er entwickelte die Behandlungsformen von Puységur und Faria weiter. Diese gehörten zu den Ersten, die bewiesen, dass nicht ein magnetisches Fluid, sondern Suggestion den Erfolg des Mesmerismus bewirkte. Liébeault vertrat außerdem den Standpunkt, dass es sich bei der Hypnose um ein durch Suggestion induziertes normales Erscheinungsbild handelte, im Gegensatz zum Mesmerismus, der hypnotische Trance-Zustände als Manifestation von Magnetismus darstellte. 1850 wurde Liébeault Arzt. Anstatt zu praktizieren, widmete er sich der Erforschung der Hypnose. Er ließ sich in Nancy nieder, wo er eine freie Klinik zur Behandlung armer Leute mittels Suggestion eröffnete. Die Ergebnisse seiner Untersuchungen wurden 1866 in seinem bahnbrechenden Werk *Sleep and Certain Analogous States* veröffentlicht.[2]

Hippolyte Bernheim (1840-1919) war ebenfalls ein französischer Arzt und Neurologe. Im Elsass geboren, zog er schließlich nach Nancy, wo er Liébeault begegnete und später mit ihm an der dortigen Universität zusammenarbeitete. Bernheim war eine bekannte Autorität auf dem Gebiet der Hypnose und veröffentlichte mehrere Bücher zu diesem Thema. Er stellte als Erster die Suggestivtherapie in den europäischen Wissenschaftskreisen vor. Seine Behandlungsmethode beschrieb er folgendermaßen:

> „Wir versuchen, ihn [den Patienten] glauben zu machen, dass diese Symptome nicht länger existieren oder verschwinden, der

> Schmerz vergehen, das Gefühl in seine Glieder zurückkehren, die Muskelkraft zunehmen und der Appetit sich wieder einstellen wird. Wir profitieren von der durch die Hypnose bewirkten besonderen psychischen Aufnahmefähigkeit, der zerebralen Fügsamkeit, erhöht durch die ideomotorische, ideosensible, ideosensorische Reflexaktivität, sinnvolle Reflexe hervorzurufen, um das Gehirn zu überreden, sein Möglichstes zu geben, die akzeptierte Vorstellung in die Realität zu übertragen."[3]

Die Nancy-Schule charakterisierte die Hypnose als einen Zustand erhöhter Beeinflussbarkeit, vergleichbar mit dem Schlaf, der es erlaubt, auf den Geist des Patienten einzuwirken. In den ersten Jahren seiner beruflichen Laufbahn besuchte Freud die Nancy-Schule, um die suggestive Hypnosetherapie zu erlernen. Diese Heilmethode begeisterte ihn so sehr, dass er eine seiner Patientinnen zur Behandlung mitnahm. In einem Brief an Wilhelm Fliess, seinen Freund und Vertrauten, sprach Freud von seiner Absicht, „Bernheims Buch über die Suggestion zu übersetzen".[4]

Kapitel 11
William James
Der Vater der amerikanischen Psychologie

William James und Thomas Jay Hudson sind zweifellos die führenden Wegbereiter der amerikanischen Psychologie. Obgleich in New York City geboren, verbrachte James den größten Teil seines Lebens in Neu-England und leistete dort seinen intellektuellen Beitrag. Interessanterweise war Ralph Waldo Emerson sein Patenonkel. James studierte Medizin an der Harvard Universität, praktizierte aber niemals, sondern widmete sich ganz der Lehrtätigkeit und dem Schreiben und hielt Konferenzen über Psychologie, Philosophie und Religion ab. Er versuchte, die Unterschiede zwischen Wissenschaft und Religion zu überbrücken. „Wissenschaft und Religion sind beides wahre Schlüssel, das Schatzhaus der Welt aufzuschließen", schrieb er.[1] James war der erste amerikanische Philosoph und Psychologe, der die innere Verbindung von Körper, Geist und Seele erfasste.

Obgleich er niemals eine einzige Vorlesung in Psychologie belegte, wie er selbst eingestand, wurde er zum renommierten Lehrer dieses Fachgebiets und schrieb das wegweisende Lehrbuch *The Principles of Psychology*, das einflussreichste Lehrbuch in der Geschichte der amerikanischen Psychologie, das diesen Wissenschaftszweig in Amerika und in Europa prägte. In den beiden Bänden zeichnete er zahlreiche Grundlagen für die Entwicklung dieser Disziplin vor, die sich damals noch in ihren Anfängen befand. James war von großer Belesenheit in vielen Disziplinen, darunter Psychologie, Philosophie, religiöse Erfahrung und Mystik. Er gründete die amerikanische Philosophie des Pragmatismus.

Leider wird James weitgehend übersehen. Für seine Beiträge zu diesem Wissensgebiet, einschließlich der Theorie des Funktionalismus, sollte man ihm seinen angemessenen Stellenwert in der Geschichte einräumen. In der Psychologie ist der Funktionalismus das Gegenteil von Strukturalismus. Der Funktionalismus ist an einer Erklärung für den aktiven Ablauf des Mentalprozesses interessiert, während der Strukturalismus die Struktur des Mentalprozesses in einem Zustand der Passivität zu beschreiben sucht. Seltsamerweise ist die Theorie des Funktionalismus, die auf einer rationalen, theoretischen Grundlage aufbaut, weniger bekannt und verbreitet als die materialistische Freudsche Theorie der Psychoanalyse, die zahlreiche theoretische Mängel aufweist, wie wir sehen werden.

James wichtigster Beitrag zur Religion und Spiritualität *The Varieties of Religious Experiences,* eine umfassende Studie religiöser und mystischer Erfahrungen, wurde 1902 veröffentlicht. Seine Aufmerksamkeit galt nicht den religiösen Institutionen, sondern den Emotionen und Gefühlen, die mystische Erfahrungen hervorrufen. James achtete darauf, seine eigenen religiösen Überzeugungen in seinen Schriften nicht zu enthüllen, vielleicht weil die akademischen Kreise jener Zeit zunehmend materialistisch geprägte Züge annahmen. Ludwig Feuerbach hatte 1841 seine äußerst kritische Schrift *Wesen des Christentums* veröffentlicht. 1859 ging Charles Darwins *Origin of Species* in Druck. *Das Kapital*, das Meisterwerk von Karl Marx, wurde 1867 veröffentlicht. Diese Werke waren die bevorzugte intellektuelle Nahrung der akademischen Kreise zu James' Zeit.

Seinem Tagebuch entnehmen wir, dass er sich in den christlichen Schriften auskannte und mithilfe von Bibelpassagen geistige Krisen und Depressionen überwand und heilte:

> „Im Zustand philosophischen Pessimismus und allgemeiner Depression im Hinblick auf meine Zukunft ging ich eines abends in der Dämmerung in den Ankleideraum, um einen Artikel zu holen, als mich plötzlich ohne jegliche Vorwarnung Existenzangst befiel.... Ich habe immer geglaubt, dass diese melancholische Anwandlung religiöser Natur sei. Ich meine, die Furcht zeigte sich so invasiv und machtvoll, dass ich verrückt

> geworden wäre, hätte ich mich nicht an Bibeltexte geklammert, wie „Der ewige Gott ist meine Zuflucht“; „Kommet zu mir, die ihr mühselig und beladen seid“; „Ich bin die Auferstehung und das Leben.“[2]

Diese Zeilen weisen deutlich auf James religiöse Neigungen und die Verwendung von Bibeltexten als Heilaffirmationen hin, vergleichbar mit Charles und Myrtle Fillmore und anderen Neugeist-Denkern. James scheint in seinem Privatleben gebetet zu haben. Dem Gelehrten John C. Durham zufolge behauptet James in *The Varieties of Religious Experience*, dass während eines „aufrichtigen Gebets“, wie er es nennt, „geistige Energie“ von der übernatürlichen auf die natürliche Welt übertragen wird.

James gehörte zu den wenigen Philosophen, die mit der Neugeist-Bewegung, die er als „gesundheitsorientierte Religion“ bezeichnete, sympathisierten und sie intellektuell unterstützten. Er anerkannte die Bedeutung des neuen Denkens, wenn er feststellte: „Die größte Entdeckung meiner Generation ist die Tatsache, dass ein Mensch sein Leben ändern kann, wenn er seinen Geisteszustand ändert“, einer der Hauptlehrsätze der Neugeist-Bewegung. Er betonte, dass es sich um eine rein religiöse Bewegung handelte. Er führte einige Fälle spektakulärer „Geistheilung“ an und legte dem medizinischen Berufsstand und der Psychologie nahe, derartigen Phänomenen größere Aufmerksamkeit zu schenken.

In *The Varieties of Religious Experience* unterscheidet James zwischen einer optimistischen oder gesundheitsorientierten Person und dem Pessimisten oder der „kranken Seele“. Seiner Ansicht nach übt die Gesinnung eines Menschen einen starken Einfluss auf dessen Gesundheit aus. Der „gesundheitsorientierte“ religiöse Mensch besitzt ein tiefes Empfinden für die Güte des Lebens und neigt dazu, das Gute in seinem Mitmenschen zu sehen. Das trübsinnige Individuum hingegen neigt dazu, die negativen Aspekte der Wirklichkeit zu beachten und in jeder Lebenssituation unglücklich zu sein, gleichgültig wie geborgen es sein mag.

Eine besondere Faszination übt das Kapitel mit der Überschrift „Mystizismus“ aus. In der Einführung der von Barnes und Noble

2004 veröffentlichen Ausgabe von *The Varieties of Religious Experience* heißt es, dass „es sich um das meistgelesene Kapitel handelt, da es oft in Anthologien über religiöse Erfahrungen und Mystik mit einbezogen wird".[4] James zufolge gibt es vier charakteristische mystische Erfahrungen: (1) Unaussprechlichkeit, die unmittelbare Erfahrung lässt sich anderen weder beschreiben noch vermitteln; (2) sie besitzt eine „noetische Qualität", das heißt, sie beinhaltet ein mystisches Empfinden, das sich als Erkenntnis präsentiert; (3) sie ist vergänglich und (4) die Person, der die Erfahrung widerfährt, kann ihr Kommen und Gehen nicht kontrollieren.[5]

Wie Jung, für den die „menschliche Psyche von Natur aus religiös ist",[6] findet James die religiöse Erfahrung als nutzbringend für die Menschheit und betrachtet die Religion als „*Gefühle, Werke und Erfahrungen individueller Menschen in ihrer Einsamkeit, insoweit sie sich in Verbindung mit dem für sie Göttlichen verstehen*".[7] Er beobachtete, dass religiöse Erfahrungen den *Menschen mit einer unaussprechlichen höheren Dimension verbindet*, eine Wirklichkeit, die mit unseren normalen kognitiven Fähigkeiten unerreichbar ist. Diese Aussage weist eindeutig darauf hin, dass er die Existenz einer geistigen Dimension anerkannte, die jenseits unserer physischen Wahrnehmung liegt. Sie untermauert die Annahme, dass ihm die persönliche transzendentale Erfahrung nicht fremd war, wie die folgenden Zeilen beweisen, in denen er sein Erlebnis in der Adirondack Wildnis im State New York beschreibt:

> „Die Temperatur in und außerhalb der Hütte war ideal. Vor Mitternacht ging der Mond auf und hing über der Landschaft. Nur wenige große Sterne waren sichtbar. Ich geriet in einen Zustand lebendiger geistiger Wachheit … Ich verbrachte einen Großteil [der Nacht] … in den Wäldern, wo die Strahlen des Mondlichts die Dinge in ein magisch schillerndes Lichtspiel tauchten, und es schien, als träfen sich die Götter aller Natur-Mythologien in meiner Brust mit den Moral-Göttern des inneren Lebens … Es war eine der glücklichsten … Nächte in meinem Leben."[8]

James litt im Laufe seines Lebens unter zahlreichen Krankheiten, was ein Grund dafür sein mag, dass er sich für die Neugeist-Bewegung zu interessieren begann. Es gibt Hinweise, dass er die Prinzipien der gesundheitsorientierten Religion bei sich selbst anwendete. Er nahm positiven Bezug auf Schriftsteller wie Horatio Dresser, Ralph Waldo Trine und Henry Wood und kritisierte die orthodoxe Religion wegen ihrer Engstirnigkeit. Über die Christliche Wissenschaft schrieb er: „Die sogenannte Christliche Wissenschaft, die Sekte von Mrs. Eddy, ist der radikalste Zweig der Geistheilung im Umgang mit dem Bösen. Für sie ist das Böse schlicht eine Lüge, und jeder, der es erwähnt, ein Lügner.“[9]

James war der führende Verfechter des Pragmatismus in der Philosophie und des Funktionalismus in der Psychologie. Zwei Aspekte des Pragmatismus dürften interessant sein. Erstens: Er definierte echte Überzeugungen als „diejenigen, die dem Glaubenden nützlich sind“, mit anderen Worten, der Wert einer Wahrheit hängt davon ab, inwieweit sie der Person, die an sie glaubt, dient. Die zweite Aussage lautete: „Ich glaube an den freien Willen.“ Mit dieser einfachen Erklärung versuchte James die althergebrachte Debatte über den freien Willen anzusprechen. Dieses Thema auf die Ebene des Glaubens zurückführend, schrieb er: „Meine erste freie Willensentscheidung soll sein, an den freien Willen zu glauben.“[10] Ein Individuum muss sich zuerst seines freien Willens bewusst werden und dann daran glauben.

James verbrachte fast seine gesamte akademische Laufbahn in Harvard, wo er verschiedene Gebiete lehrte – Physiologie, Anatomie, Psychologie und Philosophie. In seinen letzten Lebensjahren quälten ihn in zunehmendem Maße Herzbeschwerden, die sich 1909 verschlimmerten. Am 26. August 1910 erlitt er einem Herzinfarkt.

An dieser Stelle sollte ein anderer prominenter amerikanischer Psychologe erwähnt werden, John B. Watson (1878-1958), der Begründer des Behaviorismus. Diese Schule lehnte die Metaphysik der Neugeist-Bewegung und den Funktionalismus der Psychologie entschieden ab. Anfang des 20. Jahrhunderts erklärte Watson, die Psychologie könne auf diese Thematik verzichten. Er wollte etwas Messbares, Konkretes und Wahrnehmbares und führte das wissenschaftstheoretische Konzept der „Verhaltensweise“ ein. B.F. Skinner (1904-1990) erweiterte und vervollständigte diese These. Skinner argumentierte, die Verhaltensweise stehe außerhalb der Person und habe nichts mit der Innenwelt des Individuums zu tun. Es erweckt den Anschein, als betrachteten die beiden Persönlichkeiten die Psychologie aus umgekehrter Sicht. Die Motivation oder Überzeugung des Einzelnen zogen sie nicht in Betracht. Der Schule des Behaviorismus zufolge gleicht der Mensch einem Automaten, der nur auf die äußeren Gegebenheiten reagiert.

Soziologisch betrachtet, ist der höchst einflussreiche Behaviorismus ein typischer Ausdruck einer konsumkapitalistischen Gesellschaft. Die verhaltensbezogene Psychologie vertritt die Konzepte des „konditionierenden Verhaltens", der „Belohnung" und der „Strafe" als integrale Elemente ihres Systems. Diese Konzepte können von Korporationen manipulativ eingesetzt werden, um ihre Produktivität zu steigern. Hinzu kommt, dass der Fokus dieser Theorie auf den Folgen und Auswirkungen des Verhaltens liegt und nicht auf den ursprünglichen Motivationen, also den Gedanken und Überzeugungen. Die Thematik der Psychologie sollten die Gedanken und Überzeugungen sein. Sie diktieren die menschliche Verhaltensweise – und nicht umgekehrt. Aber diese Diskussion würde den Rahmen dieses Buches sprengen.

Kapitel 12

Thomson Jay Hudson

Wissenschaftliche Arbeitshypothese

Die Wahrheit befreit und heilt.

Erich Fromm

Ende des 19. Jahrhunderts steckte die Psychologie noch in den Kinderschuhen. Man betrachtete sie nicht als Wissenschaft, da ihr eine wissenschaftliche Theorie fehlte, die die Vielfalt psychologischer Störungen und Phänomene zu erklären vermochte. Da tauchte ein unbekannter Amerikaner auf, ein unbedeutender Jurist und Journalist, der beim U.S. Patentamt arbeitete. Sein Name war Thomson Jay Hudson. 1893 veröffentlichte er sein wegweisendes Buch *The Law of Psychic Phenomena* in der edlen Absicht, „die Psychologie zur Domäne einer exakten Wissenschaft zu erheben". Dieses Buch wurde zum Vorläufer der amerikanischen Tiefenpsychologie.

Jede Disziplin, die den Anspruch erhebt, einen wissenschaftlichen Status zu besitzen, bedarf einer funktionierenden theoretischen Struktur, die den Verifikationstest besteht, vergleichbar mit der heliozentrischen oder Gravitationstheorie zur Erklärung der Naturgesetze des Universums. Obgleich James den akademischen Kreisen die Grundlage einer wissenschaftlichen Methode vorgelegt hatte, fehlte eine umfassende Theorie, die den gesamten Bereich psychologischer Phänomene zu erklären vermochte, die man als paranormal oder übernatürlich betrachtete, wie Glaubens- und Geistheilung, Magie, Hexen, Schamanen, göttliche Intervention, Wunder und so fort. Bislang hatte niemand eine zufriedenstellende Arbeitshypothese vorgestellt, um diese Erscheinungsformen zu erläutern.

Vor der Entdeckung des Gesetzes der Suggestion durch Liébeault und seinen Schüler Bernheim war es schwierig, zwischen dem bewussten und dem unterbewussten Geist zu unterscheiden. Versuche mit Hypnose bewiesen jedoch, dass das Unterbewusste nicht zu unterscheiden vermag. Ihm fehlt die Fähigkeit, seine eigene Prämisse zu formulieren. Seine Rolle besteht darin, dem zu folgen, was der bewusste Geist ihm übermittelt. Mit anderen Worten, der unterbewusste ist dem bewussten Geist untergeordnet, da er stets dessen Suggestionen ausführt. Heute wird diese Theorie in metaphysischen Kreisen, in der esoterischen Psychologie und in der Denkweise des New Age als zutreffend akzeptiert.

Vor den Studien von Liébeault und Bernheim lag die Auffassung von der Struktur des Geistes und der Differenzierung zwischen bewusst und unterbewusst jenseits wissenschaftlicher Kriterien. Der unterbewusste Geist wurde „unbewusst" genannt, da man ihn als völlig inaktiv und schlafend, als ein passives Reservoir vergessener Erinnerungen betrachtete. Das Gegenteil trifft zu. Man darf in ihm keineswegs die Dachkammer für vergangene Erfahrungen sehen, sondern vielmehr den Hauptfaktor, der das Verhaltens- und Lebensmuster eines Menschen gestaltet. Automatische Gedanken, irrationale Ängste, konditionierte Verhaltensweisen, Vorurteile und Emotionen entspringen dem unterbewussten Geist. Diese Studien wurden später durch unabhängige Untersuchungen von Hudson, Freud, Jung und Thomas Troward bestätigt, die sich über die aktive Rolle, die das Unterbewusstsein im menschlichen Leben spielt, einig waren.

Etwa um die Zeit, in der Hudsons Buch erschien, erfolgten in Europa durch Jung und in Amerika durch James die ersten wissenschaftlichen Erklärungsversuche okkulter Phänomene. 1902 veröffentlichte Jung seine Dissertation mit dem Titel *Zur Psychologie und Pathologie sogenannter okkulter Phänomene,* in der er Fälle von Doppelbewusstsein, Dämmerzustand und Somnambulismus, pathologischer Verträumtheit, pathologischen Lügens und andere Phänomene beschrieb.[1] Im selben Jahr erschien *The Varieties of Religious Experience* von James, in dem dieser ein breites Spektrum mystischer Erfahrungen untersuchte, wie Trance, Medialität, Geistererscheinungen und Geistheilung. Eine wissenschaftliche Arbeitshypothese zur Erklärung derartiger Erscheinungsformen fehlte.

Hudsons Buch *The Law of Psychic Phenomena* wurde in Amerika und Europa ein Bestseller. Dem Herausgeber zufolge war dieses Buch bis zum Jahre 1925 siebenundvierzig Mal aufgelegt worden. Diese Tatsache weist darauf hin, dass Hudsons psychologische Theorie von Anfang an einen starken Einfluss ausübte. Sie prägte vor allem Verfasser metaphysischer und esoterischer Schriften, wie Thomas Troward, Paul Foster Case, William Walker Atkinson, Christian D. Larson, H. Spencer Lewis (Begründer des Ordens „Alter und mystischer Orden vom Rosenkreuz" oder AMORC), Norman Vincent Peale, Ernest Holmes und andere führende Persönlichkeiten der Neugeist-Bewegung.

Die Tatsache, dass James *Principles of Psychology* (1890) und Hudsons *Law of Psychic Phenomena* (1893) vor Freuds Veröffentlichungen erschienen, zeigt deutlich die damalige Führungsrolle Amerikas im Bereich der Psychologie.[2] Ironischerweise „verehrten und umschwärmten" die akademischen und wissenschaftlichen Kreise Amerikas Freud als den Entdecker der Doppelstruktur des menschlichen Geistes und der Funktion des Unterbewussten im menschlichen Verhalten. Aber sie anerkannten nicht den Beitrag von Hudson, der die Existenz des unterbewussten Geistes lange vor Freud postulierte. Die akademische Gesellschaft weltweit schien von den Theorien der sexuellen Repression und des Ödipus-Komplexes, damals hoch sensationelle Themen, fasziniert zu sein. Ein anderer Grund mag sein, dass Amerika noch eine junge Nation war und die europäischen Gelehrten den Denkern des neuen Kontinents nicht allzu große Aufmerksamkeit schenkten.

1896 fand Hudsons Buch *The Laws of Psychic Phenomena* seinen Weg nach Wien, dem Geburtsort des Mesmerismus und der Psychoanalyse. In der Einführung zu Samuel Weisers Ausgabe von 1968 berichtet Erwin Scalc, dass der amerikanische Schriftsteller Arthur Abell in Wien Informationen für sein Buch *Talks with Great Composers* sammelte. Ein Freund hatte ihn dem deutschen Komponisten Johannes Brahms vorgestellt. Im Laufe des Interviews vertraute dieser Abell an, er empfange seine Inspirationen durch den subjektiven

Geist, und zeigte ihm Hudsons Buch, das auf dem Klavier lag.[3] 1896 war das Buch demnach bereits in der Stadt der Psychoanalyse in Umlauf. Man fragt sich, warum ein Musiker es besaß und schätzte, während Freud, seine Kollegen und Schüler nichts davon wussten. Oder war es ihnen bekannt und sie ignorierten es einfach?

Seit der Veröffentlichung von *The Law of Psychic Phenomena* verweist man das geistig-seelische Spektrum einschließlich Spiritismus, Magie, Mesmerismus, Somnambulismus, Wunder, Geist- und spirituelle Heilung, Wahnsinn, Medialität, automatisches Schreiben, Persönlichkeitsspaltung und außersinnliche Wahrnehmung nicht mehr in die Domäne des Paranormalen und Übersinnlichen, da diese Phänomene nun als ungewöhnliche oder außergewöhnliche Ausdrucksformen des unterbewussten Geistes erklärt werden konnten. Hudson entmystifizierte sie und lieferte eine logische Erklärung.

Daher sollte Hudson als eindeutiger Vorläufer der modernen Psychologie, Metaphysik und esoterischen Psychologie betrachtet werden. Die meisten Autoritäten auf diesen Gebieten zollen allein Freud Anerkennung und übergehen Hudson ebenso wie die Nancy-Schule. Erich Fromm, der anerkannte Soziologe und Psychotherapeut, schreibt: „Freud war der Erste, der diese Entdeckung zum Mittelpunkt seines psychologischen Lehrgebäudes machte und unbewusste Phänomene detailliert und mit erstaunlichen Ergebnissen untersuchte.“[4] Stefan Zweig vertrat ebenfalls die Auffassung, dass es Freud war, der das Unterbewusste entdeckte, indem er behauptete, dass die „grundlegende Transformation und gewaltige Ausdehnung des Tätigkeitsbereiches unserer geistigen Energien Freuds genialster Akt gewesen ist“.[5]

Freud war nicht der Entdecker des unterbewussten Geistes und seiner Bedeutung für das Verstehen des bewussten Denkens und Verhaltens. James hatte die Begriffe „unbewusst“ und „unterbewusst“ bereits in *The Principles of Psychology* verwendet. Boris Sidis, ein Student von James, veröffentlichte *The Psychology of Suggestion: A Research into the Subconscious Nature of Man and Society* im Jahre 1898, ein Jahr vor der Veröffentlichung von Freuds *Traumdeutung*. (James Einführung zu diesem Buch ist auf den 1. November 1897 datiert.) In Kapitel zwölf seines Buches „Das doppelte Selbst“ hatte

Sidis bereits die Doppelstruktur des Geistes und die Tatsache postuliert, dass es sich beim Unterbewussten um ein aktives, intelligentes Element des Geistes handelt.

Hudson und Freud näherten sich der Theorie von der Doppelstruktur des Geistes aus unterschiedlichen Perspektiven. Freud ging von der Traumdeutung aus, und Hudson legte die Theorie von Hypnose und Suggestion zugrunde. Es gibt noch weitere Wege, um Zugang zum Unterbewussten zu finden. Der eine bedient sich zeremonieller Riten und spezieller Symbole, wie sie in okkulten und esoterischen Gruppen, wie etwa im „Golden Dawn", Anwendung finden, die in Britannien in der letzten Dekade des 19. Jahrhunderts blühten.[6] Der amerikanische Kabbalist Paul Foster Case legte eine systematische Meditation über den Symbolismus des Tarot vor, um negative Züge des Unterbewusstseins zu reinigen und den Denkprozess zu verstehen.

Freuds Auffassung war eindeutig materialistischer Natur. Er bezeichnete sich selbst als Atheisten, während Hudson die Thematik aus metaphysischer und spiritueller Sicht betrachtete. Wie bei den Neugeist-Anhängern, lag für Hudson das Hauptproblem in den im Unterbewussten gespeicherten Überzeugungen und Vorstellungen. Er lobte die Vorzüge der Hypnose, um geistiges Wohlbefinden zu erlangen. Freud war sich der Vorzüge der Hypnose bei der Heilung von geistigen Störungen bewusst, aber die Methode enttäuschte ihn, da er die Patienten nicht sachgemäß zu hypnotisieren verstand.

Hudson glaubte, dass die Nancy-Schule eine umfangreiche Untersuchungsreihe durchgeführt, die Informationen systematisiert und sich auf den Königspfad begeben hatte, um das gesamte Feld psychischer Erscheinungsformen zu verstehen, was eine kohärente Synthese ermöglichte. Er kam zu dem Schluss, dass *Suggestion und das Unterbewusste die Schlüsselelemente für eine Erklärung der meisten psychologischen Phänomene lieferten.* Dieses Prinzip wurde später von Troward und nachfolgenden Autoren der esoterischen Psychologie, Metaphysik und der Neugeist-Bewegung bestätigt. Hudson legte seine bahnbrechende Hypothese in folgenden Punkten vor:

1. Ein Mensch besitzt zwei Geistesaspekte, den objektiven (bewussten) Geist und den subjektiven (unterbewussten) Geist. Je-

der Aspekt verfügt über getrennte und unterschiedliche Kräfte. Unter bestimmten Umständen ist jeder in der Lage, unabhängig zu agieren.

2. Der subjektive Geist kann stets suggestiv kontrolliert werden.

3. Dem subjektiven Geist fehlt die Fähigkeit induktiver Argumentation.

Hudson schuf somit eine wissenschaftliche Grundlage zum Verständnis der vielfältigen psychischen Erscheinungsformen, für die es zu jener Zeit keine Erklärung gab. Außerdem legte er eine der metaphysischen und psychologischen Geistheilung zugrunde liegende Theorie vor. Diese Prinzipien verschafften der Psychologie ein brauchbares Arbeitsfeld und erhoben die Disziplin auf eine wissenschaftliche Ebene.

Eine logisch gefolgerte Hypothese besagt, dass der bewusste Geist die Fähigkeit besitzt, die Funktionen und Empfindungen des physischen Körpers zu dominieren „und willentlich die Kraft aufgeboten und angewendet werden kann, menschliches Leid zu lindern".[7] Diese Behauptung ist ungeheuer wichtig für das Verständnis der metaphysischen Theorie, wonach der Mensch über die Macht verfügt, willentlich die Körperfunktionen positiv zu beeinflussen. Hierin liegt der Schlüssel zum Verständnis der Dynamik der Interaktion zwischen bewusstem und unterbewusstem Geist. Hudson übertrieb nicht, wenn er meinte: „Diese Behauptungen sind der Schlüssel für die gesamte Wissenschaft der Psychologie."[8]

Die heutigen Geistes- und Verhaltensforscher stimmen mit der esoterischen Sichtweise der Psychologie überein, dass das Unterbewusstsein für jede Körperfunktion die Verantwortung trägt. Es kontrolliert den Herzschlag, den Atemvorgang, die Blutzirkulation, die Zuckerproduktion über die Leber, die Assimilation der Nahrung und deren Umsetzung in Energie, die Zellreproduktion, den Instinktmechanismus der Selbsterhaltung und so fort. Keine dieser Funktionen hängt von unserem Wachbewusstsein ab. In diesem Zusammenhang postuliert die esoterische Psychologie, dass das Unterbewusstsein den

Heilungsprozess ausführt und die Medizin lediglich eine chemische Reaktion in Gang setzt, auf die die wahre Heilkraft des Körpers antwortet.

Ein altes esoterischen Sprichwort lautet: „Ohne Unterstützung versagt die Natur." Unter Natur ist in diesem Fall der physische Körper gemeint, der das Eingreifen des Geistes benötigt, um eine optimale Gesundheit aufrechtzuerhalten und sich zu verbessern. Der Schlüssel für jede Heilung ist der *starke Wunsch*, wieder gesund zu werden. Darin liegen die positive *Erwartungshaltung* und die Bereitschaft seitens des Patienten, seine gewohnten Denkmuster zu *ändern*. Unter solch günstigen Voraussetzungen vermag der Therapeut eine machtvolle *Heilungssuggestion* in den unterbewussten Geist des Patienten zu senken.

Wie bereits erwähnt, besitzt der unterbewusste Geist nicht die Fähigkeit deduktiver Argumentation, ein weiterer Kernpunkt, der bei der Geistheilung beachtet werden muss. Das Unterbewusste arrangiert und arbeitet nach der Information (Überzeugungen, Vermutungen, Vorurteilen, unausgesprochenen Ideen und dergleichen), die der bewusste Geist wissentlich oder unwissentlich akzeptiert hat. Seine Schlussfolgerung basiert auf der bereits existierenden Information, der irrationalen oder falschen ebenso wie der wahren. Wenn der Geist falsche Vermutungen und Vorstellungen im Hinblick auf den Menschen und das Leben hegt, schafft er die Grundlage für die Tätigkeit des Unterbewusstseins.

Der Argumentationsprozess des Unterbewusstseins ähnelt dem klassischen Syllogismus des Aristoteles, einer Form deduktiver Beweisführung, bei der sich die Schlussfolgerung auf zwei angegebene Prämissen stützt. Aristoteles selbst gab folgendes Beispiel:

Erste Prämisse: Alle Menschen sind sterblich.
Zweite Prämisse: Sokrates ist ein Mensch.
Schlussfolgerung: Deshalb ist Sokrates sterblich.

Sind die Prämissen falsch, wird auch die Schlussfolgerung falsch sein, da das Unterbewusstsein nicht zwischen falsch und richtig oder unwahr und wahr zu unterscheiden vermag. Es akzeptiert jede ihm vom bewussten Geist gegebene Information als absolut wahr. Seine Schlussfolgerung basiert auf der Information, die der bewusste Geist ungeachtet ihrer Genauigkeit bereits akzeptiert hat. Vertritt jemand die falsche Auffassung, dass alle Latinos faul sind, wird das Unterbewusstsein folgendermaßen argumentieren:

Erste Prämisse: Alle Latinos sind faul.
Zweite Prämisse: Juan ist Latino.
Fazit: Juan ist faul.

Der unterbewusste Geist verfügt nicht über das Unterscheidungsvermögen, welche Vorstellungen gut oder schlecht für das Wohlbefinden einer Person sind. Glaubt jemand, Krebs sei erblich, wird das Unterbewusstsein folgern:

Erste Prämisse: Alle Krebserkrankungen sind erblich.
Zweite Prämisse: Johns Vater starb an Krebs.
Schlussfolgerung: John wird aller Wahrscheinlichkeit nach an Krebs sterben.

Unter diesen Voraussetzungen wird John unbewusst dazu neigen, eine sich selbst erfüllende Prophezeiung zu erschaffen. Die Massenmedien und das soziale Umfeld, die derartige Ansichten häufig fördern, sowie die Schulmedizin, die von Erbkrankheiten spricht, werden diese Tendenz noch verstärken. Unter einer solch machtvollen Einflussnahme der „Irreführung“ wird sich Johns Unterbewusstsein anstrengen, eine derartige Krankheit zu erzeugen. In seinen täglichen Unterhaltungen mit Freunden und Verwandten mag John über den Krebstod seines Vaters reden, dass diese Krankheit in seiner Familie liegt und so weiter. Viele Leute, die glauben, Krankheiten seien erblich, werden sie früher oder später als sich selbst erfüllende Prophezeiungen manifestieren.

Unausgesprochene oder verborgene Überzeugungen haben ihren Ursprung ebenfalls im sozialen Umfeld. Glaubt die Allgemeinheit, die menschliche Lebensspanne umfasse nur sechzig Jahre, wird der Einzelne seinen Geist programmieren, etwa dieses Alter zu erreichen.

Die angehäufte Kollektiverfahrung des Menschengeschlechts spielt ebenfalls eine Rolle. Ernest Holmes spricht von „Rassen-Suggestion" und definiert diese als „die Tendenz, die Gedanken und Erfahrungen der [menschlichen] Spezies zu reproduzieren".[9]

Folgt eine Person einer bestimmten Glaubensmeinung, gleichgültig wie absurd oder unlogisch sie sein mag, wird sich sein unterbewusster Geist bemühen, sie entsprechend zu bekunden. Wird dieser Glaube beispielsweise bei einer christlichen Erweckungsversammlung oder einer evangelikalen Massenheilung kollektiv untermauert, vermag die allgemeine Atmosphäre die kreative Imagination eines Individuums zu aktivieren, was mit großer Wahrscheinlichkeit eine Genesung zur Folge haben wird. Der feste Glaube an die Heilkraft eines spezifischen Krautes oder einer bestimmten Medizin wird die Fähigkeit zu genesen erhöhen. Diese Beispiele mögen zum Verständnis der Geistheilung beitragen sowie zu der Vielfalt an Lehrsystemen wie Glaubensheilung, Mesmerismus, Christliche Wissenschaft und anderer Suggestivtherapien. Der allgemeine Nenner sind Glaube und Suggestion. Sie sind die Wirkkräfte, die die körpereigenen Heilkräfte aktivieren. Paracelsus drückte dieses Prinzip mit folgenden Worten aus:

> „Ob der Gegenstand deines Glaubens echt oder unecht ist, in jedem Fall wirst du dieselbe Wirkung erzielen. An die Statue des Hl. Petrus zu glauben, wie man an den Hl. Petrus selbst hätte glauben sollen, wird in beiden Fällen dieselben Auswirkungen haben. Das ist Aberglaube. Der Glaube aber bewirkt Wunder, sei er richtig oder falsch. Er wird immer dieselben Wunder bewirken."[10]

Dies verdeutlicht die unsinnigen Glaubensüberzeugungen dogmatischer Religionssekten, politischer Organisationen und fanatischer Gruppen. Voltaire meinte: „Wer an Widersinnigkeit glaubt, wird Gräueltaten begehen." Wenn jemand offen oder heimlich von einer falschen Voraussetzung ausgeht, wird die Schlussfolgerung ebenfalls falsch sein. Sobald die Vorstellung oder Überzeugung im Unterbewusstsein Fuß gefasst hat, wird das Individuum automatisch jeden damit unvereinbaren Beweis ausschalten. Es wird instinktiv nach Bekräftigung seiner vorgefassten Ansichten suchen, unwillkürlich Ereignisse und Erfahrungen heranziehen, die seine Voreingenommenheit untermauern, und alle widersprechenden Fakten oder Vorstellungen übergehen. Die persönliche Sichtweise der Wirklichkeit richtet sich nach dem, was die Person sehen und hören will.

Das *Glaubenssystem* ist ein ungemein wesentlicher Faktor. Die von einem Individuum wissentlich oder unwissentlich gehegten Überzeugungen und inneren Einstellungen werden sich schließlich in seinem Körper oder seinen äußeren Umständen zum Ausdruck bringen. Dieses Prinzip lässt sich auf alle Lebensbereiche anwenden, Beziehungen, Erfolg und menschliches Potenzial. Überzeugungen pflastern den Weg der zukünftigen Manifestation zu erwartender Dinge. Gedanken und Worte sind Energie und folglich mächtige Instrumente der Verwirklichung, da sie die inneren Vorstellungen zum Ausdruck bringen. Zuerst kommen die Gedanken, dann die Worte, gefolgt von den Handlungen. Worte und Taten sind umgesetzte Gedanken.

Da das Unterbewusste die automatischen Körperfunktionen steuert, ist die logische Schlussfolgerung, dass es auch seine Gesundheit wiederherzustellen und ihn gesund zu erhalten vermag. Seine Kräfte können auf geistigem Wege geweckt werden, also mittels Suggestion. Hinzu kommt, dass wir in einem sozialen Umfeld leben, das vielfachen Einfluss auf uns nimmt. Der Gesundheitszustand und die äußeren Umstände, in denen wir uns momentan befinden, sind auf die Suggestionen zurückzuführen, die wir unserem unterbewussten Geist ein Leben lang übermittelt haben. Die unterbewusste Heilkraft beschränkt sich nicht auf psychosomatische und Nervenkrankheiten, sondern dehnt sich auf alle unsere Körperorgane aus und unterstützt den Knochenaufbau und geschädigtes Gewebe, wie im Fall von Charles und Myrtle Fillmore. Die Neurophysik hat sogar gezeigt, dass der Körper die Fähigkeit besitzt, schwere Verletzungen des Gehirns seinen Gedanken und Vorstellungen entsprechend umzugestalten.

Hudson war einer der Ersten, der, den Untersuchungen der Nancy-Hypnose-Schule folgend, wissenschaftlich darlegte, dass der Geist dual strukturiert ist. Mit anderen Worten, ein Individuum funktioniert wie zwei unterschiedliche Selbste – das unterbewusste und das bewusste – jedes scheinbar unabhängig vom anderen arbeitend. Dies wäre eine Erklärung für den Somnambulismus oder das Schlafwandeln. Der Schlafwandler, dessen Wachbewusstsein ausgeschaltet ist, führt die eine oder andere Handlung unter Anleitung des unterbewussten Geistes aus.

Daraus lässt sich weiter ableiten, dass ein Individuum eine dreifache Struktur aufweist: Bewusstsein, Unterbewusstsein und Körper. Der bewusste Geist erfasst die Realität durch die fünf physischen Sinne. Seine Hauptfunktion besteht in der Differenzierung. Im Gegensatz dazu arbeitet der unterbewusste Geist auf der Grundlage der Information, die ihm der bewusste Geist übermittelt, ohne zu erkennen, ob diese Information richtig ist. Er hinterfragt keine der Informationen, die ihm der bewusste Geist zukommen lässt. Ohne zu zögern, akzeptiert er jede Aussage, gleichgültig wie widersinnig sie sein mag.

Die Tätigkeit des Unterbewusstseins wird erkennbar, wenn die physischen Körpersinne entspannen. Während des natürlichen Schlafs behält es seine Funktionen bei, indem es den physischen Körper erneuert. Für Hudson ist der bewusste Geist lediglich eine Funktion des Gehirns, während das Unterbewusstsein sich über die physische Realität hinaus in einen Bereich begibt, in dem Raum und Zeit nicht zum Tragen kommen. Es speichert die Weisheit und die Erfahrungen der Menschheitserinnerung.

Einen weiteren Beitrag, den Hudson dem Feld der Geistheilung beisteuerte, ist seine Klassifizierung der Arten nichtmedizinischer Heilung. Er stellte sechs Kategorien auf: (1) Gebet und religiöser Glaube, (2) „Geistheilung“, (3) Christliche Wissenschaft, (4) Spiritismus, (5) Mesmerismus und (6) Suggestivhypnose.[11] Die meisten Typen wurden bereits besprochen und bedürfen keiner weiteren Erklärung. Es bleibt der Spiritismus. Er beruht auf dem Glauben, dass der Geist eines Verstorbenen über ein Medium Kontakt aufnimmt.[12] Dieser Klassifizierung mag ein weiterer Eintrag hinzugefügt werden, die spirituelle Geistheilung, eine moderne Form der Heilung, welche die Neugeist-Therapeuten ausüben.

Diesen verschiedenen Heilmethoden liegen unterschiedliche Sichtweisen zugrunde. Jede einzelne ist auf eine bestimmte Gruppe von Menschen entsprechend deren Eigenarten zugeschnitten. Mit anderen Worten, die Methode hilft dem einen, dem anderen aber nicht. Alle haben eines gemeinsam: Sie verwenden keine Medizin. Sie bezwecken nur, dem unterbewussten Geist des Patienten die Heilvorstellung einzuprägen.

Was die Wirkungsdauer der geistigen Heilung betrifft, gibt Hudson zu, dass einige Patienten dazu neigen, rückfällig zu werden. Dieser Tatsache hält er entgegen, dass die schulmedizinische Behandlung ebenfalls das Risiko birgt, dass der Patient einen Rückfall erleidet. In manchen Fällen können die Nebenwirkungen der Medikamente mehr schaden als nützen. Die Schulmedizin mag also bisweilen einen Körperteil heilen und einem anderen Schaden zufügen. Tatsache ist, dass jede Heilung nicht zwangsläufig von Dauer sein muss. Der Erfolg geistiger Behandlungsmethoden hängt von der Fähigkeit des Patienten ab, an der Vorstellung einer Genesung festzuhalten und nicht zuzulassen, dass die negative Einstellung des sozialen Umfelds die Heilwirkungen zunichte macht. Der Patient sollte seinen Heilungsprozess nicht mit anderen diskutieren, um keine Zweifel einzulassen.

Einige esoterische Schüler begegnen ihren metaphysischen Studien mit der Vorstellung, ihren Willen und ihren bewussten Geist der Anweisung des Unterbewussten zu unterwerfen. Dies ist gefährlich, denn das Unterbewusste kann sich nicht selbst steuern. Jemand, der seinem unterbewussten Geist die Kontrolle überlässt, läuft Gefahr, dass in der Psyche schlummernde anarchische und destruktive Kräfte sich in verheerender Weise zum Ausdruck bringen, wenn man es am allerwenigsten erwartet. Wenn der bewusste Geist seine Herrschaft über das Unterbewusste aufgibt, liefert sich die Person den ungezügelten Urinstinkten aus, was in Geisteskrankheit enden könnte. Hudson schrieb: „Das Unterbewusste kann weder sich selbst noch uns lenken. Seine wunderbaren Kräfte müssen eindeutig begrenzt werden, wenn sie uns tatsächlich zugute kommen sollen. Der ungehemmte Ausdruck des Unterbewussten ist Wahnsinn.“[13]

Hudson weist darauf hin, dass diejenigen, die danach trachten, Kontakt zu den Toten oder entkörperten Seelen aufzunehmen, Gefahr laufen, sich den negativen Einflüssen oder der Kontrolle schädigender Kräfte auszusetzen, die ihrer geistigen Gesundheit Schaden zufügen könnten.[14]

Kapitel 13
Thomas Troward
Begründer von Mental Science

Thomas Troward übte einen nachhaltigen Einfluss auf die amerikanischen Neugeist-Schriftsteller aus, insbesondere auf Ernest Holmes. Troward wurde als Sohn britischer Eltern im Punjab, Indien, geboren, das zu jener Zeit unter britischer Herrschaft stand. Er wuchs in England auf. 1869, im Alter von zweiundzwanzig Jahren, kehrte er nach Indien zurück und trat in den Staatsdienst ein. Er wurde stellvertretender Kommissar und bald zum Divisionsrichter im Punjab befördert, wo er die nächsten fünfundzwanzig Jahre seinen Dienst verrichtete. Nach seiner Pensionierung, im Jahre 1896, widmete er sich dem Studium der Bibel, verfasste metaphysische Abhandlungen und malte. Er vertiefte seine Studien der Metaphysik, Philosophie und Religion. Er besaß bereits fundierte Kenntnisse der Bibel, des Koran und der Hindu-Schriften. Er lernte Hebräisch, um die Bibel im Original lesen zu können.

Als Troward nach Europa zurückkehrte, schien sich seine Aufgabe bereits abzuzeichnen. Dem Neugeist-Schriftsteller Harry Gaze zufolge, wurde Troward 1902 in London von Alice Callow entdeckt, der ehrenamtlichen Sekretärin des Higher Thought Center (einer Organisation, die von den amerikanischen Neugeist-Schriftstellern inspiriert wurde). Troward saß zufällig in einer Teestube. Gaze, der mit ihm befreundet war, beobachtete diese erste Begegnung mit Callow, die er lebhaft schildert:

„In einer Ecke saß ein kleiner, fast kahlköpfiger, eher unscheinbarer Herr.... Eine Frau mittleren Alters betrat die Teestube. Höflich wandte sie sich an den in seine Arbeit vertieften Schriftsteller: „Ich hoffe, sie haben nichts dagegen?“ Sein abwesendes Schweigen betrachtete sie als Zustimmung, nahm an seinem Tisch Platz und gab bei der Kellnerin ihre Bestellung auf. Zu beschäftigt mit seinem Manuskript, achtete der Herr nicht auf ihre Anwesenheit und fuhr fort, vielleicht wegen der schwachen Beleuchtung, in sehr großen Buchstaben zu schreiben.

Der überraschte Ausruf seiner Tischnachbarin riss ihn aus seiner Versunkenheit: „Bitte verzeihen Sie mir, aber Sie schreiben so groß und so nahe neben mir, dass ich nicht umhin konnte, mitzulesen. Was Sie da schreiben ist *Higher Thought* oder *Divine Science*, nicht wahr?“

Der Schriftsteller schien sich nicht gestört zu fühlen. Erheitert und interessiert meinte er: „Nun, gnädige Frau, ich glaube, es sind tatsächlich *höhere* Gedanken, sicherlich keine niedrigen. Aber was verstehen Sie unter höherem Denken?“

„Nun“, entgegnete sie, „ich muss meine gedankenlose Unterbrechung ihrer Arbeit erklären. Ich bin die Sekretärin einer neuen Organisation in Kensington, *Higher Thought Center* genannt. Dort hören wir Vorträge und befassen uns mit der metaphysischen Wahrheit und ihrer Anwendung auf Gesundheit, spirituelle Entwicklung und Erfolg im Leben.“ Der Philosoph war gebührend beeindruckt.“[1]

Troward nahm die Einladung an, das Higher Thought Zentrum zu besuchen und an einigen Treffen teilzunehmen. Gaze, der das Zentrum kannte, beschreibt es als einen Ort mit ineinander übergehenden Räumen, ausgestatten mit Klappstühlen und einem Podium für Vorträge und Unterrichtsklassen. Außerdem gab es eine Bibliothek mit spirituellen Büchern und ein Lesezimmer. Auf dem Bibliothekstisch lagen eine Unmenge von Schriften der amerikanischen Neugeist-Bewegung sowie Kopien von Publikationen wie *Mind, The Arena, Boston Ideas, Positive Thought, Unity, Universal Truth, Nautilus* und der *Exodus*. Auf den Regalen standen Bücher von Wegbereitern der Neugeist-Bewegung und der Divine Science wie Henry Wood, Charles Brodie Patterson, Elizabeth Towne, Julius Dresser, Emma Curtis Hopkins, Malinda Cramer, Warren Felt Evans, Ralph Waldo Trine und Emilie Cady. Zu der damaligen Zeit wurde England geradezu überflutet von der Neugeist-Ideologie.[2]

Dem Vorwort des Buches *Thomas Troward: An Intimate Memoir of the Teacher and Man* ist zu entnehmen, dass es Gaze war, der das fehlende Glied zu Trowards Metaphysik beisteuerte, was die Beziehung zwischen dem bewussten und dem unterbewussten Geist betrifft, indem er ihm eine Ausgabe von Hudsons *Law of Psychic Phenomena* gab.[3]

Das Higher Thought Zentrum gehörte zu den wichtigsten spirituellen Gruppen in London. Seine Mitglieder trafen sich regelmäßig zu Studien und Vorträgen über esoterische Themen mit Anwendung auf Gesundheit und geistige Entfaltung, basierend auf den Lehren der Neugeist-Bewegung. Troward befand sich unter Gleichgesinnten, in einem gedanklichen und geistigen Umfeld, in dem er seine philosophischen Gedanken gefahrlos zum Ausdruck bringen konnte. Die Mitglieder des Zentrums ihrerseits sahen in ihm einen weisen und wesensverwandten Mann. Jedes Mal, wenn er sich in London aufhielt, suchte er das Zentrum auf.

Trowards Begegnung mit Callow war sicherlich kein Zufall. Die Mitglieder des Zentrums betrachteten ihn als einen gelehrten Menschen, den sie einluden, um Vorträge zu halten. 1904 hielt er eine Reihe von Vorträgen in der Queen Street Hall in Edinburgh, Schottland. Heute kennt man diese Reden unter dem Titel die *Edinburgh Lectures on Mental Science*, auf die 1909 die *Dore Lectures* folgten. Mit diesen Vorträgen legte Troward die metaphysische Grundlage für die moderne Neugeist-Bewegung.

Troward übernahm Hudsons Arbeitshypothese der Doppelnatur des menschlichen Geistes. Auf diesem Grundgedanken baute er seine Edinburgh Vorträge auf, in denen er Quimbys Entdeckung im Hinblick auf die Geistheilung bestätigte. Ebenso wie dieser ein halbes Jahrhundert vor ihm, vertrat Troward die Ansicht, dass die Grundlage jeglicher Heilung darin bestehe, die geistige Haltung des Patienten zu verändern. Er betrachtete *das Unterbewusste des Menschen als dessen schöpferische Fähigkeit.* Er begriff, dass es die natürliche Tendenz besitzt, den menschlichen Körper aufzubauen, zu erhalten, zu erneuern und ihn gut in Form zu halten.

Troward war überzeugt, dass das menschliche Unterbewusstsein erschafft, was das Wachbewusstsein ihm einprägt. Diese Einstellung gleicht der Ansicht Quimbys. Heilung bedeutet, falsche Vorstellungen zu ändern, was aber den meisten Menschen nicht gelingt, ohne fest davon überzeugt zu sein, dass die alten Vorstellungen ein Irrtum sind. Quimbys Theorie zusammenfassend, erklärte Troward, dass falsche Überzeugungen sich als Krankheit äußern. Während die Leute irrtümlicherweise glauben, die Krankheit sei die eigentliche Ursache, die geheilt werden müsse, liegt die tatsächliche Ursache in der ins Unterbewusstsein gesunkenen Auffassung. Krankheit ist lediglich die Konsequenz falscher Vorstellungen.

Die Überzeugungskraft, Krankheiten zu erschaffen und zu heilen, wird von Troward meisterhaft erklärt:

> „Welche Persönlichkeit[4] der objektive Geist ihm [dem Unterbewussten] einprägt, diese Persönlichkeit nimmt es an und verhält sich dementsprechend. Da es [das Unterbewusste] der Erbauer des Körpers ist, wird es einen der eingeprägten Persönlichkeit entsprechenden Körper aufbauen. Diese beiden Gesetze des subjektiven Geistes bilden die Grundlage für das Axiom, dass unser Körper die Gesamtsumme unserer Überzeugungen repräsentiert. Sind wir fest davon überzeugt, dass der Körper allen möglichen Einflüssen ausgeliefert ist, die außerhalb unserer Kontrolle liegen und dieses oder jenes Symptom diese Vorstellung erhärtet, wird diese Einstellung dem subjektiven Geist eingeprägt, der sie aufgrund seiner Natur fraglos akzeptiert und die körperliche Verfassung dementsprechend gestaltet. Gehen wir fest davon aus, dass nur bestimmte stoffliche Heilmittel eine Heilung herbeiführen, liegt in dieser Überzeugung das Fundament jeder Arznei. Die Medizintheorie ist nicht falsch, sondern entspricht mit logischer Exaktheit dem Maß an Wissen, anhand dessen diejenigen, die darauf vertrauen, sich bislang anpassen. Sie wirkt genau im Einklang mit ihrer Überzeu-

gung, dass die Arznei in den meisten Fällen Gutes bewirkt, in vielen Fällen aber auch versagt. Für diejenigen, denen es noch an innerer Wahrnehmung des Naturgesetzes mangelt, bedeutet das Arzneimittel eine höchst wertvolle Hilfe, um physische Beschwerden zu lindern. Der zu bekämpfende Irrtum liegt nicht in der Annahme, dass das Mittel Gutes zu bewirken vermag, sondern in dem Glauben, es gebe keinen höheren oder besseren Weg."[5]

Für Troward gibt es einen entscheidenden Unterschied zwischen der Tatsache, ob eine Vorstellung im bewussten oder im unterbewussten Geist festgehalten wird. Der bewusste Geist nimmt die Dinge im Rahmen von Raum und Zeit wahr. Dem unterbewussten Geist fehlt dieser Bezug. Troward behauptet, der Geist des Menschen sei unendlich. „Aus diesem Grunde ist er der Krankheit nicht unterworfen. Wenn sich diese Vorstellung seinem unterbewussten Geist fest eingeprägt hat, wird er sie externalisieren."[6]

Auf die Frage, warum viele Leute mit geistiger Behandlung nicht rasch genesen, entgegnet Troward, dass die Vorstellung, Krankheit sei ein naturgegebener Zustand, seit ihrer Kindheit in ihnen festsitzt. Eine einzige Behandlung vermag eine Überzeugung, an der jahrelang festgehalten wurde, nicht auszumerzen. Die neue Einstellung benötigt Zeit, um in die Tiefen des unterbewussten Geistes einsinken zu können. Für den Heiler ist es wichtig, die neue Überzeugung zu stärken, bis eine Heilung erfolgt.

In vielen Fällen wurde die Krankheit jahrelang im Körper aufgebaut, ohne dass sich der Patient dessen bewusst war. Daher benötigt der Körper ebenfalls Zeit, um sich zu heilen, vorausgesetzt, er erhält die erforderliche Ruhe und die entsprechenden Nährstoffe. Das Problem liegt darin, dass einige Menschen zu ungeduldig sind und rasch wiederhergestellt sein wollen. Erfolgt die Heilung nicht unverzüglich, greifen sie in den natürlichen Heilungsprozess des Körpers ein und nehmen schädigende Arzneimittel oder zwingen den Körper zu Aktivitäten, auf die er noch nicht vorbereitet ist, was eine Verschlimmerung der Situation mit sich bringt. Diese Ungeduld kann sich auch als Ängstlichkeit und Unsicherheit hinsichtlich des Ausgangs niederschlagen. Eine solche Haltung wirkt als eine starke kontraproduktive Suggestion für den unterbewussten Geist. In den meisten Fällen liegt der Schlüssel zur Genesung darin, dem Körper Zeit zu geben, sich von den schädlichen Elementen, die zur Krankheit führten, zu reinigen.

In Fällen, in denen es dem Patienten unmöglich ist, sich selbst zu heilen, empfiehlt Troward einen kompetenten Geistheiler. Seiner Meinung nach bildet die Fehlannahme, dass die Menschen voneinander getrennt seien, ein Hindernis für die erfolgreiche Behandlung. Manche Therapeuten betrachten sich als vom Patienten völlig abgesonderte Wesen. Darin mag bisweilen auch ein Empfinden von Überlegenheit liegen. Dies sind alles Fehler. Auf der kollektiven unterbewussten Ebene gibt es keine persönlichen Demarkationslinien oder Grenzen zwischen den Menschen. Solche falschen Ansichten behindern die positive Verbindung zwischen dem Unterbewussten von Patient und Heiler, die für den Heilungsprozess unerlässlich ist, da beide auf der unterbewussten Ebene miteinander kommunizieren.

Um die mentale Barriere zwischen Heiler und Patienten zu beseitigen, muss zwischen beiden eine Beziehung aufgebaut werden, was möglich ist, da das universelle Unterbewusste an allen Punkten von Raum und Zeit gegenwärtig ist. Sobald der Heiler erkennt, dass die äußere Persönlichkeitsschranke zwischen ihnen wegfällt, vermag er dem unterbewussten Geist des Patienten Heilvorstellungen einzuprägen.

Ein wesentlicher Punkt der Heilbehandlung besteht darin, dass der Therapeut seinen Geist nicht auf die Krankheit des Patienten konzentriert, sondern auf dessen Genesung. Um eine dauerhafte Heilung zu erzielen, muss er den Patienten als ein geistiges Wesen betrachten und ihn nicht mit seiner äußeren Persönlichkeit identifizieren. Troward mahnt:

> „Wir müssen unsere Gedanken von der Betrachtung der Symptome abziehen, im Grunde genommen von der gesamten körperlichen Persönlichkeit, und eine rein geistige Individualität vor uns sehen, die keinem Zustand unterworfen ist und folglich aus eigenem Antrieb die Umstände als Ausdruck der Vitalität und Intelligenz, die den reinen Geist ausmachen, externalisiert.“[7]

Troward weist darauf hin, dass der Heiler den Patienten in die allgemeinen Prinzipien der geistigen Wissenschaft einweihen muss, damit dieser bewusst mitarbeitet. In manchen Fällen mag dies nicht angebracht sein, da die Prinzipien den bestehenden Vorurteilen des Patienten widersprechen. Hier mag eine Heilung in Abwesenheit mehr bewirken. Nach Troward hat sich eine Behandlung des Patienten, während dieser schlief, als wirksam erwiesen, da sich sein gesamtes System natürlich entspannt, was ihn daran hindert, bewusst Einwände gegen die Behandlung zu erheben.

Solche Gedanken hatte Hudson bereits in *The Law of Psychic Phenomena* erörtert. Troward stimmt mit Hudson überein, dass die Zeit kurz vor dem Einschlafen und kurz nach dem Erwachen die günstigste ist, dem Unterbewusstsein des Patienten Heilgedanken einzuprägen. Er warnt den Schüler vor dem verbreiteten Irrtum, dem einige Schriftsteller und spirituelle Lehrer unterliegen, dass die persönliche Willenskraft Heilungen und andere Wunder bewirkt. Der wahre Geistheiler sollte folgende Mahnung beachten:

> „Intensive Willenskraft vermag zweifellos gewisse äußere Ergebnisse zu erzielen, aber wie bei allen anderen erzwungenen Methoden mangelt es an dauerhaftem natürlichen Wachstum. Die durch Willenskonzentration herbeigeführten Erscheinungen, Formen und Zustände bleiben nur so lange bestehen, wie die zwingende Kraft anhält. Erschöpft sie sich oder wird zurückgezogen, werden die zwangsweise in unnatürliche Verbindungen gepressten Elemente augenblicklich in ihren eigenen Verbund zurückschnellen. Der erzwungenen Form fehlt die Vitalität, und sie zerfällt daher, sobald die sie zusammenhaltende äußere Energie abgezogen wird.“[8]

Heilung aufgrund persönlichen Charismas oder geistiger Einflussnahme besitzt keine anhaltende Wirkung. Der Behandelnde, der allein mittels Mentalkraft heilt, wendet sich dem physischen Körper, nicht aber dem geistigen Wesen zu. Diese Aussage Trowards könnte Mesmer zugeschrieben werden, dessen Behandlungsmethode darin bestand, ein Energiefluid vom Heiler auf den physischen Körper des

Patienten zu übertragen, ohne den spirituellen Aspekt zu beachten. Für Troward sollte eine echte Integralheilung aus folgenden Schritten bestehen:

1. Jeden Patienten als geistiges Wesen verstehen. In der geistigen Welt ist jede Seele zu jeder Zeit und an jedem Ort heil und vollkommen.
2. Die kranke Person befähigen, für den Heilungsprozess ihre eigenen inneren Fähigkeiten wachzurufen.
3. Dem unterbewussten Geist des Patienten eine Heilsuggestion einflößen.

Schriftsteller und Kritiker der Esoterik haben Unmengen über Troward geschrieben. Nur wenige haben erkannt, dass er ein echter Rosenkreuzer gewesen ist. Der Rosenkreuzer-Orden wurde angeblich in Deutschland von einem Christian Rosenkreutz, einer wohl allegorischen Gestalt, gegründet. Anfang des 17. Jahrhunderts tauchte diese Organisation in der Öffentlichkeit auf. In Trowards Schriften gibt es Hinweise für seine tiefe Bewunderung für den Orden. Eine auffallende Anmerkung findet sich am Ende seiner Edinburgh-Vorlesungen, in der er einen kurzen Bericht über den Gründer der Bruderschaft gibt. Darin heißt es, Christian Rosenkreutz habe „all sein Wissen in den Worten: JESUS MIHI OMNIA“[9] zusammengefasst. Diese Worte, die wörtlich bedeuten „Jesus ist alles für mich“, standen auf dem Sarkophag im Zentrum der Gruft von Christian Rosenkreutz, was dem Rosenkreuzer-Traktat *Fama fraternitatis* („Die Fama der Bruderschaft“) aus dem 17. Jahrhundert zu entnehmen ist. Dies weist eindeutig auf die christlichen Wurzeln der Bruderschaft hin.

Jesus Christus setzte den Maßstab für den wahren Christen mit den Worten: „An ihren Früchten werdet ihr sie erkennen“ (Math. 7,20). In den Edinburgh- und Dore-Vorträgen bekundete Troward seine umfassenden Kenntnisse der Metaphysik und Mystik. So heißt es: „Und nun warten seine Anhänger auf den „Künstler Elias“, welcher das Magnum Opus zur Vollendung bringen wird. „Möge der, der liest, verstehen.“““[10]

Nach Paul Foster Case verweist der „Künstler Elias“ auf die durch das Individuum zu bewirkende Selbstbefreiung. Der „Künstler Elias“, von dem es heißt, er werde zurückkehren und alle „Dinge erneuern“ (Math. 17,11), wird das Magnum Opus oder das „Große Werk“ vollbringen. Troward spielt darauf an, da es die „Erschaffung des neuen Menschen aus sich selbst heraus“ bedeutet. Es ist das höchste Ziel des wahren Suchers. Das Große Werk oder die Große Kunst der Rosenkreuzer ist das Werk jener, die das „Geheimnis der Erneuerung kennen. Sie können das Evolutionsgesetz anwenden und den Menschen aus den Begrenzungen seines natürlichen Zustands hinausführen.“[11]

In derselben Vorlesungsreihe versichert Troward:

> „Unter den die höchsten Mysterien erklärenden Aufzeichnungen treten drei sich gegenseitig erhellende Schriften in den Vordergrund, die Zeugnis geben von der Einen Wahrheit. Es sind die Bibel, die Große Pyramide und das Kartendeck.“[12]

Diejenigen, die mit der esoterischen Literatur vertraut sind, werden sofort erkennen, dass es sich bei dem Kartendeck nicht um gewöhnliche, sondern um Tarot-Karten handelt, die auch als Tarot-Schlüssel bekannt sind. Diese Schlüssel sind machtvolle geistige Werkzeuge für die Meditation und persönliche Transformation. Interessanterweise setzt Troward den Tarot auf dieselbe Stufe wie die Bibel und die Mysterien der Großen Pyramide.

Neophyten und Schüler, die sich den esoterischen Studien zwecks persönlicher Vorteile zuwenden, sollten wissen, dass die wahren Mysterienschulen des Westens, wie die hermetische Kabbala, die Alchemie und die meisten Zweige der esoterischen Disziplinen, in den Lehren der Heiligen Schrift und Jesus Christus wurzeln. Der echte Rosenkreuzer-Orden war ursprünglich eine christliche Organisation. Die Tempelritter schlossen sich im Mittelalter zusammen und beschützten die christlichen Pilger auf ihrem Weg in die heilige Stadt Jerusalem. Die Freimaurer wurzeln ebenfalls in der christlichen Lehre, desgleichen der hermetische Orden des Golden Dawn, dessen Blütezeit Ende des 19. Jahrhunderts lag. Diese Gruppe, die Einfluss auf alle Bereiche der westlichen Esoterik, okkulten Philosophie und zeremoniellen Magie nahm, behauptete, in unmittelbarer Nachfolge des Rosenkreuzer-Ordens zu stehen.[13] Der Anfänger sollte diese Überlegungen beachten, um künftige Ernüchterungen zu vermeiden.

Kapitel 14
Émile Coué
Autosuggestion und der Placebo-Effekt

Die Autosuggestion ist ein Instrument, das wir von Geburt an besitzen. In diesem Instrument oder vielmehr in dieser Kraft liegt eine wundersame und unschätzbare Macht.
Émile Coué

Der französische Pharmazeut und Psychologe Émile Coué (1857-1926) wird als Vater der angewandten Psychologie betrachtet. Er führte die Autosuggestion ein und legte den wissenschaftlichen Kreisen seiner Zeit eine methodische Erklärung des Placebo-Effekts vor. Heute ist der Placebo-Effekt bei klinischen Versuchsreihen und Einstellungen eine Arbeitsgrundlage. Diese Redensart hat selbst bei psychischen Behandlungen und Marketing-Strategien Eingang gefunden.

Obwohl Pharmazeut, interessierte sich Coué auch für die Hypnose. Er besuchte die Nancy-Hypnose-Schule, die die *Suggestivtherapie* als Heilmethode vorantrieb, und setzte sich eingehend mit Liébeault und Bernheim auseinander. Später entwickelte er seine eigene Therapiemethode, basierend auf der Arbeit von Faria, der die Bedeutung von Suggestion und Autosuggestion im Heilungsprozess betonte. Coué vertrat die Ansicht, dass sich eine Hypnose erübrigt, solange der Patient einem Mantra ähnliche konstruktive Affirmationen beharrlich wiederholt. Mit dieser Methode heilte er angeblich Tausende von Menschen.

Die Placebo-Theorie geht zurück auf Bernheims Versuche mit Suggestivtherapien. Er erzählt die Geschichte von einem Mann mit gelähmter Zunge, ein Zustand, der unheilbar zu sein schien, da mehrere Behandlungsmethoden bereits fehlgeschlagen waren. Als der Mann einen Arzt aufsuchte, sagte dieser ihm, er wolle ein neues Instrument anwenden, mit dem er bereits hervorragende Heilergebnisse bei anderen Patienten erzielt hätte. Er forderte ihn auf, seine Augen zu schließen und den Mund zu öffnen. Der Arzt steckte ein Thermometer in den geöffneten Mund. Der Patient glaubte den Worten des Arztes. Als er seine Augen wieder öffnete, rief er beglückt aus, er könne seine Zunge wieder frei bewegen.[1] Mit der Aussage, mit diesem Instrument habe er bei anderen Patienten hervorragende Heilerfolge erzielt, vermittelte der Arzt dem Mann eine machtvolle Suggestion. Dieser glaubte daran, und der Heilungsprozess fand statt.

Coué erlebte Ähnliches in seiner Apotheke. Eines Tages kam ein Kunde herein und wollte ein bestimmtes rezeptpflichtiges Medikament kaufen. Obwohl er kein Rezept vorlegen konnte, bestand er darauf, dass man ihm besagtes Medikament aushändigte. Inspiriert von dem, was er in der Nancy-Schule gelernt hatte, fand Coué, der dem Wunsch nicht Folge leisten konnte, eine Lösung. Er empfahl dem Kunden ein anderes rezeptfreies Produkt mit dem Hinweis, dass dieses neu sei und dieselbe Wirkung habe wie das gewünschte. Der Kunde kaufte die Alternativmedizin und verließ die Apotheke. Es waren Zuckerpillen, ohne jeglichen Wirkstoff.

Einige Tage später kehrte er zurück und rief erfreut aus, die Medizin von Coué habe ihn vollkommen geheilt, und fügte hinzu, diese neue Wunderdroge sei einfach fantastisch. Der Kunde ging, und Coué war völlig perplex über die Wirkung der Suggestivtherapie. Er hatte gerade bestätigt, was wir heute als Placebo-Effekt bezeichnen. Als Fachmann stellte er sich jedoch die Frage: War der Kunde wirklich geheilt? War es der Glaube an das vorgetäuschte „Arzneimittel“ oder war es die Entschlossenheit des Patienten, gesund zu werden? Warum hatte ein Mittel ohne Wirkstoff den Mann geheilt?[2] Die Antwort lautet, dass die darin verborgene Suggestion seitens des Apothekers den Patienten an das vorgetäuschte Arzneimittel glauben ließ. Der Wunsch des Patienten, gesund zu werden, verstärkte diese Suggestion.

Der Vorfall führte zur Wende in Coués Berufsleben. Er erkannte die Bedeutung dieser Erfahrung und entwickelte seine Heilmethode, die *bewusste Autosuggestion* – die fortwährende Wiederholung positiver Affirmationen. In Fachkreisen spricht man von der Theorie der angewandten Konditionierung. Coués Theorie hatte ihre Auswirkung auf Millionen von Menschen in der ganzen Welt. Seine Lehren waren in Amerika und Europa gleichermaßen gefragt und Anfang des 20. Jahrhunderts angeblich für Tausende von Heilungen verantwortlich.

Coué kam zu dem Ergebnis, dass es zwischen Patient und Krankheit keines Vermittlers bedarf. Der Patient kann seine eigenen Suggestionen anwenden und sich selbst heilen. Die Autosuggestion basiert auf dem Gedanken, dass positive Suggestionen, solange sie in das Unterbewusstsein sinken, die Fähigkeit besitzen, die geistige Verfassung und Vorstellung des Individuums zu ändern und seinen physischen Zustand allmählich zu lindern.

Coué glaubte, dass sich jeder Patient mittels Autosuggestion selbst zu heilen vermochte. *Jede Heilung ist Selbstheilung.* Er erklärte: „Der Patient folgt ohnehin stets seiner eigenen Suggestion. Jemand, der von außen einwirkt, dient lediglich dazu, die Akzeptanz der Suggestion zu unterstützen." Die Methode der Christlichen Wissenschaft, bei der die Existenz der Materie und somit der Krankheit geleugnet wird, ist eine andere Form der Suggestion, wenn auch eine irrationale. Der Kernpunkt besteht darin, den Patienten *glauben* zu machen, dass eine Genesung möglich ist, und seinem Unterbewussten diese Überzeugung einzuflößen. Bei Coués Methode bildeten positive Affirmationen das wesentliche Element, um den unterbewussten Geist zu erreichen und zu beeinflussen. Zu diesem Zweck arbeitete er eine Reihe von Affirmationen aus, die in der ganzen Welt berühmt geworden sind, darunter: *„Mir geht es Tag für Tag, in jeder Hinsicht, immer besser und besser.*"

Der tiefgreifende Einfluss von Gedanken und Emotionen zur Wiederherstellung der physischen Gesundheit wird heute wissenschaftlich nachgewiesen. Die Ärzte begreifen jetzt das Prinzip der Autosuggestion, obgleich viele sie als wirksame Therapieform nicht anerkennen. Richtig verstanden und angewendet, befähigt die Autosuggestion mittels positiver Affirmationen jeden, sich selbst zu heilen oder zumindest die richtige geistige Einstellung aufrechtzuerhalten, um positive Ergebnisse zu erzielen. Affirmationen, die auf der Alpha-Ebene (der

Meditationsebene) erfolgen, besitzen gewöhnlich mehr Kraft als diejenigen, die auf der Beta-Ebene, also im Wachbewusstsein, Einsatz finden. Viele kleinere Beschwerden und Schmerzen lassen sich durch die richtige Autosuggestion beseitigen. Nach Hypnose-Sitzungen lehren professionelle Hypnotiseure ihre Patienten die angemessenen Affirmationen und Selbsthypnose-Techniken, so dass sie die Behandlung zu Hause weiterführen können, um einem Rückfall vorzubeugen. Die Affirmationen müssen natürlich auf den Patienten und seine spezifischen Bedürfnisse individuell zugeschnitten sein.

Coués Meisterwerk *Self Mastery through Conscious Autosuggestion* wurde in Amerika und Europa sehr populär. Wie die Geistheiler, die ihm vorausgingen, betrachtete Coué den unterbewussten Geist als den mächtigsten Faktor der menschlichen Persönlichkeit. Die Imaginationskraft und das Unterbewusste demonstrierte er an folgendem Beispiel:

> „Nehmen wir an, wir legen eine zehn Meter lange und etwa dreißig Zentimeter breite Planke auf den Boden. Es ist offensichtlich, dass man von einem Ende zum anderen darauf gehen kann, ohne daneben zu treten. Verändern wir die Gegebenheiten und stellen uns vor, die Planke liege auf den Türmen eines hohen Gebäudes. Jemand, der nicht über akrobatische Fähigkeiten verfügt oder das Geschick besitzt, sich unter diesen Umständen vorwärts zu bewegen, würde bereits beim zweiten Schritt anfangen zu zittern und möglicherweise sogar abstürzen. Warum fällt die Person nicht, wenn die Planke auf dem Boden liegt, stürzt aber, wenn sie sich hoch oben über dem Boden befindet? Die Erklärung ist einfach. Im ersten Fall geht man davon aus, dass es leicht ist, sie zu überqueren, während im zweiten Fall die Angst diese Vorstellung übermannt. Das Schwindelgefühl entsteht allein aus der Furcht, man könnte fallen. Betrachten wir nun eine Person, die unter Schlaflosigkeit leidet. Wenn sie nicht um jeden Preis einschlafen will, wird sie einschlafen. Je stärker sie ihren Willen einsetzt und sich zum Schlafen zwingt, desto unruhiger wird sie werden.“[3]

Dieses Bild demonstriert den Einfluss des Unterbewussten und der Imagination auf die Verhaltensweise des Menschen. Zur Verdeutlichung der Vorstellungskraft nach ein weiteres Beispiel: Schließe die Augen und stelle dir vor, du hältst eine saftige gelbe Zitrone in der Hand. Nun erblicke die Frucht auf dem Küchentisch liegend, ein Messer nehmend, die Zitrone in zwei Hälften schneidend, so dass der Saft herausquillt. Wahrscheinlich wird dir in diesem Moment das Wasser im Mund zusammenlaufen.

Diese beiden Beispiele zeigen, dass der unterbewusste Geist nicht zwischen Realität und Imagination unterscheidet. In jedem Fall wird die physische Reaktion den Mentalbildern entsprechen, die die Person dem Unterbewussten liefert. Ähnlich verhält es sich, wenn jemand jahrelang an negativen Vorstellungen und bitteren Emotionen festhält. Früher oder später werden sie sich in seinem physischen Zustand niederschlagen.

Es heißt, Coué sei Freimaurer und Schüler der esoterischen Schule, die Hypnose und Mesmerismus praktizierte, gewesen. Obwohl es keinen eindeutigen Beweis dafür gibt, lässt sich die Richtigkeit dieser Behauptung in seinen Lehren aufspüren. Coué schrieb, dass der Mensch eine unvorstellbar starke Kraft in sich trage, die von den Gedanken und Gefühlen gesteuert werde. Geschieht dies nicht in angemessener und beherrschter Weise, kann es sich für das Wohlbefinden nachteilig auswirken. Ein selbstbeherrschtes Individuum vermag die Universalkraft bewusst zu lenken und sich von den Fesseln physischer Begrenzung und Krankheit zu befreien. Diese Art von Wissen ist definitiv das, was wir als *esoterisch* bezeichnen.

Coués bedeutsamster Beitrag zur angewandten Psychologie zeigt sich in seiner These, dass ein Individuum seine körperlichen und äußeren Gegebenheiten durch positive Affirmationen mittels Autosuggestion beherrschen kann. Dies bestätigt das zweite Prinzip von Hudsons Arbeitshypothese. Coué regte an, die Autosuggestion zur Entfaltung des menschlichen Potenzials, der Veränderung negativer Verhaltensweisen und der Selbstheilung geringfügiger Krankheiten einzusetzen. Er riet, sich seiner Denkweise bewusst zu sein. Wird die durch ständiges Üben erreichte bewusste Autosuggestion erst einmal beherrscht, kann sie als wirksames Mittel nicht nur dazu dienen, negative Angewohnheiten und Verhaltensweisen auszumerzen, sondern auch, die Lebensqualität zu erhöhen. Coué empfahl folgende Schritte zur Selbstheilung. Im Fall von Schmerz sollte man zunächst erklären, dass *der Schmerz im Abklingen begriffen* ist, dann, dass er *bereits aufhört* und schließlich, dass *er aufgehört hat.* Diese Suggestionen sollen ausgesprochen werden. Sie werden verstärkt, wenn man sich das Endergebnis klar vorstellt und fühlt. Der Gedanke der Selbstheilung muss so lange aufrechterhalten werden, bis sich die erwünschte Wirkung eingestellt hat. Die anhaltende Suggestion, dass der Schmerz aufgehört hat, ohne das erwünschte Endergebnis klar zu visualisieren, macht die Anstrengung wirkungslos.

In unserer Gesellschaft werden wir ständig mit Suggestionen aller Art bombardiert, die wir nicht kontrollieren können. Wir nehmen sie auf von unseren Freunden, Ratgebern und den Massenmedien. Große Pharmazie-Unternehmen geben Milliarden für Werbung aus, erfinden fiktive Krankheiten und preisen ihre Arzneimittel an. Diesem negativen sozialen Umfeld muss mit fortwährenden positiven Affirmationen entgegengehalten werden. Eine starke Suggestion bildet die Interpretation der Alltagserfahrungen eines Individuums, da der unterbewusste Geist daraus seine Schlussfolgerung zieht.

Der Selbstheilungsprozess muss in dem vollen Vertrauen stattfinden, dass die Symptome nicht mehr zurückkehren. Bei den ersten Krankheitsanzeichen sollte der Patient mit einer energischen Autosuggestion beginnen. Der Körper verfügt über eine enorme Selbstheilungskraft, die ganz natürlich einsetzt, sobald der bewusste Geist zur Ruhe kommt und nicht in den Heilungsprozess eingreift. Der Moment kurz vor dem Einschlafen und kurz vor dem Aufwachen erweist sich als die beste Zeit für eine Suggestion. Voraussetzung für eine anhaltende Wirkung ist die harmonische Beziehung zwischen bewusstem und unterbewusstem Geist. Eine geistige Heilung kann niemals erfolgreich sein, wenn dem Unterbewusstsein des Patienten nicht der Glaube an eine Genesung eingeimpft wird.

Die meisten Geistheilungen sind das Ergebnis von *Suggestion und Autosuggestion.* Wissenschaftliche Studien, die nachwiesen, dass der Geist den physischen Körper lenkt und nicht umgekehrt, haben diese Aussage erhärtet

Kapitel 15
Sigmund Freud
Vater der Psychoanalyse

Die bekanntesten Vertreter der Tiefenpsychologie und Geistheilung sind William James, Sigmund Freud und Carl Gustav Jung. Sie übten einen tiefgreifenden Einfluss auf die geistigen Therapien in Amerika aus, eine Tatsache, die unsere besondere Aufmerksamkeit verdient. Zwischen ihren Theorien und denen der Neugeist-Bewegung gibt es einige Gemeinsamkeiten. Sie alle sehen im unterbewussten Geist den Hauptfaktor im Hinblick auf das menschliche Wohlergehen. Freuds Denkansatz bestand in der Bewusstmachung sexueller und aggressiver unterbewusster Tendenzen mittels Gesprächstherapie und ungebundener Gedankenassoziationen. Seine Theorie verfolgte das Ziel, die negativen Elemente des unterbewussten Geistes, die er *Schatten* nannte, durch die Deutung von Träumen, Folklore und Kollektivsymbolen, die er als *Archetypen* bezeichnete, aufzudecken und bewusst in die Persönlichkeit zu integrieren. Freud und Jung teilten weitere gemeinsame Merkmale mit vielen amerikanischen Neugeist-Lehrern. Erstens heilten sie sich selbst über den Geist. Bei Freud und Jung handelte es sich allerdings nicht um physische, sondern um psychische Leiden und innere Konflikte. Zweitens schufen sie Heilsysteme, die keiner Arzneimittel bedürfen.

Vor vielen Jahren veröffentlichte eine Zeitschrift einen interessanten Artikel, in dem die von einigen amerikanischen Universitäten erbrachten Untersuchungsergebnisse diskutiert wurden. Die Forscher fanden heraus, dass viele Psychologie-Studenten ihr Studium mit der

Absicht begannen, ihre eigenen inneren Probleme zu lösen. Neuere Studien deckten die dramatische Anzahl von Suizidfällen unter Psychiatern auf, ein Zeichen dafür, dass viele Psychologen selbst unter ungelösten psychischen Problemen leiden. Aus einer der Studien ging hervor, dass von 18.730 Todesfällen bei Ärzten innerhalb eines Zeitraums von fünf Jahren (1967-1972), 953 Selbstmorde von Psychiatern begangen wurden. In demselben Artikel stand zu lesen, dass „die Zahl der Suizide bei Psychiatern jährlich doppelt so hoch als erwartet ist. Diese Unterschiede sind statistisch signifikant.“[1]

Sigmund Freud wurde am 6. Mai 1856 in Freiberg, Mähren, der heutigen Tschechischen Republik, als Kind jüdischer Eltern geboren. Einige Jahre später zog seine Familie nach Wien, wo er den größten Teil seines Berufslebens verbrachte. 1881 schloss er sein Medizinstudium ab und arbeitete einige Jahre in der Wiener Klinik. Sein Vorgesetzter, der berühmte Psychologe Ernst Wilhelm von Brücke, übte einen großen Einfluss auf ihn aus, was zur Entwicklung der Psychodynamik führte. Diese Lehre beschreibt den geistigen Prozess, bei dem unterdrückte, im Unterbewusstsein festsitzende Emotionen ins Bewusstsein des Patienten treten. Diese unterdrückten inneren Konflikte führen zu psychischen Problemen. Auf dieser Grundlage baute sich das Konzept der Psychoanalyse auf.

Bevor Freud die psychoanalytische Schule gründete, stellte man die Hypnose und die Psychoanalyse mehr oder weniger auf eine Stufe. Nach seiner Universitätsausbildung besuchte Freud die Hypnoseschulen von Paris und Nancy. Er erlernte die Hypnose, besonders unter der Anleitung von Jean-Martin Charcot (1825-93), einem prominenten französischen Neurologen, der wegweisende Forschungen auf dem Gebiert der Hysterie betrieb. Freud blieb vier Monate bei Charcot (1885-86).[2] Zu jener Zeit zeigte er großes Interesse an der Hypnose und dachte sogar darüber nach, die Methode seines Mentors zu verbessern. Der folgende Auszug aus der biographischen Einleitung zu Freuds Buch *Das Ich und das Es* untermauert diese Aussage:

> „Von Oktober 1885 bis Februar 1886 arbeitete Freud in Paris zusammen mit dem gefeierten Neurologen Jean-Martin Charcot, der ihn mit seiner wagemutigen Befürwortung der Hypnose

> als Instrument zur Heilung von Erkrankungen sowie dem ebenso riskanten Eintreten für die (damals ungewöhnliche) These, dass Hysterie eine Erkrankung sei, für die Männer nicht weniger anfällig sind als Frauen, verblüffte. Charcot, ein unübertroffener Beobachter, regte Freuds wachsendes Interesse für den theoretischen und therapeutischen Aspekt der Geistheilung an."[3]

Später wurde Freud von Josef Breuer (1842-1925), einem österreichischen Arzt, beeinflusst, der durch Zufall die sogenannte „Sprechkur" als Behandlungsmethode entdeckte. Freud verfeinerte diese Technik mithilfe der Traumdeutung und entwickelte sie zur psychoanalytischen Behandlung weiter. Für ihn war die Traumdeutung „der Königspfad zum Verständnis unterbewusster geistiger Prozesse".

Breuer entdeckte die Sprechkur folgendermaßen: Er fand heraus, dass sich eine seiner Patientinnen, Bertha Pappenheim (später bekannt als die berühmte Fallstudie der „Anna O."), von ihren hysterischen Anfällen erholte, wenn sie mit ihm im Laufe der Therapiesitzungen über ihre Alltagsprobleme, vergangene traumatische Erlebnisse und Emotionen redete. Diese Gesprächssitzungen dienten ihr, wie sie es später ihren Freunden beschrieb, als „Schornsteinreinigung".

Bevor sie zu Breuer kam, war Anna O. bereits von anderen Neurologen ohne viel Erfolg behandelt worden. Man hatte sie bezichtigt, ihre Symptome nur vorzutäuschen. Ihre Ärzte verweigerten ihr jegliche weitere Behandlung. Während Breuer mitfühlend und aufmerksam zuhörte, verlor sie zunehmend ihre Lähmungserscheinungen, Halluzinationen und unbegründeten Ängste. In Unterhaltungen mit Freunden über ihre Genesung behauptete sie, Breuer habe die „Sprechkur" entdeckt und die gesamte Sitzung, die „Schornsteinreinigung", bestehe nur daraus, dass sie über ihre Probleme gesprochen habe. Im Grunde genommen war sie es, die den Namen für diese Art geistiger Behandlung prägte.

Breuer besprach seine Erfahrung mit dem jungen Freud, der annahm, psychische Störungen könne man durch die Erforschung der Innenwelt des Patienten überwinden. Dies war der Beginn der psychoanalytischen Theorie. Freud gab die Hypnose-Methode auf und setzte die Sprechkur als Therapie ein. Er schloss die Technik der freien Assoziation und die Analyse von Träumen in sein System mit ein, um vergangene, im Unterbewusstsein begrabene traumatische Erlebnisse aufzudecken. Freud stellte die Theorie auf, dass Neurosen (Phobien, Ängste, Panikattacken und andere Geistesstörungen) in traumatischen Erfahrungen der Kindheit wurzelten. Solche Traumata wurden gewöhnlich vergessen und waren im Unterbewusstsein angesiedelt. Gewöhnlich blieben sie dem Wachbewusstsein als in Konflikt stehende Kräfte verborgen. Der Schlüssel zur Heilung lag darin, den unterbewussten Inhalt bewusst zu machen.

Die psychoanalytische Behandlung bezweckt, dem Patienten zu helfen, durch Gespräche, Traumdeutung und freie Assoziation traumatische Erlebnisse aus der Vergangenheit aufzudecken. Auf diese Weise werden persönliche Sorgen und Ängste sowie die eigentliche Ursache der Störung bewusst gemacht. Sobald sich der Patient des in Vergessenheit geratenen Konflikts bewusst wird, hilft ihm der Therapeut, sich ihm zu stellen, und bewirkt dadurch die sogenannte *catharsis* (gr. für „Läuterung"). In der Psychologie bedeutet Katharsis Selbstbefreiung, ein Prozess, bei dem sich die gefangene emotionale Energie entlädt und die Freisetzung der inneren emotionalen Konflikte erleichtert. Die Beseitigung zugrunde liegender innerer Konflikte ermöglicht es dem Patienten, sein geistiges Wohlbefinden in zunehmendem Maße wiederherzustellen.

Die im unterbewussten Geist gefangene Emotionalenergie ist dem Individuum gewöhnlich nicht bewusst und wirkt hinter den Kulissen. Freud sprach von *Repression*. Wird diese Energie in Richtung Kreativität gelenkt, spricht man von *Sublimation*. Mittels Sprechkur und Traumdeutung soll der Therapeut den Ursprung des emotionalen Problems finden. Anschließend interpretiert er die Bedeutung des traumatischen Erlebnisses neu und bewirkt die Freisetzung der Emotionalenergie und überwindet damit die emotionale Störung. Dennoch, *der Patient heilt sich selbst*. Die Rolle des Therapeuten besteht lediglich darin, den Heilungsprozess zu erleichtern.

Der Prozess, unterdrückte negative Emotionalenergie freizusetzen, wurde in den 1970ern in Amerika durch die sogenannte *Energiepsychologie* oder *Energiemedizin* wiederentdeckt. Der Schlüsselgedanke besteht darin, dass die meisten physischen Krankheiten auf emotionaler Verdrängung oder Unterdrückung beruhen. Das System entlehnt die chinesischen Konzepte der Akupunktur und Meridiane. Die östliche Medizin setzt bestimmte maladaptive Emotionen mit Störungen im Energiefluss des physischen Körpers in Beziehung.[4] In medizinischen und psychologischen Kreisen wird die Energiepsychologie zunehmend bei der Behandlung seelischer, emotionaler und physischer Erkrankungen eingesetzt.

Freuds anfängliche Meinung, die Hysterie beruhe auf den unterdrückten Erinnerungen an sexuellen Missbrauch, erscheint sinnvoller als seine spätere Auffassung, dass der Ursprung der Hysterie in den unterdrückten Erinnerungen an inzestuösem Begehren liege.[5] Berichten zufolge war Charcot der Erste, der erkannte, dass die neurotische Verhaltensweise des Patienten auf Eigenarten seines Sexuallebens zurückzuführen ist. Diese Beobachtung hinterließ einen tiefen Eindruck in Freud und war ausschlaggebend bei der Entwicklung der Psychoanalyse.[6] Die Entdeckung Freuds, dass die meisten seiner Patientinnen in jungen Jahren Missbrauchsopfer gewesen waren, erhärtete diese Hypothese. Freuds Philosophie basiert auf dem Gedanken, dass sexuelle Neigungen und deren Unterdrückung die menschliche Verhaltensweise bestimmen.

Sein therapeutischer Ansatz, die Symbolsprache des Unterbewussten zu deuten und zu rekonstruieren, kann verzerrt und willkürlich werden, da der Patient den Vorurteilen des Therapeuten unterworfen ist. Der Therapeut interpretiert und manipuliert die Ideenassoziation und Symptome des Patienten von der Ebene seiner persönlichen Fachkenntnis aus. Der Patient sieht in ihm den Arzt, einen Fachmann, der gelernt hat, den kranken Menschen zu heilen. Jedes Wort, jeder Satz, jede zustimmende oder ablehnende Äußerung werden eine starke Wirkung auf das Wohlbefinden des Patienten ausüben. Es besteht somit die Gefahr, dem Geist des Patienten ungewollt falsche Erinnerungen einzuimpfen. In dieser Hinsicht besteht kaum ein Unterschied zwischen den Interventionen des Psychoanalytikers und denen eines Hypnotiseurs. Technisch gesehen, gleicht Freuds psychoanalytische Behandlung zum Teil der Hypnose. Die von ihm durchgeführten Sitzungen sollen beruhigend und entspannend auf den Patienten wirken.

Dieser ruht bequem und in aufnahmebereiter Verfassung, vielleicht mit geschlossenen Augen, auf einer speziellen Couch. Der Patient kann den Therapeuten, der hinter ihm sitzt, nicht sehen. Er hört nur eine Stimme „von irgendwoher". Diese Methode, das Unterbewusstsein von negativen emotionalen Inhalten zu befreien, ist eine Art Selbsterforschung und Selbstentdeckung, die sich über Jahre hinziehen mag und deren Wirksamkeit von der Erkenntnisfähigkeit des Patienten und dessen ehrlichem Wunsch abhängt, sich seinen „Dämonen" zu stellen. Kritiker der psychoanalytischen Behandlung bemängeln, dass sie nicht über die mentale und psychologische Prüfung traumatischer Lebensereignisse hinausgeht, sich auf die Untersuchung und das Ausgraben vergangener seelischer Traumata beschränke, diese umdeute und Befreiung erwarte. In den meisten Fällen ist diese Therapieform einer integralen Heilung nicht dienlich, da sie die spirituelle Dimension des Menschen nicht mit in Betracht zieht. Ein weiterer Nachteil der Psychoanalyse liegt in der Tatsache, dass diese Therapie oft jahrelang dauert und einen Erfolg ungewiss macht. Einige Autoren haben darauf hingewiesen, dass solche Behandlungen Unsummen von Geld und sehr viel Zeit verschlingen können.

In den vergangenen Jahrzehnten sind die grundlegenden Lehrsätze der Psychoanalyse als wissenschaftliche Behandlungsmethode ernsthaft infrage gestellt worden.[7] Freuds Repressions-Theorie wird von den Autoritäten auf dem Gebiet der Psychologie stark angezweifelt.[8] Nach jahrelanger Überprüfung der Theorie sah der israelische Professor Yacov Rofe sie als wissenschaftlich nicht haltbar an. In einer Abhandlung, die im *Review of General Psychology* der American Psychological Association veröffentlicht wurde, schrieb Rofe frei heraus, die Freudsche Theorie der Repression „solle verworfen werden".[9]

Der Schriftsteller Stefan Zweig, ein begeisterter Anhänger von Sigmund Freud, hatte die Begrenzungen der Psychoanalyse als umfassende Heilmethode aufgrund ihrer stark materialistisch ausgerichteten Sichtweise bereits erkannt. Er schrieb:

> „Die Psychoanalyse kann mentale Fakten erhellen, nicht aber die menschliche Seele erwärmen. Das Einzige, was sie zu geben vermag, ist Gesundheit, aber Gesundheit alleine genügt

> nicht. Um glücklich zu sein, um kreativ zu sein, muss der Mensch gestärkt werden, an die Bedeutung seiner eigenen Existenz zu glauben. Die Psychoanalyse hat kein Opiat anzubieten wie die Christliche Wissenschaft. Sie kann keine Ekstasen des Rausches versprechen… Sie verheißt überhaupt nichts, bietet keinen Trost…
>
> Zweifellos neigt die Psychoanalyse dazu, dem Menschen seinen Gott zu rauben, indem sie ihn fortwährend daran erinnert, dass er eine vergängliche Kreatur ist, für immer gefesselt an diesen recht unwirtlichen Planeten, was man wohl kaum als aufmunternd bezeichnen kann. Offenheit mag die Intelligenz bereichern, aber niemals die Gefühle voll befriedigen, uns niemals dazu veranlassen, sich danach zu sehnen, sich selbst zu überbieten – der verrückteste und notwendigste aller unserer Wünsche. Selbst als körperlicher Organismus kann der Mensch nicht ohne Träume leben."

Zweig schreibt weiter, dass eine materialistische Theorie, in diesem Fall die Psychoanalyse, nicht in der Lage sei, ein Gefühl von Bedeutung zu vermitteln, das den Menschen befähigt, die Widrigkeiten des Lebens auszuhalten, so wie es die Religion vermag.

> „Der Hunger der Seele nach Glauben findet keine Nahrung in der rauen, kalten, strengen und sachlichen Nüchternheit der Psychoanalyse. Eine Analyse kann Wissen vermitteln, nicht mehr. Aus diesem Grunde hat sie keinen Platz für den Glauben. Sie kann uns nur mit Fakten versorgen, mit Realitäten, aber niemals mit Philosophie. Hierin liegt die Begrenzung. Keine andere psychologische Methode vermag den Menschen so erfolgreich in die Schlupfwinkel seines eigenen Egos zu führen. Als intellektuelle, nicht als gefühlsbedingte Disziplin vermag sie ihn aber niemals in die Höhen jenseits seines Egos emporzuschwingen. Sie löst auf, unterteilt und trennt. Sie zeigt jedem Leben seine eigene Bedeutung, ist aber unfähig, die einzelnen Fäden in eine gemeinsame Bedeutung zu weben."[10]

Zweig schlägt den Begriff *Psychosynthese* anstatt „Psychoanalyse“ als umfassenderes Konzept vor.

Der Begriff *Psychospiritualität* wäre wohl noch angebrachter, da er über die materialistische Sichtweise Freuds hinausgreift. Der Psychiater Viktor Emil Frankl (1905-1997), ein Holocaust Überlebender, prägte den Begriff *Existenzielle Analyse* oder *Logotherapie*. Diese Therapie will ein integrales psychotherapeutisches System sein, das den spirituellen Aspekt des Menschen mit einbezieht.

Ein anderer Bewunderer Freuds, der Soziologe und Psychoanalytiker Erich Fromm, schlug den Begriff *Humanismus* als Lösung für die Entfremdung des Menschen in der modernen Gesellschaft vor. In seinem Buch *Sigmund Freuds Psychoanalyse – Größe und Grenzen* setzte er sich eingehend mit Freuds Leben und Werk auseinander. Fromm stellte Freuds dualistische Denkweise in Frage, die das menschliche Bewusstsein als Kampf zwischen zwei Extremen beschreibt. Er sah auch eine Diskrepanz zwischen Freuds früher und später Theorie. In seinem Frühwerk beschrieb dieser die menschlichen Neigungen als eine Spannung zwischen Verlangen und Repression, während er sie später als Kampf zwischen dem Willen zu leben und dem Willen zu sterben, zwischen *Eros* und *Thanatos*, unterschied.

Eine weitere Begrenzung der psychoanalytischen Theorie besteht darin, dass sie sich nur auf die Heilung von emotionalen und geistigen Störungen konzentriert, während die Neugeist-Therapeuten dem Patienten neben der Heilung physischer und emotionaler Erkrankungen auch ein Gefühl von spiritueller Bedeutung vermitteln. Freuds Theorie war stark von Charles Darwins Evolutionstheorie beeinflusst sowie von seinen Universitätsprofessoren, die in dem Ansehen standen, kompromisslose Positivisten zu sein, die jegliche metaphysische oder spirituelle Spekulation verachteten. Die heutigen Psychologen betrachten Freuds Methode als äußerst fraglich und bestreiten die wissenschaftliche Qualifikation der Theorie.[11] Frederick Crews geht noch einen Schritt weiter, wenn er Freud als den „hauptverantwortlichen Schurken für die Missstände der heutigen Psychotherapie“ betrachtet.[12] Ähnlich sieht es Thomas Szasz. In seinem Buch *Myth of Psychotherapy* behauptet er, dass „die Psychotherapie als medizinische Behandlung eine unlogische und unmoralische Praxis mit verheerenden ökonomischen und existenziellen Folgen ist".

Um Freuds eigene psychoanalytische Redensart zu gebrauchen, kann man sagen, dass seine Theorie größtenteils eine Form von *Transferenz*, eine Projektion seiner eigenen inneren Schatten und Konflikte darstellt. Wie bei jedem Menschen, bildeten in erster Linie die traumatischen Kindheitserlebnisse seine persönliche Sichtweise des Lebens. Er fand einige Charakteristika der elterlichen Vergangenheit, die seinen eigenen glichen, und leitete daraus ein allgemeingültiges Muster für alle Menschen ab. So zum Beispiel, dass unterdrückte sexuelle Neigungen jede menschliche Aktivität antreibt.

Freuds biographische Angaben werfen ein wenig Licht auf seine psychologischen „Entdeckungen", wie die sexuelle Ätiologie der Neurose, sexuelle Repressionen und seinen berühmten Ödipus-Komplex, auf dem das gesamte Paradigma seiner psychoanalytischen Theorie beruht. (Freud entnahm diesen Namen der antiken Tragödie *Oedipus Rex* von Sophokles, in der Ödipus unwissentlich seinen leiblichen Vater tötete.) Die Theorie des Ödipus-Komplexes besagt, dass Kinder sich sexuell zu dem andersgeschlechtlichen Elternteil hingezogen fühlen und dem Elternteil gleichen Geschlechts feindselig gegenüberstehen. Falls ungelöst, würde dieser Komplex zur Entstehung verschiedener seelischer und geistiger Störungen führen.

Freud behauptete, dass seine Klienten gewöhnlich von verdrängten Erinnerungen an sexuellen Missbrauch in der Kindheit redeten. Ursprünglich führte er sexuellen Kindesmissbrauch als allgemeine Erklärung für die Ursache von Neurosen und Hysterie an. Später verwarf er diese sogenannte „Verführungstheorie" und hob den Ödipus-Komplex als die hauptsächliche Ursache der Hysterie und anderer neurotischer Symptome hervor. Der Ödipus-Komplex scheint mit Freuds eigenen seelischen Konflikten in Zusammenhang zu stehen. Offenbar litt er selbst unter einem starken „Vater-Komplex", der seine psychologischen Theorien erheblich beeinflusste. Seine Ödipus-Theorie basiert auf der Vorstellung, dass ein Kind auf seinen Vater eifersüchtig ist. In seinem Buch *Religion: Die Zukunft einer Illusion* schrieb er, dass der Mensch die Religion als ein Bedürfnis nach dem beschützenden Vater erfand. In *Totem und Tabu* erklärte er, dass die ersten Menschen (die „Ur-Horde") ihren Stammesvater töteten um sich seiner hierarchischen Stellung zu bemächtigen. In *Moses und Monotheismus* behauptete Freud, Moses, den er als den hebräischen Urvater betrachtete, sei in der Wüste von den Israeliten ermordet worden und so fort. Sein Werk gibt zahlreiche Hinweise auf einen unterschwelligen Konflikt mit der Vaterfigur.

Nach dem Tode seines Vaters durchlebte Freud eine Periode tiefer persönlicher Krisen, was dazu führte, dass er seine eigenen Träume, Kindheitserinnerungen und die Dynamik seiner Persönlichkeitsentfaltung zu erforschen begann. Im Laufe dieser Selbst-Analyse erinnerte er sich an die Feindseligkeit, die er seinem Vater gegenüber empfand, und an die sexuelle Anziehung gegenüber seiner Mutter. Freud verallgemeinerte dieses Problem und schrieb es allen Menschen zu. So wurde ein persönliches Erlebnis zu einem universellen Erlebnis überhöht. Ein Brief, den Freud am 15. Oktober 1897 an seinen Freund und Vertrauten Wilhelm Fliess schrieb, erhärtet diese These:

> „Mir kam ein Gedanke, der allgemeingültigen Wert besitzt. Ich habe, auch in meinem persönlichen Fall, [das Phänomen] entdeckt, die eigene Mutter zu lieben und auf den Vater eifersüchtig zu sein, was ich nun als ein generelles Vorkommnis in der frühen Kindheit betrachte, selbst wenn nicht so früh wie bei Kindern, die hysterisch gemacht wurden."[13]

Freud ging sogar so weit, seinem Schüler C.G. Jung seine Sexualtheorie als sakrosanktes Dogma aufdrängen zu wollen. Eine Zeit lang sah er in Jung eine Art Kronprinz, den Erben seiner Psychoanalyse, und wollte, dass er seinen materialistisch orientierten psychologischen Prinzipien folgte. Jung erinnert sich an eine Unterhaltung zu diesem Thema:

> „Ich erinnere mich lebhaft, als Freud zu mir sagte: „Mein lieber Jung, versprechen sie mir, die Sexualtheorie niemals aufzugeben. Sie ist der Kernpunkt. Sehen sie, wir machen ein Dogma daraus, ein unerschütterliches Bollwerk." … Überrascht fragte ich ihn: „Ein Bollwerk – gegen was?" Worauf er erwiderte.

> „Gegen die schwarze Schlammflut“; und fügte nach einigem Zögern hinzu – „des Okkultismus.“ Er sagte dies sehr emotional, im Ton eines Vaters.... Es waren die Begriffe „Bollwerk“ und „Dogma“, die mich alarmierten.... die nichts mehr mit wissenschaftlicher Beurteilung zu tun hatten, nur mit persönlichem Machtanspruch.“[14]

Freuds Tendenz zu festgefahrenen Vorstellungen wurde auch von William James beobachtet. Er begegnete Freud 1909 an der Clark Universität, in Worcester, Massachusetts, die Freud und Jung zu einer Konferenz eingeladen hatte. Freud hielt einige Vorträge über seine Traumtheorie und Psychoanalyse. In einem Brief an einen Freund schrieb James, dass er und Freud einen Spaziergang machten, der aber unterbrochen wurde, weil James erkrankte und kurzfristig abreisen musste. Die Traumtheorie hatte ihn in keiner Weise überzeugt. Freud schien für ihn „ein Mann zu sein, der besessen war von fixen Ideen“.[15] James anfängliche Begeisterung für Freud wich der Ernüchterung.

Freud war ein Produkt seiner Zeit und seines sozialen Umfelds, einer Wiener Gesellschaft (angeblich achtzig Prozent Katholiken) mit strengen katholischen und viktorianischen Werten. Er lebte in einer stark von religiösen und moralischen Prinzipien geprägten patriarchalischen Gesellschaft, in der Frauen und Kinder als Besitz des Haushaltsvorstandes betrachtet wurden. Die Katholische Kirche erachtete die Unterhaltung über sexuelle Themen mit einer Frau bereits als Sünde. Frauen hatten nicht über Sex zu sprechen. Es war nicht üblich anzunehmen, Frauen könnten sexuelle Wünsche haben. In dieser Umgebung an Sex zu denken, war eine Sünde, die mit ewiger Verdammnis in der Hölle bestraft werden musste. Zweifellos schuf ein solches Umfeld mit seiner extremen moralischen Repression für viele Menschen emotionale Probleme. Hier liegt Freuds Größe. Unter dem Deckmantel wissenschaftlicher Entdeckungen enthüllte er die Bigotterie und den Zynismus der falschen viktorianischen Werte. Indirekt prangerte er den sexuellen Kindesmissbrauch an, der zur damaligen Zeit in der europäischen Gesellschaft nicht ausgesprochen wurde. Zu Anfang stand Freud allein mit seiner Aufgabe, fand aber später Unterstützung von Kollegen wie Jung, Otto Rank, Alfred Adler und anderen.

Sein wichtigster Beitrag zur Psychologie war seine Auffassung von der menschlichen Sexualität als einem natürlichen biologischen Bedürfnis. Er entdeckte ein bestimmtes Muster bei seinen Patienten. Leute, die als Erwachsene Neurosen und ernsthafte emotionale Probleme entwickelt hatten, waren im Allgemeinen Frauen mit einer Geschichte von sexuellem Missbrauch in der Kindheit.[16] Er wagte es, einer bigotten puritanischen Gesellschaft seine Theorie der sexuellen Repression, den Ödipus-Komplex und sexuellen Kindesmissbrauch vor Augen zu halten.

Man kann sich den riesigen Unterschied zwischen der viktorianischen Zeit und der modernen Gesellschaft kaum vorstellen. In der damaligen Zeit war es tabu, über sexuellen Missbrauch zu sprechen. Es gab keine Kinderrechte. Selbst in unserer heutigen Gesellschaft mit ihren strengen Gesetzen ist Kindesmissbrauch nach wie vor üblich. Um die Wende des 20. Jahrhunderts war es noch verbreitet, dass erwachsene Männer, einschließlich Eltern, Verwandte, ältere Geschwister und sogar Religionsvertreter, Kinder sexuell missbrauchten, was Familiengeheimnis blieb. Die Leute lebten in zwei verschiedenen Welten, in einer extrem religiösen und in einer, in der ihre sexuellen Bedürfnisse geheimgehalten wurden. In der Kinderpsychologie ist es bekannt, dass sich die Opfer selbst die Schuld für das Geschehen geben. Diese Art des Missbrauchs hat zweifellos schwere emotionale Störungen im Erwachsenenalter solcher Opfer hervorgerufen.

Obwohl Freuds Theorien fehlerhaft waren, haben sie alle Arten moderner Aktivitäten geprägt, sei es Kunst, Rechtswissenschaft, Musik und Bildhauerei oder Psychologie und Psychiatrie.

Außerdem ist es belegt, dass Freud seit seiner Studentenzeit dazu neigte, mit Kokain zu experimentieren (einer Droge, die für medizinische Zwecke damals nicht illegal war). Er wurde süchtig. Freud verfasste Abhandlungen über den Kokastrauch, in denen er dessen Vorzüge erklärte und die getrockneten Blätter als Schmerz- und Aufputschmittel empfahl.[17] Abgesehen von seinen Artikeln über die antidepressiven Eigenschaften der Droge, beeinflusste ihn sein Freund William Fliess, der Kokain zur Behandlung der „Nasalreflex-Neurose" empfahl.[18] Freud glaubte allen Ernstes, dass Kokain als Allheilmittel bei zahlreichen Störungen wirken würde, und empfahl es Freunden und Familienmitgliedern. Einige Kritiker vertraten sogar die Ansicht, dass Freuds psychoanalytische Theorie größtenteils ein Nebenprodukt seiner Kokainabhängigkeit sei.[19] E. M. Thornton schrieb ein Buch mit dem Titel *The Freudian Fallacy: An Alternative View of Freudian Theory*, mit dem sie Freuds Kokainabhängigkeit darlegte. Kühn behauptete sie, dass Freuds „Theorien das unmittelbare Ergebnis dieses [Kokain] Gebrauchs waren".[20]

Frank Cioffi, der Freuds Erbe jahrelang unter dem Aspekt erforschte, ob die Psychoanalyse als wissenschaftliche Disziplin eingeordnet werden kann, veröffentlichte die Ergebnisse seiner Untersuchungen in dem Buch *Freud and the Question of Pseudoscience*. Darin legt er dar, dass Freuds Berichte über die Entwicklung seiner psychoanalytischen Theorien jeder wissenschaftlichen Grundlage entbehren. Der amerikanische Psychiater Thomas Szasz, bekannt als Kritiker der Psychiatrie und Psychotherapie Freuds und Verfasser der Schriften *The Myth of Mental Illness* und *The Myth of Psychotherapy*, geht sogar so weit zu behaupten, dass es keine Geisteskrankheit gibt und es sich dabei nur um eine Metapher handelt.[21] Die Psychotherapie bedeutet kaum mehr als Sprechkur, persönliche Einflussnahme und Suggestion. Der Leser, der sich für diese Thematik interessiert, möge oben genannte Schriften hinzuziehen.

Kapitel 16
Carl Gustav Jung
Der Seelendoktor

Der Schweizer Carl Gustav Jung war Psychiater und Begründer der analytischen Psychologie, auch als Jungsche Psychologie bekannt. Obwohl die Wurzeln der sogenannten Tiefenpsychologie bis zur Nancy-Hypnose-Schule und Thompson Jay Hudson zurückreichen, haben die Theorien von Freud und Jung ebenfalls Einfluss auf sie genommen. Jung und James gingen noch einen Schritt weiter, da sie die Psychologie in den Bereich der Metaphysik und Religion führten. Der wohl größte Beitrag, den Jung leistete, besteht darin, die mythischen Grundlagen unseres Alltags aufzuzeigen.

C.G. Jung und William James teilen einige Gemeinsamkeiten. Neben ihrem Interesse am Übersinnlichen, der Geistheilung, der Mystik und den religiösen Erfahrungen, waren sie spirituell unabhängig und nahmen nicht an organisierten religiösen Zeremonien teil. Sie respektierten alle Religionen und sahen in ihnen wichtige Mechanismen für das gesellschaftliche Wirken und Wohlergehen. James war von der Existenz wahrer religiöser Erfahrungen überzeugt, während Jung verkündete, die menschliche Seele sei „von Natur aus religiös“. Sowohl Jung als auch James studierten die Hauptreligionen der Menschheit. Heute bezeichnet man sie bisweilen als *transpersonale Psychologen*, da sie Spiritualität und religiöse Erfahrungen in ihre psychologische Betrachtungsweise mit einbezogen. Interessanterweise interessierten sich ihre Väter ebenfalls für die Theologie von Emanuel Swedenborg.

Jung wuchs in einem Umfeld auf, das dazu beitrug, sich mit esoterischen Dingen zu befassen. Seit frühester Kindheit besaß er übersinnliche Fähigkeiten. Er spielte mit imaginären Freunden und hatte Visionen und spirituelle Erfahrungen, die für ein Kind seines Alters unüblich waren. Sein Vater war Geistlicher. Seine Mutter interessierte sich auch für das Übersinnliche und ermutigte ihn, seine esoterischen Studien weiterzuverfolgen. Jungs Cousine, Helene Preiswerk, wirkte als Medium in Séancen, an denen seine Familie teilnahm.[1] Sein esoterisches Interesse findet seinen Niederschlag in seiner Dissertation *Zur Psychologie und Pathologie sogenannter okkulter Phänomene*, in der Preiswerks Séancen erörtert werden.

Jung war ein eher einsames Kind. Bereits in der ersten Gymnasialklasse in Basel schikanierten ihn seine Klassenkameraden. Um nicht in die Schule gehen zu müssen, täuschte er Krankheit vor. Er blieb sechs Monate zu Hause, bis er mit anhörte, wie sich sein Vater einem Besucher gegenüber besorgt über die Zukunft des Jungen und dessen Fähigkeit, sich selbst zu ernähren, äußerte.[2] In diesem Augenblick wurde Jung klar, dass er eine gute Ausbildung benötigte, um seinen Lebensunterhalt zu verdienen. Ursprünglich wollte er Archäologie studieren, änderte aber seine Meinung und entschied sich für Medizin an der Universität Basel.

Jung bezeichnete sich selbst als Empiriker. Seine Lebensaufgabe sah er darin, zu verstehen, wie die menschliche Psyche arbeitet. Zu diesem Zweck erforschte er die Symbolik von Träumen, Volkstum, Alchemie, Mythologie, Religion und Philosophie. Jung war der Psychologe, der das Neue Zeitalter inspirierte. Er prägte zahlreiche heute vertraute Begriffe, wie *Archetypen, das kollektive Unbewusste, introvertiert, extravertiert* und *Synchronizität.* Diese Begriffe fanden in fast allen Büchern über Tarot, Astrologie, Alchemie und esoterische Psychologie Eingang.

Angeblich beabsichtigte Jung zunächst nicht, die Psychiatrie berufsmäßig zu betreiben, da sie in der damaligen Zeit keinen guten Ruf besaß. Als er sich an der Universität Basel mit einem Psychologiebuch befasste, wurde sein Interesse an dieser Thematik geweckt. Er identifizierte sich mit einigen darin beschriebenen psychologischen Problemen und suchte nach einer Erklärung für diese sowie für seine übersinnlichen Erfahrungen als Kind und Jugendlicher. Mit der Zeit begann er zu glauben, auf diesem Gebiet seine berufliche Laufbahn gefunden zu haben.[3]

1906 stand die Psychologie noch am Anfang ihrer Entwicklung. In diesem Jahr las Jung Freuds *Traumdeutung*. Die Ähnlichkeit mit einigen seiner eigenen Ideen beeindruckte ihn. Im selben Jahr schickte er Freud eine Sammlung seiner frühen Publikationen unter dem Titel *Studien über Wortassoziationen*.[4] Dies war der Beginn eines intensiven Briefwechsels, Austauschs von Ideen und einer Zusammenarbeit, die mehr als sechs Jahre währte. Im März 1907 begegneten sich die beiden Männer zum ersten Mal. Freud hatte Jung eingeladen, ihn in Wien zu besuchen. Sie hatten vieles gemeinsam, das sie besprachen. Freud strich alle seine Termine, um sich an diesem Tag ganz seinem Gast zu widmen. In seinem Tagebuch beschreibt Jung diese Begegnung:

> „Wir trafen uns nachmittags um ein Uhr und unterhielten uns sozusagen ohne Unterbrechung dreizehn Stunden lang. Freud war der erste tatsächlich wichtige Mann, dem ich bislang begegnet war. Niemand kam ihm gleich.
>
> Seine Sexualtheorie beeindruckte mich, Trotzdem vermochten seine Worte mein Zögern und meine Zweifel nicht zu beseitigen. Mehrmals versuchte ich, meine Vorbehalte vorzutragen, aber jedes Mal schrieb er sie meiner mangelnden Erfahrung zu. Freud hatte recht. Damals besaß ich nicht genügend Erfahrung, um meine Einwände zu erhärten."[5]

Freud, der in Jung einen künftigen Schüler sah, betrachtete ihn als eine Art Sohn (es lag ein Altersunterschied von fast zwanzig Jahren zwischen ihnen) und hoffte, die Entwicklung der psychoanalytischen Theorien Jung zu überlassen. Seit Beginn ihrer Freundschaft widersprach dieser der sexuellen Genese der Hysterie, was er 1906, in seinem ersten Brief an Freud, zum Ausdruck brachte. Er schrieb: „Es scheint mir, dass die Genese der Hysterie zwar vorwiegend, doch nicht ausschließlich sexuell bedingt ist. Was Ihre Sexualtheorie betrifft, bin ich derselben Auffassung."[6]

Freud hoffte, Jung vom sexuellen Ursprung der Hysterie und der Bedeutung sexueller Verdrängung zum Verständnis von Hysterie und Neurosen schließlich zu überzeugen. Er antwortete:

> „Ihre Schriften haben mich seit langem vermuten lassen, dass Ihre Wertschätzung meiner Psychologie sich nicht auf alle meine Ansichten über die Hysterie und die Probleme der Sexualität erstreckt, aber ich wage zu hoffen, dass Sie ihnen im Laufe der Jahre näher kommen, als sie es jetzt für möglich halten.“[7]

Freud hegte heftige Vorurteile gegen alles Übersinnliche und Parapsychologische, zu dem sich Jung stark hingezogen fühlte. Dieser versuchte mehrmals, Freuds Aufmerksamkeit auf solche Themen zu richten, stieß aber auf schroffe Ablehnung. Im Laufe seines dritten Besuchs bei Freud machte er folgende Erfahrung:

> „Freuds Ansichten über Präkognition und Parapsychologie im Allgemeinen interessierten mich. Als ich ihn 1909 in Wien besuchte, fragte ich ihn, was er darüber dachte. Aufgrund seiner materialistischen Voreingenommenheit lehnte er den gesamten Fragenkomplex mit einem solch oberflächlichen Positivismus als unsinnig ab, dass ich Schwierigkeiten hatte, die scharfe Erwiderung, die mir auf der Zunge lag, zurückzuhalten. Dies ereignete sich einige Jahre bevor er die Bedeutung der Parapsychologie erkannte und die Wirklichkeit „okkulter“ Phänomene eingestand.
>
> Während Freud sprach, überkam mich das seltsame Gefühl, als bestehe mein Zwerchfell aus Eisen, das sich glühend rot wölbte. In diesem Moment gab es einen solch lauten Knall in dem Bücherregal, das neben uns stand, dass wir beide erschrocken hochfuhren, aus Angst, es fiele über uns. Ich sagte zu Freud: „Dies ist ein Beispiel eines sogenannten katalytischen Objektivierungsphänomens.”
>
> „Hören Sie auf“, rief er. „Das ist blanker Unsinn!“
>
> „Ist es nicht“, erwiderte ich. „Sie liegen falsch, Herr Professor. Und um meinen Punkt zu beweisen, sage ich voraus, dass

> es binnen Kurzem einen erneuten Knall geben wird!“ Kaum hatte ich diese Worte ausgesprochen, ging dieselbe Detonation im Bücherregal wieder los.“[8]

In den ersten Jahren ihrer Freundschaft arbeite Jung aktiv am Aufbau der psychoanalytischen Gesellschaft mit und wurde der erste Präsident der Internationalen Psychoanalytischen Vereinigung. Aufgrund ihrer gegensätzlichen philosophischen Denkweise klafften Jungs und Freuds Theorien schließlich auseinander. Die Lebensauffassung von Freud war vorwiegend materialistisch und positivistisch geprägt. (Unter Positivismus versteht man eine Lehre, die postuliert, dass physische Wahrnehmungen die einzig zulässige Basis für menschliches Wissen sind.) Im Gegensatz dazu, dachte Jung metaphysisch. Er vertrat die Ansicht, dass die Menschen allein über ihre spirituelle Dimension vollkommen verstanden werden können. Für Freud waren Spiritualität und Religion Produkte von Neurosen.

Die Veröffentlichung von Jungs Buch *Psychologie des Unbewussten,* im Jahre 1912, verschärfte die ideologischen Differenzen zwischen ihnen. Abgesehen von ihrer unterschiedlichen Auffassung im Hinblick auf den Ursprung von Neurosen und bezüglich der Parapsychologie, sah Freud im Unbewussten lediglich ein Lager unterdrückter sexueller Triebe und aggressiver Gefühle. Für Jung war das Unterbewusstsein nicht nur ein Speicher für verdrängte Emotionen und Gefühle, sondern auch Sitz der schöpferischen Kräfte des Menschen, der Archetypen. Unter Archetypen versteht man Ur-Formen oder bildliche Darstellungen.

Jung behauptete, dass sich die Psyche des Menschen aus drei Ebenen zusammensetzt, dem bewussten Geist (oder Ego), dem persönlichen Unterbewussten (oder Unbewussten) und dem kollektiven Unbewussten (oder universalen Unterbewussten). Im Unterbewussten liegen sowohl leicht ins Bewusstsein zu holende Erinnerungen als auch solche, die tief in den geistigen Schichten vergraben wurden. Das kollektive Unterbewusste ist das Lagerhaus aller Erfahrungen der Menschheit. Es ist die Erinnerung der Spezies, die die Geschichte der Menschheit seit Beginn ihrer Entwicklung umspannt. Das Konzept des kollektiven Unterbewussten ähnelt der Vorstellung der Hindus von der Akasha-Chronik, die als Reservoir aller menschlichen Erfahrungen betrachtet wird. Jung behauptete, dass der Mensch über sein persönliches Unterbewusstsein Zugang zu diesem kollektiven Unterbewussten finden kann. Außergewöhnliche Persönlichkeiten in verschiedenen Lebensbereichen, wie Künstler, Dichter, Erfinder und Genies aller Art, haben direkt oder indirekt Zugang gefunden zu dieser Universal-Aufzeichnung, der Quelle der Inspiration und Kreativität. Der Surrealismus in der Kunst ist ein Beispiel dafür. Der Künstler bedient sich des Unterbewussten als Inspirationsquelle.

Im Gegensatz zu Freuds Auffassung, dass es sich bei der Religion um den Ausdruck menschlicher Neurosen handelt[9], verglich Jung die Religionen mit gemeinsamen Mythologien, auf der Suche nach einer Erklärung für die Existenz einer höheren geistigen Dimension. Jung betrachtete die Religion als positiv und erforderlich für das Wohlbefinden des Menschen, wohingegen Freud glaubte, sie schade der geistigen Gesundheit. Thomas Szasz schrieb: „Jung sieht in den Religionen eine unverzichtbare geistige Stütze, während Freud sie als illusorische Krücken betrachtet."[10]

Diese unüberbrückbaren Differenzen führten 1913 zum Bruch der persönlichen und beruflichen Beziehung der beiden Männer. Nach diesem Zerwürfnis zog sich Jung von seinen beruflichen Tätigkeiten zurück, um seine psychologischen Theorien erneut zu überprüfen. Es war eine Zeit tiefgreifender Selbsterforschung. Obwohl viele Autoren den gesellschaftlichen Rückzug als eine Zeit seelischen Zusammenbruchs deuten, erwies sich diese Periode in Wirklichkeit als die produktivste in Jungs Leben. Er selbst bezeichnete sie als eine Phase des Experimentierens, eine freiwillige Konfrontation mit den Schatten seines Unterbewussten, einen Integrationsprozess persönlicher Transformation. Während dieser Zeit begann er, sein „geheimes Tagebuch" zu schreiben, in dem er alles, was er dachte, fühlte und tat, aufzeichnete. Jung selbst hielt dieses große, rote, ledergebundene Buch, heute bekannt als *Das Rote Buch*, für sein wichtigstes Werk. Seine Erben hielten das Manuskript bis zu dessen Veröffentlichung im Jahre 2009 zurück.

Jung beschreibt diese Lebensperiode folgendermaßen:

> „Die Jahre … in denen ich die inneren Bilder verfolgte, waren die wichtigsten meines Lebens. Alles andere lässt sich davon ableiten. Es begann in jener Zeit. Die späteren Einzelheiten zählen kaum noch. Mein gesamtes Leben bestand darin, das, was aus dem Unterbewussten hervorbrach und mich wie ein rätselhafter Strom überflutete und zu brechen drohte, sorgfältig auszuarbeiten. Es war der Stoff und das Material für mehr als ein Leben. Alles Spätere war lediglich die äußere Klassifikation, wissenschaftliche Ausarbeitung und Integration in mein Leben. Aber der unfassbare Anfang, der alles enthielt, war dann."[11]

In diese Zeit entwickelte Jung sein System der Psychoanalyse sowie seinen wohl wichtigsten Beitrag, die Theorie der *Individuation*, den Prozess der Selbstwerdung des Menschen. Einige esoterische Schulen haben diesen Vorgang Selbstverwirklichung oder das Große Werk genannt. Es handelt sich dabei um einen seelischen Läuterungsprozess, bei dem die negativen Inhalte des Unterbewussten transformiert und in die gesamte Persönlichkeit integriert werden, um eine ausgewogene und harmonische Individualität zu schaffen. Der Selbstverwirklichungsprozess beinhaltet eine tiefgreifende Selbstanalyse. Dazu gehört es, sich seinen „Dämonen" zu stellen, die im Unterbewussten hausen, ihren Antagonismus aufzulösen und in die Gesamtidentität zu integrieren, anstelle von dualen oder multiplen Persönlichkeiten. An diesem Punkt findet ein Individuum sein Equilibrium und erkennt sein eigenes Wesen.

Im Laufe seines eigenen Individuationsprozesses malte Jung zahlreiche Mandalas, die einen Teil des Roten Buches ausmachen. (Mandala ist ein Sanskritwort, das wörtlich übersetzt „Kreis" bedeutet. Diese geometrischen Figuren dienen als Konzentrationshilfe, um in tiefere Meditationsebenen vorzustoßen.) Nach der Lektüre eines taoistischen Traktats mit dem Titel *Das Geheimnis der Goldenen Blüte*, das sein Freund Richard Wilhelm aus dem Chinesischen ins Deutsche übertragen hatte, verstand er die Bedeutung der Mandalas und die Universalität ihrer Symbolik.[12] Jung schrieb eine ausführliche Einleitung, in der er die Bedeutung und Botschaft dieses Buches darlegte, das manche Autoren als den „heiligen Gral des chinesischen Yoga“ betrachten.

In diesem Sinne wurde Jung zum Seelendoktor. Er drang, weit über die Heilung geistiger Störungen hinaus, in den metaphysischen Bereich vor. Für ihn hörte die Heilung eines Menschen nicht bei der Beseitigung emotionaler oder physischer Beschwerden auf, sondern bedeutete dessen grundlegende Wiederherstellung. Durch die Begegnung mit den Archetypen kann das Individuum mit dem kollektiven Unterbewussten verbunden werden und schließlich das Numen, die Gottheit, erfahren. In einem Brief an einen Freund schrieb Jung: „Der Kernpunkt meiner Arbeit ist nicht die Heilung von Neurosen, sondern die Annäherung an das Numen … [worin] die wahre Therapie besteht.“[13]

Jung glaubte, dass die Essenz des Menschen universal ist und die gesamte Menschheit den einen Ursprung teilt. Mythen und Religion spielen eine wesentliche Rolle, den Reintegrationsprozess mit der geistigen Quelle metaphorisch zu erklären. Er behauptete, die Bedeutung des Lebens könne in den Mythen, dem Volkstum, der Kultur und Religion gefunden werden. Hierin lag einer der Gründe, warum er diese Disziplinen studierte. Mit seinem Konzept des kollektiven Unterbewussten eröffnete Jung der Psychologie eine völlig neue Welt. Sie würde sich nicht länger ausschließlich auf das Studium der Psyche, der Wahrnehmungen und der Verhaltensweise beschränken, sondern für eine vollkommen neue Dimension öffnen, einer unbekannten seelisch-geistigen Welt. Jung zufolge besteht die Hauptlebensaufgabe des Menschen darin, sein tief im Inneren ruhendes Potenzial, dessen Wesen spiritueller Natur ist, zu entfalten. Jeder von uns muss diesen Entwicklungsprozess durchlaufen, vergleichbar mit einer Raupe, die sich in einen Schmetterling verwandelt.

In seinem Buch *Psychologie und Alchemie* (1944) analysierte Jung die Symbole der mittelalterlichen Alchemie und entdeckte eine direkte Beziehung zum Individuationsprozess. Der alchemistische Prozess ist die Transformation der ungeläuterten Persönlichkeit (Blei) zur vollkommenen Seele (Gold). Hierin liegt eine Parallele zu dem Hauptziel der Freimaurer, den groben Steinbrocken der Persönlichkeit so lange zu behauen, bis er die vollendete kubische Form angenommen hat.[14]

In der Alchemie kennt man den Individuationsprozess als VITRIOL, dem Akronym des lateinischen *Visita interiora terrae; rectificando invenies occultum lapidem*: „Suche das Innere der Erde auf (das Unterbewusste), und indem du es reinigst (läuterst), wirst du den verborgenen Stein finden.“ Die Freimaurer symbolisieren diesen Gedanken in der „Kammer des stillen Nachdenkens“, in die der Kandidat zur Erlangung des ersten Grades an einen Tisch gesetzt wird, auf dem ein Schädel liegt. Hier soll er über die Natur des physischen Todes und die Vergänglichkeit des Lebens nachsinnen.

Der lateinische Begriff *solve et coagula*, „löse und verbinde“, bildet die erste Phase des Magnum Opus. Der Aspirant muss alle festgefahrenen falschen Meinungen, negativen Stammeserinnerungen und das Gefühl von Getrenntsein auflösen und als neuer Mensch wiedergeboren werden. Diese Vorstellung entspricht den Worten Christi: „Wenn jemand nicht von neuem geboren wird, kann er das Reich Gottes nicht sehen“ (Joh. 3,3). Jesus erklärte weiter, dass das Reich Gottes im Inneren liege. Um in diesem Reich wohnen zu können, müsse man als neugeborenes Kind eintreten.

Jung entdeckte starke Ähnlichkeiten zwischen dem Magnum Opus des Okkultismus und dem Individuationsprozess. Die Arbeit muss im Unterbewussten geschehen, das sich einem Prozess der Läuterung und Integration unterzieht. Die aus der Tiefe des Berges (das Unterbewusste) ausgegrabene *massa confusa* der Alchemie muss sich einem langwierigen Reinigungsprozess unterziehen. Sie wird wiederholt gelöst und koaguliert. Aus diesem Prozess geht das Rohmaterial zur Bereitung des alchemistischen Goldes hervor.

Das Große Werk der Okkultisten bedeutet, die alte Persönlichkeit abzulegen und als neuer Mensch wiedergeboren zu werden. Dieser Vorgang wird in der *Tabula Smaragdina*, dem Grundlagentext der Alchemie, erklärt, der in verschlüsselten Worten das Geheimnis der *prima materia* und ihrer Transmutation enthüllt. Antike esoterische Abhandlungen weisen darauf hin, dass derjenige, der das Große Werk vollendet, die Universalmedizin und das Lebenselixier des Alchemisten besitzen wird.

Zum Abschluss sollte auf die große Ähnlichkeit zwischen der Psychoanalyse von Jung und der Therapie hingewiesen werden, die in dem amerikanischen Pathwork Center praktiziert wird. Diese spirituelle Organisation wurde von Eva B. Pierrakos und ihrem Mann, dem Psychiater John Pierrakos, gegründet. Sie basiert auf den Lehren eines entkörperten Wesens, der „Guide" genannt. Nach Ansicht dieses Zentrums ist der Hauptfaktor, der den Charakter eines Individuums bestimmt und das menschliche Schicksal diktiert, das Unterbewusste. Aus diesem Grund sollen die darin angesiedelten dunklen, destruktiven Elemente erforscht und beseitigt werden, damit die Menschheit ihr wahres kreatives und göttliches Wesen zurückerobert. Der Guide erklärt: „Wenn der Mensch von seinem Schicksal, den schicksalsbedingten Geschehnissen und Nicht-Geschehnissen spricht, handelt es sich in Wahrheit um nichts anderes als um die bestimmenden Kräfte unterbewusster Faktoren."[15]

Vergleichbar mit der Individuation von Jung liegt ein langwieriger Prozess der Selbstanalyse und Selbsterforschung vor uns, die dunkle Seite der Seele zu erkennen und zu konfrontieren, unsere niedrige Natur zu akzeptieren und die negativen Elemente zu läutern und zu transformieren, so dass durch die Integration der unbewussten Kräfte Ganzheit erreicht wird.[16]

Teil vier

Grundlagen der Geistheilung

Kapitel 17

Die Neugeist-Bewegung und das Gesetz der Anziehung

Der Gedanke ist eine Kraft – eine Manifestation von Energie – die eine magnetähnliche Anziehungskraft besitzt.

William Walker Atkinson

Die biblische Aussage: „Denn wie er in seinem Herzen denkt, so ist er“ (Sprüche), bringt das „Gesetz der Anziehung” auf den Punkt. Im Gegensatz zur allgemeinen Annahme behaupte ich, *ein Individuum zieht das an, was seinem „Daseinszustand“, nicht dem, was es sich wünscht, entspricht.* Unter Daseinszustand ist nicht das Selbst oder das „Ich bin“ zu verstehen, sondern vielmehr die Summe der Grundüberzeugungen einer Person sowie ihre übliche Gemütslage, sozusagen ihr „Schwingungszustand“. Ob sie sich nun fortwährend auf ihre Wünsche oder auf das konzentriert, was sie vermeiden will, sie wird diese Dinge stets entsprechend ihrem Daseinszustand erfahren. *Der Daseinszustand ist der Anziehungspunkt.*

Gewöhnlich sind sich die Leute ihrer unterbewussten Überzeugungen nicht bewusst. Eine urteilende, kritische und zynische Person wird sich selbst höchstwahrscheinlich unsicher, unzulänglich und unwürdig fühlen, was mit dem Gesetz der Entsprechung in Einklang steht: „Wie innen, so außen.“ Jemand mag seinen Wunsch nach Erfolg, Liebe und Glück in das Universum senden. Das Universum aber wird auf seinen Daseinszustand reagieren, weniger auf seine Wünsche. Beide Aspekte sollten miteinander übereinstimmen.

Gedanken und Gefühle, die automatischen Reaktionen auf bestimmte Situationen, sind in Wirklichkeit Kräfte der Anziehung oder Abstoßung. Glaubenssysteme können eine selektive Rolle dabei spielen. Der Mensch trifft Entscheidungen anhand seiner innersten Überzeugungen und wird seine Erfahrungen und Beobachtungen in einer Weise interpretieren, die diese Überzeugungen untermauert. Gleichzeitig lässt er Erfahrungen, die mit ihnen in Konflikt stehen, außer Acht oder ignoriert sie. Die Ereignisse des Lebens gestalten sich entsprechend seiner vorherrschenden Ansichten, obwohl man sich dessen meistens nicht bewusst ist.

Die tief in unserem Geist verwurzelten, rational begründeten Meinungen bilden unsere „normale" Lebensanschauung. Meistens bestimmen diese verborgenen Ansichten unser Leben und schaffen unsere äußeren Gegebenheiten. Der Mensch ist buchstäblich das, was „er in seinem Herzen denkt". Sein Charakter ist die Summe seiner Gedanken und Verhaltensweisen, seien sie richtig oder falsch. Manche sind gewillt, ihre Verhältnisse zu verbessern, nicht aber ihre tiefen inneren Überzeugungen ehrlich zu überprüfen. Sie bleiben an ihren Irrtümern haften und behalten folglich dieselben Umstände bei und wiederholen sie immer und immer wieder.

Der metaphysische Aspekt des Gesetzes der Anziehung wurde von Anfang an mit der Neugeist-Bewegung in Verbindung gebracht. William Walker Atkinson prägte diesen Begriff. In seinem 1906 veröffentlichten Buch *Thought Vibration or the Law of Attraction in the Thought World* beschrieb er als Erster das Phänomen, dass „Gedanken Lebensumstände anziehen". Mit diesem Konzept machte Atkinson der allgemeinen Öffentlichkeit deutlich, was damals als eine esoterische Lehre betrachtet wurde. Er behauptete, Gedanken seien Dinge im Mentalreich, und man ziehe Menschen und Gegebenheiten entsprechend seiner vorherrschenden Gedanken an.

Der Amerikaner Wallace D. Wattles (1860-1911) gehörte zu den Ersten, die das Gesetz der Anziehung befürworteten. In seinem Buch *The Science of Getting Rich* (1910) erklärte Wattles, er habe sich dieses Gesetz zunutze gemacht, um aus extremer Armut in ein angenehmes Leben aufzusteigen. Mit diesem Buch übte er in Amerika einen starken Einfluss auf viele Motivationsredner und Schriftsteller aus. In *The Science of Mind* widmete Ernest Holmes dem Gesetz der Anziehung ein Unterkapitel. Die praktische Anwendung dieses Gesetzes auf alle Lebensbereiche machte Napoleon Hill (1883-1970) in seinem 1937 erschienen Meisterwerk *Denke und werde reich* allgemein bekannt. Für die persönliche Entfaltung und auf dem Gebiet der Motivationsförderung ist seine Arbeit wegweisend.

Es lohnt sich zu beschreiben, wie der Reporter Napoleon Hill dieser Art von Wissen begegnete. Um die Wende des 20. Jahrhunderts erhielt er den Auftrag, eine Serie von Erfolgsgeschichten berühmter Männer der damaligen Zeit zu schreiben. Das Interview mit dem amerikanischen Multimillionär Andrew Carnegie, der später sein Mentor wurde, brachte den Wendepunkt in seinem Leben. Carnegie half Hill, eine Philosophie des Erfolges zu formulieren. Er beauftragte ihn, mehr als fünfhundert Millionäre zu interviewen, um eine Erfolgsformel herauszufinden, die der Durchschnittsmensch anwenden konnte. Hill verstand diesen Auftrag als Lebensaufgabe.

Er interviewte die meisten einflussreichen Leute seiner Zeit und kam zu dem Schluss, dass *„jeder Mensch die Kraft besitzt, seinen Geist zu nutzen und ihn auf das zu lenken, was er im Leben erreichen möchte"*. Er fasste die Erfolgsformel in einem Satz zusammen, den jeder anwenden kann: *„Was immer dein Geist sich vorzustellen und zu glauben vermag, kann er erreichen, gleichgültig wie oft du in der Vergangenheit versagt hast."*[1] Deine bewussten oder unbewussten vorherrschenden Überzeugungen und Gedanken gestalten den Erfolg oder den Fehlschlag in deinem Leben. Dies ist die Kernaussage des Gesetzes der Anziehungskraft.

Betrachten wir dieses Gesetz etwas näher, um den Nebel des Geheimnisvollen, von dem es in der Vergangenheit umgeben war, zu lichten. Über das Unterbewusste kann man im Leben materielle und spirituelle Ziele erreichen. Das Grundprinzip besteht darin, dass die vom kollektiven Unterbewusstsein erschaffenen lebendigen Gedankenformen und Bilder (positive und negative) auf der Astralebene schweben und darauf warten, dass ein mit ihnen gleichschwingender menschlicher Geist sie anzieht, um sich auf physischer Ebene zu manifestieren. Der Mensch zieht diejenigen Gedankenformen an, die mit seiner persönlichen Eigenart in Einklang stehen. Die meisten Gedankengebilde, die in der Astralsphäre umherschweben, sind irrational und destruktiv und fühlen sich zu Menschen mit ähnlichen Tendenzen hingezogen. Positive, von Emotionen unterstützte Bilder ziehen positive Menschen und Ereignisse an, während negative Bilder Negatives anziehen. In manchen Fällen kann ein erwünschtes Ziel aufgrund mangelnder emotionaler Resonanz an seiner Manifestation gehindert werden.

Das *Gesetz der Anziehung* gründet in dem *Gesetz der Affinität.* Dies besagt, dass der Mensch von einem elektromagnetischen Feld umgeben ist, das seine Gedanken und Emotionen magnetisieren. Dieses Magnetfeld zieht Ereignisse und Situationen an, die seinen vorherrschenden Gedanken und seinem Wesen gleichen. Sich dieses Prinzips bewusst zu sein, bedeutet, dass man seine äußeren Umstände durch richtiges Denken, Fühlen und Handeln, das heißt durch Selbstbeherrschung, zu steuern vermag. Die Gedanken und Emotionen (bewusste oder unbewusste) einer Person werden die entsprechenden positiven oder negativen Erfahrungen anziehen. Das Gesetz der Anziehung bedeutet also, dass man das, worauf man sich konzentriert, früher oder später erleben wird. Um es zu vereinfachen: „Du bekommst, was du gewöhnlich denkst." Die Quantenphysik scheint mit dieser Aussage übereinzustimmen, wenn sie erklärt, unser Umfeld sei eine Projektion unseres Geistes.

Das Gesetz der Anziehungskraft basiert auf der metaphysischen Vorstellung, dass der *Gedanke* das Urelement der Schöpfung ist. Nichts ist dem Zufall überlassen. Alles geschieht nach dem hermetischen Prinzip von *Ursache und Wirkung* oder *Aktion und Reaktion.* „Alles geschieht nach dem Gesetz. Zufall bedeutet: Nicht erkanntes Gesetz. Es gibt viele Ebenen der Kausalität, aber nichts entkommt dem Gesetz."[2] Das Urelement in der Welt der Kausalität ist eine Gedanken/Emotion-Beziehung. „Gedanke" und „Emotion" sind die beiden Seiten einer Medaille. Das eine lässt sich nicht von dem anderen trennen. Emotionen machen Ereignisse unvergesslich. Erinnert man sich an ein Erlebnis, wirbelt die Erinnerung sofort die damit verbundene Emotion auf. In irgendeiner Weise ist der Mensch mit seinen Emotionen verhaftet. Vermag er sie nicht zu beherrschen, treiben sie seine Gedanken und seine Gedanken seine Handlungen an.

Charakteristisch für ein Gesetz ist, dass es bei einem spezifischen

Input einen voraussehbaren Ausgang garantiert. Sinngemäß können wir im Mentalreich davon ausgehen, dass eine bewusste *Intention* im Vorfeld die Gegebenheiten richtungsweisend lenkt, so dass sich das gewünschte Vorhaben manifestieren kann. Diese Vorstellung ist nicht so abwegig, wie es den Anschein hat. Die Medizin bezieht die Einflussnahme der Intention in ihr Heilsystem mit ein. Gary E. Schwartz, Professor der Psychologie, Medizin, Neurologie und Psychiatrie an der Universität von Arizona, hat ein Buch mit dem Titel *The Energy Healing Experiments* geschrieben, in dem er „Intentionen" als Heilmittel beschreibt.[3]

Dr. Jeanne Achterberg hat in ihrem Buch *Intentional Healing* die Macht der positiven Intention im Heilungsprozess dargelegt. Konzentrierte Gedanken und Intentionen können sich positiv oder negativ auf den Körper auswirken.[4] Bewusste Absicht und Zielsetzung können Einfluss auf Geschehnisse nehmen, die sich ansonsten wahllos und unvorhersehbar ereignet hätten. Alles Erschaffene, ob physisch oder mental, hat einen Ausgangspunkt, und dieser Ausgangspunkt ist eine definitive Intention. Nichts kann in der physischen oder geistigen Welt geschehen, ohne dass es beabsichtigt oder gewünscht wurde. Nach dem metaphysischen Prinzip kann sich unser Vorhaben nur dann auf der physischen Ebene manifestieren, wenn wir mit ihm in Einklang schwingen. Das Universum, in dem wir leben, ist reine Energie, ein Aspekt oder eine Erweiterung der Energie der unendlichen Quelle. Unsere Absichten lenken bewusst den Verlauf dieser Energie.

Der erste Schritt in der bewussten Zusammenarbeit mit der unendlichen Intelligenz besteht darin, ein Vorhaben im Vertrauen auf den erwarteten Ausgang vorzulegen. Was oft als äußere Realität wahrgenommen wird, ist in Wirklichkeit die Manifestation mannigfaltiger Mentalschöpfungen des Kollektivbewusstseins. Diese Schöpfungen stellen sich uns in einem scheinbar chaotischen Zustand dar. Die Ereignisse scheinen sich rein zufällig zu ergeben, was aber nicht der Fall ist. Diejenigen, die sich etwas fest vornehmen und unbeirrt daran festhalten, werden in den meisten Fällen ihr Ziel erreichen. Beschließt jemand, positive Gedanken zu hegen, wird er die entsprechenden Situationen anziehen. Die kollektive Intention besitzt eine starke kreative Kraft, da diese Energie von einer Gruppe mit gleicher Zielsetzung ausgeht.

Die Wahrscheinlichkeit, Dinge geschehen zu lassen, ist höher, wenn eine Intention vorausgeht. Dies ist ein wesentlicher Nachteil der Divination und des Wahrsagens. Der Fragesteller, der seine Zukunft voraussehen möchte, wird die „Vorhersagen" des Wahrsagers oft manifestieren, da diese auf eine empfängliche Person stark suggestiv einwirken.[5] Leicht beeinflussbare Menschen neigen dazu, die Suggestionen zu verinnerlichen, die von Personen mit angeblich besonderen übersinnlichen Fähigkeiten vermittelt wurden, und sind anfällig dafür, diese Suggestionen anzuziehen und zu manifestieren. In solchen Fällen werden die „Voraussagen" des Wahrsagers zu sich selbst erfüllenden Prophezeiungen.

Nach dem Gesetz der Anziehung sind die äußeren Gegebenheiten eines Menschen nichts weiter als eine Widerspiegelung seiner inneren Welt. Das Sprichwort lautet: „Die Seele zieht das an, was sie im Geheimen hegt." Neugeist-Anhänger betrachten das Gesetz der Anziehung als Richtlinie für richtiges Denken und Leben. Zudem praktizieren sie das affirmative Gebet als einen Weg, günstige Gegebenheiten anzuziehen.

Die Behauptung, *Gedanken sind Energie*, ergänzt den metaphysischen Standpunkt, dass *Energie dem Gedanken folgt*. Die Quantenmechanik hat diese Aussagen bestätigt. Nach dieser Theorie ist alles im Universum ein Energiestrom. Die physische Wirklichkeit ist fließende Energie in der Natur. Bevor das Wachbewusstsein etwas wahrnimmt, existiert es bereits in einem formlosen Wahrscheinlichkeitszustand, da das Universum rein geistiger Natur ist.[6] Man lenkt diese Energie also durch sein Denken und seine Emotionen.

Das nicht physische Wesen namens Abraham, das durch Esther Hicks gesprochen hat, empfahl in seinen Vorträgen über das Gesetz der Anziehung, folgendermaßen vorzugehen: (1) Lege einen bestimmten Wunsch fest, (2) lege dein ganzes Gefühl in den gewünschten Gegenstand, (3) Fühle und verhalte dich so, als gehöre dir das erwünschte Objekt bereits, und schließlich (4) sei offen, es zu empfangen. Diesen letzten Schritt bezeichnet Abraham als das „Gesetz des Geschehenlassens", den Schlüssel zur Manifestation. Dieses Gesetz ist die unbeirrbare Erwartungshaltung, dass sich das Wunschobjekt auf dem Weg befindet und ihm nicht durch negative Emotionen oder

Zweifel entgegengewirkt werden darf. Man sollte sich also zuversichtlich auf das Universum verlassen, um konstruktive Wünsche zu verwirklichen, solange sie mit der Moral und Ethik der Gesellschaft, in der man lebt, in Einklang stehen. Wenn sich die Wünsche der Leute nicht erfüllen, liegt dies meistens daran, dass tief in ihrem Unterbewussten verborgene Überzeugungen ihnen widersprechen und sie daran hindern, Wirklichkeit zu werden.

Kapitel 18

Das Egregor-Konzept

Die höchste Form der Ignoranz ist,
wenn du etwas zurückweist,
über das du überhaupt nichts weißt.

Wayne Dyer

In diesem Zusammenhang sollte der Begriff *Egregora* (oder *Egregor*) erwähnt werden. Das Wort leitet sich aus dem Griechischen ab und bedeutet „sich bewusst sein" oder „etwas überwachen".[1] Der Begriff steht für die Erklärung von Gruppenheilungen, wie sie anfangs in der Christlichen Wissenschaft erfahren wurden, sowie für evangelikale Massenbekehrungen, Glaubensheilungen an heiligen Stätten und dergleichen. Zudem lässt er soziologische Phänomene wie politischen Fanatismus (Nazismus, Faschismus und Stalinismus), die extreme Förderung von Sportvereinen und Musikgruppen sowie das Grundprinzip dogmatisch religiöser Organisationen verstehen.

Aus metaphysischer Sicht mag ein Egregor als eine mit übernatürlicher Energie aufgeladene zusammengesetzte Gedankenform betrachtet werden. Dieses „Astralwesen" wird gewöhnlich von einer *Gruppenseele* erzeugt, wenn sich die Leute für ein gemeinsames Ziel zusammenfinden oder gemeinschaftliche Ziele und Ideale verfechten, was eine verstärkte Reaktion bewirkt. Der Egregor ruft eine bestimmte Stimmungs- und Gemütslage hervor, die ihrerseits indirekt Einfluss nimmt auf die Gedanken und Gefühle einer mit ihm verbundenen Person oder Gruppe. Gewöhnlich wird diese Energie von den Leitern der Gemeinschaft manipuliert und auf die Absichten und Wünsche der Gruppe oder ihren eigenen Vorteil ausgerichtet.

Mittels starker Willensenergie vermag auch eine Einzelperson einen Egregor zu erzeugen. Ein Magier oder Zauberer erschafft durch aktive Imagination und Rituale bestimmte Mentalbilder. Werden diese Bilder mit emotionaler Energie erfüllt, wie Hass, Eifersucht und Rache oder Liebe, Mitgefühl und Verständnis, entstehen metaphysische Wesenheiten, die in der Astralwelt leben.

Konzentrierte Gedanken und heftige Emotionen sind starke übernatürliche Energien, die Gedankenformen erzeugen. Obwohl vom Menschengeist erschaffen und von Emotionen und Überzeugungen belebt, sind diese künstlichen Geschöpfe auf der Astralebene reale Gebilde. Ein Egregor kann nur so lange in der Astralwelt überleben, wie der Mensch emotional auf ihn reagiert. Dies ist der Fall bei Gruppen mit gemeinsamen Gedanken und Gefühlen, so bei Angehörigen von Religionsgemeinschaften, Fans von Sportklubs und Bewunderern von Berühmtheiten oder Musikgruppen. Sie bauschen die emotionale Energie, die den Egregor nährt, gewaltig auf. Die menschliche Mentalprojektion kann ein solches Wesen jahrelang aufrechterhalten, da die Leute ihre Schwingungsebenen dem Symbol oder Bild, das es darstellt, anpassen.

Das Egregor-Konzept wurde von den Mitgliedern des Golden Dawn entwickelt. Ein ehemaliges Mitglied dieser Gesellschaft, Dion Fortune, schrieb einen interessanten Artikel über dieses Thema mit dem Titel „Die Gruppenseele". Sie nannte den Egregor ein „künstliches Elemental" und beschrieb ihn als eine von einer Elementaressenz beseelte Gedankenform. Diese Essenz mag direkt dem Naturreich entzogen werden oder aus der Aura des Magiers oder einer Gruppe von Menschen stammen. Er wird durch anhaltende Konzentration und Visualisation aufgebaut und durch starke Emotionen belebt. Ein Egregor ist in der Lage, auch außerhalb des Bewusstseins seines Schöpfers unabhängig zu existieren. Fortune schreibt:

> „Genau derselbe Prozess, der durch einen Magier zur Bildung eines künstlichen Elementals führt, findet statt, wenn sich mehrere Menschen emotional auf ein einzelnes Objekt konzentrieren. Sie erschaffen ein künstliches Elemental, dessen Größe und Stärke dem Ausmaß der Gruppe und der Intensität ihrer

Gefühle entspricht. Dieses Elemental besitzt eine ausgeprägte Eigenatmosphäre, die sich stark auf die Gefühle des Einzelnen auswirkt, indem sie ihm telepathisch den Klang seines eigenen Seins suggeriert und dadurch die emotionale Schwingung, die es ins Leben rief, verstärkt. Der gesamte Prozess entspricht dem Wechselwirkungsprinzip, der gegenseitigen Anregung und Intensivierung zwischen dem Elemental und seinem Schöpfer. Je stärker sich die Menge auf das Objekt ihrer Emotionen konzentriert, desto machtvoller wird das Elemental. Je machtvoller es wird, desto stärker wirkt die von ihm ausgehende Massensuggestion auf die Individuen ein, deren Gefühle sich intensivieren. Daher ist der Mob leidenschaftlicher Taten fähig, vor denen jeder Einzelne entsetzt zurückschrecken würde."[2]

Gelegentlich entwickelt sich ein Egregor unbeabsichtigt. Ein starker Wunsch oder eine heftige Gefühlsaufwallung, wie bei einer politischen Kampagne, einer fanatischen Gruppe während eines Sportereignisses oder bei Religionsgemeinschaften mit einem charismatischen Anführer, der die Gefühle der Mitglieder für gemeinsame Ziele oder Ideen entfacht, rufen ihn ins Leben. Das Gleiche gilt für eine Gruppe von Menschen, die sich für eine gemeinsame Idee einsetzen und dadurch völlig unbewusst einen Egregor erzeugen, da sie dem Ziel, dem Symbol oder einem Emblem Mentalenergie einverleiben. In einem solchen Fall wird der Egregor ein Eigenleben annehmen. Der Egregor einer sozialen Gemeinschaft, die großen Zuspruch findet, wird mächtig und einflussreich. Dies wiederum führt zu einer symbiotischen Beziehung oder „Energieschlaufe" innerhalb der Gruppe, die den Egregor weiterhin fördert.

Es gibt Fälle, in denen er über die Jahrhunderte hinweg belebt wurde. Eindeutige Beweise dafür finden sich in alten Tempeln, mittelalterlichen katholischen Kirchen, Kathedralen, Schreinen oder anderen heiligen Energiezentren, wo Heilungen und Wunder geschahen. Diese Orte sind durchdrungen von einem Egregor, der auf die Seele des Einzelnen erhebend wirkt und seinen inneren Mechanismus aktiviert, so dass sein Wunsch sich erfüllt.

C.G. Jung erlebte diese übersinnlichen Formen in seinem Individuationsprozess. Eine von ihnen nannte er Philemon. Er schrieb:

> „Philemon und andere Gestalten meiner Phantasie führten mich zu der entscheidenden Erkenntnis, dass es in der Psyche Dinge gibt, die nicht ich hervorbringe, sondern die sich selbst gestalten und ihr Eigenleben haben. Philemon stellte eine Kraft dar, die nicht ich selbst war. In meinen Phantasien unterhielt ich mich mit ihm. Er sagte Dinge, die ich nicht bewusst gedacht hatte."[3]

In seinem Meisterwerk *Der Mythos der Ewigen Widerkehr* machte der bekannte Religionshistoriker Mircea Eliade eine interessante Beobachtung in Bezug auf die archaische Menschheit, die uns zu verstehen hilft, wie ein Egregor entsteht. Er studierte die Mythologie des Nahen Ostens und stellte fest, dass die antiken Menschen bestimmten Gegenständen wie Steinen, Felsen, Bergen und so fort, aufgrund der jeweiligen Form, des Ortes oder der Erscheinung, eine religiöse Bedeutung zuordneten. Eliade schrieb:

> „Wenn wir das allgemeine Verhalten des archaischen Menschen betrachten, überrascht uns folgende Tatsache: Weder der äußere Gegenstand noch die menschliche Handlung an sich besitzen irgendeinen spezifischen Eigenwert. Objekte oder Handlungen nehmen einen Wert an und werden dadurch real … Unter zahllosen Steinen wird ein Stein heilig – und dadurch augenblicklich mit Leben erfüllt – da er ein Mysterium [eine Offenbarung] darstellt oder Manna besitzt oder an einen mythischen Akt erinnert. Das Objekt erscheint als das Gefäß einer äußeren Kraft, die es von seinem Umfeld unterscheidet und die ihm Bedeutung und Wert verleiht."[4]

Selbst in der heutigen Zeit findet man die Tendenz, reglosen Dingen einen Wert zuzuordnen. Eliade beobachtete, dass jedes auserwählte Objekt zum Gefäß für eine äußere Kraft, also die psychische Kollektivenergie, werden und die Grundlage für einen Egregor bilden kann.

Die Inkas pflegten Berge, „apus“ genannt („Geist der Anden“), zu verehren. Jeder der wichtigsten Berge besaß seinen eigenen Apu, wie der Apu Pachatusan, einer der Wächter der Stadt Cusco in Peru. Ihm und dem Apu Huanacaure wurden Opfergaben dargebracht. Von einigen Felsen und Höhlen glaubte man ebenfalls, dass sie ihren eigenen Apu besaßen, und verehrte sie.[5]

Das folgende Beispiel zeigt, wie sich ein Kollektiv-Egregor spontan und unbeabsichtigt entwickeln kann. Marie-Bernarde Soubirous (1844-1879), die heutige Hl. Bernadette, war ein einfältiges Bauernmädchen, die Tochter eines Müllers aus dem in Südfrankreich gelegenen Lourdes. Ihre verarmte Familie lebte in einem einzigen kleinen Raum. In der Schule hatte Bernadette ernsthafte Lernschwierigkeiten. Am 8. Februar 1858 sammelte die vierzehnjährige Bernadette zusammen mit ihrer Schwester und einer Freundin außerhalb der Stadt Lourdes Feuerholz in der Grotte von Massabielle. Plötzlich behauptete sie, eine „kleine junge Dame“ (*una petita damisela*) oberhalb der Grotte zu sehen. Ihre Schwester und ihre Freundin, die neben ihr standen, sahen nichts.[6]

In der Folge berichtete sie, die „kleine junge Dame“ sei ihr achtzehn Mal erschienen. Sie war die Einzige, die dieses Gebilde sah. Zu beachten ist, dass sie niemals behauptete, die Jungfrau Maria gesehen zu haben. Sie sprach stets von einer kleinen jungen Dame.[7] Dennoch erregte dies die Stadtleute, die sich nicht einig waren, ob das Mädchen die Wahrheit sagte oder nicht. Einige vermuteten sie sei geisteskrank und gehöre in eine Anstalt.[8] Bewegt von ihren geistigen Bedürfnissen, glaubten andere, Bernadette schaue die Jungfrau Maria und folgten ihr auf ihrem täglichen Gang zur Grotte. Dennoch sah weiter nur sie allein diese Dame.

Beim neunten Besuch forderte die Dame Bernadette auf, von dem Quellwasser unterhalb des Felsens zu trinken und von den dort wachsenden Pflanzen zu essen. Aber es gab keine Quelle. Der Boden war schlammig. Bernadette grub mit bloßen Händen im Schlamm und versuchte, das schmutzige Wasser zu trinken. Erst beim vierten Versuch klärten sich die Wassertropfen. Einige Umstehende folgten ihrem Beispiel. Sie tranken von dem angeblich heilend wirkenden Wasser und wuschen ihr Gesicht damit. Eine Kommission aus Lourdes untersuchte die Wasserqualität und stellte fest, dass eine hochgradige Verunreinigung vorlag. Eine Heilwirkung gab es nicht.

Viele nahmen an, dass es sich bei der „kleinen jungen Dame“ um die Mutter Maria handelte, da sie nach den Beschreibungen von Bernadette einen weißen Schleier, einen blauen Gürtel sowie auf jedem Fuß eine goldene Rose trug und einen Perlenrosenkranz in den Händen hielt. Bald verbreitete sich das Gerücht von der angeblichen Erscheinung der Jungfrau Maria, zunächst in der nahen Umgebung und später in anderen Ländern. Als die Anzahl derjenigen, die an die Erscheinung glaubten, rapide stieg, beschloss die Katholische Kirche, die „Grotte unserer lieben Frau von Lourdes” zu bauen, um dem wachsenden Interesse der Gläubigen entgegenzukommen. Damit schuf sie eine hervorragende Möglichkeit, den Glauben an den Archetyp der Jungfrau Maria zu stärken.

Im Laufe der Zeit wurden einige Heilungen vom Gesundheitsamt aus Lourdes untersucht und als „unerklärbar“ bezeichnet. Die Katholische Kirche behauptete, die Heilungen seien aufgrund „strenger wissenschaftlicher und medizinischer Untersuchungen“ bestätigt worden. Bernadette selbst hatte geäußert, dass es der Glaube und das Gebet gewesen seien, die die Kranken heilten. Als ein Besucher sie über die wundersamen Heilungen an der Grotte befragte, erklärte sie, sie habe keine einzige beobachtet.[9] In diesem Punkt war sich Bernadette vollkommen sicher, die Leute würden aufgrund ihres vertrauensvollen Glaubens geheilt und nicht durch irgendeine Gottheit. Dennoch, die Überzeugungen und Vorstellungen der Gläubigen, die sich auf das Bild einer Jungfrau oberhalb der Grotte ergossen, schufen einen Egregor der Jungfrau Maria und verwandelten die Grotte in ein Heiligtum der Heilung. Die aufrichtig betenden Gläubigen, die ihre höheren Gefühle zum Ausdruck brachten, belebten diesen Ort, da sie den Egregor mit einer Energie fütterten, die ihrer Hingabe entsprang. Andere gleichgesinnte Menschen, die zu dieser Grotte kommen, können von diesem Energieaustausch profitieren.

Solche Überlegungen lassen darauf schließen, dass einige Menschen eine „geistige Stütze“ benötigen, vergleichbar mit einem Stock oder einer Krücke, um ihren inneren Durst nach Sinnfindung zu stillen. Jung würde sagen, dass die Leute einen Mythos benötigen, der ihrem Leben Bedeutung und spirituelle Befriedigung schenkt. In diesem Fall besaßen das Wasser, die Grotte und der Ort an sich keinerlei heilende oder magische Attribute. Die Gläubigen machten sie heilig. Bei denjenigen, die ihre Gesundheit wiedererlangten, geschah dies aufgrund ihres eigenen Glaubens. Sie bedurften mentaler oder spiritueller Krücken, dargestellt durch das „heilige“ Wasser, den Schlamm oder die Grotte, um den inneren Heilmechanismus zu aktivieren. Diese Vorfälle bestätigen das Postulat: „Der Mensch heilt sich selbst.“

Das angeblich „heilige Wasser“, das Bernadette bei der Grotte fand, heilte weder sie noch Mitglieder ihrer Familie von Krankheiten. Sie selbst litt in ihrer Kindheit unter Cholera und ein Leben lang unter Asthma. Später erkrankte sie an Tuberkulose und starb am 16. April 1879, im Alter von fünfunddreißig Jahren. Dennoch sprach die Katholische Kirche sie am 8. Dezember 1933 heilig und ernannte sie zur Patronin der Kranken, der Familie und der Armen.

Die Geschichte der Bernadette zeigt, dass Menschen gemeinsam einen Egregor zu erschaffen vermögen, der ihren inneren Bedürfnissen dient. In Lourdes bauten sie auf den Aussagen einer jungen, emotional gestörten Analphabetin ein Bild auf. Die Landbevölkerung identifizierte dieses Phantom mit dem Archetyp der Jungfrau Maria. Gläubige aus aller Welt, die diesen „heiligen Ort“ besuchten und nach etwas suchten, das sie spirituell befriedigen konnte, belebten diesen Egregor*. Heute hat sich der Ort, an dem die Jungfrau Maria angeblich erschien, zu einem lukrativen Geschäft entwickelt. Millionen von Besuchern pilgern jährlich dort hin.[10] Der Tourismus blüht. Es werden Briefmarken, Amulette, Tausende von Litern von „Wunder-Wasser“ und andere Souvenirs, wie religiöse Statuen und Schriften, verkauft.

James Randi bemerkte zu dem sogenannten heiligen Wasser:

> „In den Mineralquellen von Lourdes zu baden und davon zu trinken, wurde mit den Heilungsberichten verwechselt. Die Kirche hat niemals behauptet, dass das Quellwasser aus der Grotte von Lourdes irgendwelche Heilkräfte besitzt. Dennoch

* Man sollte allerdings beachten, dass es zum Phänomen „Lourdes“ stark abweichende Meinungen gibt – etwa vom XIV. Dalai Lama. Vgl. dazu: Michel, Spontanheilung, Grafing 2014. (Anm. d. Vlg.)

verkaufen die Souvenirgeschäfte den Gläubigen Tausende von Litern in kleinen Violen als Amulette. Diejenigen, die Lourdes persönlich besuchen, konsumieren zusätzlich Unmengen von dem Wasser."[11]

Dies ist ein Beispiel für die Schaffung eines Egregors für altruistische Zwecke. Dasselbe Prinzip kann auch zur Bildung eines negativen Egregor angewendet werden, wie im Falle aufgewiegelter Volksmengen oder spontaner Massenbegeisterung für politische Führer wie Adolf Hitler, Benito Mussolini oder Josef Stalin. In diesen Fällen wurde der Egregor von dem Politiker ins Leben gerufen, der verdrängte Gefühle von Feindseligkeit und Hass einer bestimmten Gesellschaftsschicht aufwühlte, die politisch tonangebend wurden. Wurde dieses Astralwesen erst einmal geschaffen, arbeitet es wie aus eigenem Antrieb.

Nehmen wir den Nationalsozialismus als Beispiel. Hitler und seine Verbündeten mesmerisierten das deutsche Volk und schufen unter dem Deckmantel von Idealen wie Patriotismus und Nationalismus einen Egregor von Rassismus und Hass. Es war das Deutschland hoch gebildeter Menschen, das Land großer Philosophen wie Immanuel Kant, Georg Wilhelm Friedrich Hegel, Johann Fichte, Friedrich Schelling, Karl Marx und Friedrich Engels sowie berühmter Schriftsteller wie Johann Wolfgang von Goethe. Es war der Geburtsort der echten Rosenkreuzer. Außerdem war Deutschland damals führend auf den Gebieten von Wissenschaft und Kultur.

Dennoch, die starken Gedankenformen von Hitler und seinen politischen Genossen stießen in einer sozialen Bevölkerungsschicht auf Resonanz. Hitler war ein Meister der Manipulation und verkaufte seine rassistischen Ideen unter dem Vorwand von Patriotismus und territorialer Expansion. Eine Gruppe von Anhängern belebte diese Ideen, die von der kollektiven Akzeptanz verstärkt wurden. Es entstand eine Massengedankenform von ungeheurem Ausmaß, die ihr Eigenleben besaß. Dies lässt sich in Filmen beobachten, in denen Hitler Militärparaden abnahm. Die Begeisterung der Massen und ihre Identifikation mit Hitlers Äußerungen und dem Hakenkreuz sind verblüffend. Die Massen schienen vollkommen hypnotisiert zu sein.

Das Hakenkreuz wirkte als machtvoller symbolischer Fokus des Egregors Deutschlands unter der Herrschaft Hitlers, da starke patriotische Gefühle es nährten. Nach der Niederlage Deutschlands verblasste der Egregor allmählich, da die Massen ihn nicht länger belebten. Wenn die Emotionen und Gefühle, die einen Egregor am Leben erhalten, versiegen, löst er sich allmählich auf.

Ein weiteres Beispiel zeigt, wie ein Egregor die Verhaltensweise eines Menschen zu verändern vermag. Bei einem Sportereignis kann sich ein normalerweise reservierter Zuschauer in einen fordernden und aggressiven Burschen verwandeln, wenn das leidenschaftliche Spiel seine Emotionen weckt. Die Befürworter seines Teams teilen gemeinsame Gefühle, was die Reaktion verstärkt. Sich mit dem Team und den anderen Zuschauern, die es unterstützen, zu identifizieren, bedeutet, Dinge zu sagen und zu tun, die ihm unter normalen Umständen fremd sind. Trifft der Schiedsrichter eine Entscheidung, die die Gruppe als unfair betrachtet, wird der Zuschauer auf der Emotionalebene der Gruppe reagieren, da zwischen den Gefühlen des Individuums und denen der Gruppe eine Resonanz besteht. Manche Psychologen sehen in diesem Phänomen eine Freisetzung verdrängter instinktiver Emotionen.

Die Gedankenform bildet sich um eine Person oder eine Gruppe von Personen. Mit zunehmender Anzahl der Anhänger verstärken sich Kraft und Ausmaß des Egregors, und eine bestimmte reziproke Handlung erfolgt. Jedes Gruppenmitglied gießt Energie in die Gedankenform und steht gleichzeitig unter dem Druck der kollektiven Vorstellung.

Diese Überlegungen führen uns zu einem weiteren Aspekt kollektiver Überzeugungen. Im Allgemeinen setzt die führende Sozialschicht einer Gesellschaft den geistigen Tenor des Egregors dieser Gesellschaft. Es ist ein subtiler Zwang, denn der Durchschnittsmensch neigt dazu, sich sicher zu fühlen, wenn er die Werte und Überzeugungen der vorherrschenden sozialen, religiösen oder politischen Institutionen übernimmt. Im Mittelalter nahm die Inquisition der Katholischen Kirche gewaltigen Einfluss auf das geistige, soziale und politische Leben. Die Leute fühlten sich beschützt, wenn sie die Dogmen der katholischen Hierarchie annahmen. Ansonsten fühlten sie sich unsicher und verzweifelt in einer Umgebung, die sich ihnen und ihren Familien gegenüber feindselig zeigte. Es gibt Menschen, die sich einer bestimmten Gruppe anschließen, um ein Gefühl der Dazugehörigkeit zu empfinden. Teil der Gruppe zu sein, mag für sie Schutz bedeuten.

Ein jüngeres Beispiel ist der Egregor der Christlichen Wissenschaft. Als Mary Baker Eddy lebte, entwickelten ihr starker Wille und ihre Entschlusskraft einen Egregor, den ihre Anhänger, die ihren Lehren blind glaubten, verstärkten. Die strengen Regeln, die sie ihnen auferlegte, die Mittwochstreffen und Sonntagsgottesdienste sowie das Band zwischen den Therapeuten der Christlichen Wissenschaft und den Kirchenmitgliedern belebten ihn zusätzlich. Jedem Mitglied war ein persönlicher Therapeut zugeordnet, der als machtvolles Organ der Indoktrination wirkte. Aus diesem Umfeld wurden Tausende von Heilungen aller Art berichtet. Der von Eddy und ihren Anhängern erzeugte Egregor hatte ein Klima der Beeinflussbarkeit unter den Organisationsmitgliedern geschaffen.

Jede Sozialstruktur, sei sie politisch, religiös oder metaphysisch, besitzt ihren eigenen Egregor, eine zusammengesetzte Gedankenform, die als Identifikationsbrennpunkt für die Gruppenmitglieder dient. Ein Neuankömmling wird in eine Gruppenatmosphäre eintreten, die er entweder annimmt oder nicht.

Kapitel 19
Spontanheilung und Placebo-Effekt

Der Placebo-Effekt liefert den deutlichen Beweis dafür, dass jede Heilung im Grunde genommen eine Selbstheilung ist.

Dr. Rick Ingrasci

Zum besseren Verständnis der Selbstheilungskraft des Körpers ist es wichtig, die Konzepte der spontanen Remission (Spontanheilung), der Suggestion und des Placebo-Effekts näher zu betrachten. Unter *Placebo* versteht man eine inaktive, harmlose Substanz (wie eine Zuckerpille), die dem Patienten zur geistigen Entspannung verabreicht wird. Die Veränderung der Symptome bezeichnet man als *Placebo-Effekt.* Dies bedeutet, dass der Patient, der ein Placebo einnimmt, die gewünschte Erfahrung macht. Erwartet eine Person Besserung, kann diese eintreten. Glaubt sie, ein starkes Medikament mit Nebenwirkungen einzunehmen, mag sie diese tatsächlich erfahren. Eine Wirkung tritt ein, weil der Patient an die Substanz, die Behandlung oder den Arzt glaubt, was nicht bedeutet, dass die Krankheit oder die Symptome der Person nicht echt waren.

Ein Placebo übergeht den bewussten und aktiviert den unterbewussten Geist, was zu einer „wundersamen" Heilung führen kann. Der Grundgedanke ist die Tatsache, dass sich der Körper selbst zu heilen und gesund zu erhalten vermag. Unter normalen Umständen besitzt er die ungeheure Fähigkeit zur Selbstheilung. Seine erholungsfördernden Kräfte können mit einer Vielzahl von physischen Krankheiten und geistigen Störungen umgehen und ein optimales Wohlbefinden fördern. Das Ziel aller Heiltherapien besteht darin, die natürlichen Ressourcen des Körpers anzuzapfen. Die automatischen Körperfunktionen unterstehen dem unterbewussten Geist, der durch die Art der ihm vermittelten Suggestionen beeinflusst wird. Wenn der Körper erkrankt, sollte man, neben Korrektivmaßnahmen wie körperlicher Entgiftung, den Wiederherstellungsprozess durch erhebende und optimistische Gedanken unterstützen.

Émile Coué entwickelte eine Suggestionstherapie, die auf Affirmationen basiert. Aufgrund der positiven Auswirkungen dieser Methode wurden angeblich Tausende von Menschen von geringeren Krankheiten geheilt. Obwohl Coué mit dieser Methode Heilerfolge verzeichnete, war er ehrlich genug einzugestehen, dass die Heilung als solche vom Patienten selbst ausging. Sein Therapiesystem gründete auf zwei Prinzipien: (1) Der Geist kann jeweils einen Gedanken denken und (2) ein über einen gewissen Zeitraum fortwährend fokussierter Gedanke wird in den unterbewussten Geist sinken. Coué entwickelte die Theorie bewusster Autosuggestion.

Psychologisch gesehen, wirkt ein Placebo aufgrund der Suggestion des Therapeuten. Dabei kann es sich um eine Zuckerpille, einen Kräutertee oder irgendeine andere Substanz handeln. Wird dem Patienten eine Zuckerpille als Arzneimittel verabreicht, kann man von einer subtilen Suggestion sprechen, symbolisch verpackt in einer Zuckerpille. Die Heilung wird entsprechend der Suggestionswirkung und dem Wunsch des Patienten, geheilt zu werden, eintreten. Bei psychosomatischen Störungen, wie stress- und angstbedingten Erkrankungen und Schmerzen sowie anderen leichteren Symptomen, haben sich Placebos als äußerst wirksam erwiesen. Da eine psychosomatische Erkrankung im Geist ihren Ursprung nimmt, ist der Geist die Wirkkraft, nicht das Arzneimittel. In solchen Fällen wird selbst ein echtes Arzneimittel nur als Placebo dienen.

Das lateinische Wort *placebo* bedeutet „ich werde gefallen". Demzufolge mag der Placebo-Effekt manchmal das Ergebnis des Patientenwunsches sein, dem Doktor zu gefallen. Dieses Prinzip lässt sich ebenfalls in Fällen beobachten, in denen sich der Patient besser fühlt, sobald der Arzt das Behandlungszimmer betritt. Das harmonische Zusammenspiel von Arzt und Patient ist für eine Heilung ebenso wichtig wie seine *Erwartungshaltung*, die wirksam ist, so lange der Patient innerlich an eine Genesung glaubt und einen positiven Ausgang *erwartet.*

Der Schlüssel für die Wirkung eines Placebos liegt darin, den Patienten davon zu überzeugen. Gelingt dies, wird sein Unterbewusstsein entsprechend dieser Überzeugung tätig werden. Es besitzt nicht die Fähigkeit, zwischen einer faktischen und einer imaginären Sache zu unterscheiden – in diesem Fall zwischen einem richtigen und einem vorgetäuschten Arzneimittel. Wenn der Patient eine reine Zuckerpille schluckt, steht das Unterbewusstsein unter dem Eindruck, dass diese Pille den erwünschten Erfolg bringen wird. Dieser Glaube regt die Imagination an und lenkt sie auf die Genesung: „Euch geschehe nach eurem Glauben" (Math. 9, 29). Das Placebo überlistet den unterbewussten Geist zu handeln, was zu einer „wundersamen" oder Spontanheilung führen kann.

Jeder Mensch neigt dazu, positiv auf irgendeine Art von Placebo zu reagieren. Aus diesem Grunde eignen sich viele Mittel, auf das Unterbewusstsein einzuwirken. In metaphysischen, esoterischen und religiösen Gemeinschaften kommen gewöhnlich spezielle Bilder, Mandalas, alchemistische oder esoterische Symbole (wie Tarot-Schlüssel, Knochen, Steine, Reliquien und dergleichen) zum Einsatz, um ein Gefühl der Ehrfurcht zu wecken. Neben der Selbstanalyse bezieht C.G. Jungs Individuationsprozess die Deutung von Träumen, Symbolen, Mandalas und anderen Dingen mit ein. Schamanistische Rituale sowie die in esoterischen Gemeinschaften vollzogenen Zeremonien zielen ebenfalls darauf ab, Einfluss auf das individuelle Unterbewusste zu nehmen. Diese Rituale verwenden Symbole und Zeichen, keine Chemikalien oder Placebos, um den inneren Mechanismus des unterbewussten Geistes zu aktivieren.

Die Suggestionskraft und der Placebo-Effekt erklären Fälle von Heilungen durch Glaubensheiler, Quacksalber und Scharlatane, die ihr Ziel erreichen, obwohl sie falsche Methoden anwenden. Sie mögen behaupten, unter Verwendung von speziellen Utensilien, wie einem Placebo, die Gesundheit einer Person wiederhergestellt zu haben, oder sie berufen sich auf einen Heiligen, den persönlichen Einfluss oder eine höhere Macht. Diese Scharlatane besitzen die Fähigkeit, in einfachen Leuten eine Erwartungshaltung zu erzeugen. Evangelikale Massenheilungen basieren auf dem Gedanken, die Emotionen der Anwesenden zu entfachen und dadurch eine günstige Atmosphäre zu schaffen sowie die Imagination und die inneren Ressourcen der Anwesenden zu aktivieren, was wiederum die Heilung psychosomatischer Störungen erleichtert. In jedem Fall gilt das Verdienst dem inneren Selbst des Kranken.

Das Buch *Snake Oil Science: The Truth about Complementary and Alternative Therapy* spricht dieses Thema an. Der Autor, R. Barker Bausell, emeritierter Professor der Universität von Maryland und Direktor eines nationalen Instituts für Gesundheitsforschung zur Beurteilung von Komplementär- und Alternativmedizin (CAM), behauptet, dass komplementäre und alternative Therapien nur Placebos seien. Am Schluss seines Buchs heißt es: „CAM Therapien sind nichts weiter als geschickt verpackte Placebos. Und das ist nahezu alles, was über die Wissenschaft von CAM zu sagen ist.“[1]

Obgleich Bausells Arbeit aufgrund jahrelanger Untersuchungen gründlich dokumentiert und auf streng akademischem Niveau verfasst wurde, gibt sie keine Erklärung für den psychologischen Aspekt des Heilungsprozesses. Wie findet eine Heilung mit Placebos statt? Wie wirkt ein Placebo? Welcher psychologische Faktor aktiviert den Körper zu genesen? Bausell misst der Rolle des Geistes bei der Gesundung keine wesentliche Bedeutung zu. Er erwähnt nicht einmal den Schlüsselbegriff Suggestion, die den Placebo-Effekt in erster Linie bestimmt. Die ungeheure Selbstheilungsfähigkeit des menschlichen Körpers, die von der medizinischen Wissenschaft als „Spontanheilung“ oder „Spontanremission“ bezeichnet wird, zieht er nicht in Betracht.

Placebos wirken, weil der Mensch glaubt, es geschehe etwas. Sie stellen eine Form von Suggestion dar, die am bewussten, rationalen Geist vorbei, Einfluss auf das Unterbewusstsein nimmt. Sobald dieses die Suggestion akzeptiert hat, verläuft der Heilungsprozess so lange, wie das aufrichtige Verlangen des Patienten, gesund zu werden, währt. In diesem Sinne *sind alle Placebos versteckte Suggestionen.* Sie verändern die auf Krankheit eingestellte Denkweise des Patienten zugunsten einer Wiederherstellung der Gesundheit.

Der menschliche Organismus ist eine wunderbare biologische Maschine, die über eine enorme Erholungsfähigkeit verfügt, so lange sie nicht durch negative Gedanken, ungesunde Nahrung oder schädliche

Medizin behindert wird. Drogen und Arzneimittel haben Nebenwirkungen und schädigen andere Körperbereiche. Der Arzt James H. Young schreibt der Erholungsfähigkeit des Körpers mehr zu als irgendeinem von außen kommenden Eingriff. Er betont, dass die meisten Leute gewöhnlich nicht erkennen, dass sich *ungeachtet der Behandlung* fast alle Beschwerden mit der Zeit bessern. Er schreibt:

> „Unser Körper besitzt unbeschreibliche Selbstheilungskräfte, gleichgültig ob dabei einer Selbstmedikation, der Behandlung durch einen wissenschaftlichen oder der durch einen unwissenschaftlichen Therapeuten gefolgt wird. Diese Tatsache mag die Schlussfolgerung zulassen, dass die erhaltene Behandlung zur Genesung führte....
>
> Wenn ein Symptom aufgrund eines Heilmittels verschwindet, wird der Kranke dies wahrscheinlich dem Mittel zuschreiben. Er erkennt nicht, dass er genauso schnell genesen wäre, wenn er nichts getan hätte! Vielleicht vermag er auch nicht zwischen Heilung und vorübergehendem Symptom zu unterscheiden. Tausende wohlmeinender Leute haben den Ruf der Volksmedizin gefördert und patentierte Medikamente empfohlen, weil sie ihnen mehr zutrauen als den Selbstheilungskräften des Körpers."[2]

Young fügt hinzu, dass selbst wenn sich jemand nach einem Arzneimittel oder einer Alternativbehandlung besser fühlt, dies dem Therapeuten und dem Mittel oder der Behandlung zugutegehalten wird und die Selbstheilungskraft des Körpers unbeachtet bleibt. Medizingeschichtlich ist es erwiesen, dass *die meisten Krankheiten, sogar unheilbare Zustände, auf natürliche Weise in die Remission gehen können.* Die Mediziner haben damit der Theorie einer möglichen Selbstheilung beigepflichtet.

Den schlüssigen Beweis für die Erneuerungskraft des Körpers liefern neue wissenschaftliche Disziplinen wie die Neurowissenschaft, eine neue Biologie (Epigenetik), die Quantenphysik und die Psychoneuroimmunologie (PNI). Bislang ging man davon aus, dass die Gene und die DNS die menschliche Biologie bestimmen. Neue Entdeckungen haben gezeigt, dass es in Wahrheit umgekehrt ist. Der bekannte Zellbiologe Dr. Bruce H. Lipton hat die Theorie aufgestellt, dass Gedanken und das Umfeld unmittelbaren Einfluss auf die Gene nehmen.[3] In dem Artikel „Mind over Genes“ bietet Lipton eine wissenschaftliche Erklärung für den Mechanismus der Spontanremission:

> „Das Umfeld kontrolliert die Genaktivität mittels eines Prozesses, den man als epigenetische Kontrolle bezeichnet. Die neue Perspektive der menschlichen Biologie betrachtet den Körper nicht bloß als einen mechanischen Apparat, sondern zieht die Rolle von Verstand und Geist mit in Betracht. Diese bahnbrechende Überlegung liegt jeder Heilung zugrunde. Sie erkennt, dass wir mit einer Veränderung unserer Wahrnehmung oder Überzeugung unseren Zellen völlig andersartige Botschaften senden und ihren Ausdruck neu programmieren. Die Neue Biologie zeigt, warum es zu Spontanremissionen kommen kann oder sich Menschen von Verletzungen erholen, die als dauerhafte Behinderungen erachtet werden.“[4]

Wie bereits erwähnt, können charismatische und überzeugende Persönlichkeiten bei der Spontanheilung einen suggestiven Einfluss ausüben, was bei Mesmer und Quimby der Fall war. Sie besaßen die Fähigkeit, Vertrauen in ihre Behandlungsmethode zu wecken, was die Suggestibilität ihrer Patienten erhöhte, wie im Fall von Julius und Annetta Dresser. Dr. Stephen Barrett bestätigt diesen Gedanken, wenn er bemerkt: „Das Vertrauen in die Behandlung seitens des Patienten und des Therapeuten erhöhen die Wahrscheinlichkeit eines Placebo-Effekts.“[5]

Der Osteopath Irving Oyle unterstreicht die Bedeutung der Überzeugung, dass Patient und Therapeut von der Heilmagie überzeugt sind. Wenn zwei Menschen an dasselbe Ziel glauben, entsteht eine gemeinsame Mentalenergie, die eine Heilung begünstigt. Er schreibt:

> „Jede Heilung ist Magie. Der indische Heiler und der westliche Heiler haben einen gemeinsamen Nenner, den Glauben und das Vertrauen von Patient und Heiler. Sie müssen beide an die

> Magie glauben, sonst wirkt sie nicht. Westliche Ärzte kritzeln Geheimzeichen auf ein Stück Papier und fordern den Patienten auf, es dem Orakel der Apotheke zu überlassen, und er erhält daraufhin einen magischen Trunk. Wie genau die Medizin wirkt, weiß keiner, aber wenn sie beide daran glauben, kann sie wirken."[6]

Ein Placebo, eine verborgene Suggestion, kann sogar einen Ungläubigen dazu veranlassen, positiv auf die Therapie zu reagieren. *Die erforderliche Voraussetzung für die Wirksamkeit eines Placebos liegt in der Überzeugung, dass was immer mit dem Patienten getan oder was ihm gegeben wird, es die Heilung bewirkt.* Allein die Verschreibung eines Tonikums oder eines Vitamins wird vielen Leuten genügen, um gesund zu werden, obwohl die verschriebene Substanz als solche keinerlei Heilattribute besitzt. Die einfache Tatsache an sich, dass sie von einem Arzt, einer Autorität auf medizinischem Gebiet, verschrieben wurde, bewirkt eine starke Suggestion. Die Wirkung wird gewöhnlich durch die Reputation des Arztes, die Praxis und Anwendungen sowie die komplizierten Geräte und Maschinen verstärkt. All das übt einen erheblichen Einfluss auf den Patienten aus. Hinzu kommt die Vorgabe, dass sich der Patient mehrerer Untersuchungen an oft komplizierten Apparaten unterziehen muss, was zweifellos die Vorstellungskraft anregt, die eine Genesung fördert.

Obwohl sich Placebos und Suggestionen in vieler Hinsicht ähneln, gibt es einen feinen Unterschied. Eine Suggestion bringt gewöhnlich eine mündliche Botschaft seitens einer anderen Person mit sich, wie im Laufe einer Hypnose-Sitzung. Unter Suggestion versteht man das geschickte Einflößen von bestimmten Bildern in den Geist eines Subjekts. Ein Placebo arbeitet mit einem greifbaren Objekt, wie einer Zuckerpille, das den Patienten glauben lässt, dessen Wirkung behebe sein Problem. Ein Placebo könnte man als materiellen Ersatz für die Suggestion bezeichnen. Beide Techniken verfolgen dasselbe Ziel, das kritische Wachbewusstsein zu umgehen und im Patienten die heilende Vorstellungskraft zu wecken. Wesentlich dabei ist die Aufnahmebereitschaft und Bereitwilligkeit, geheilt zu werden.

Der folgende Fall demonstriert die Wirkungsweise eines Placebos.

Ein Mann litt seit Jahren unter einer schweren Kopfhauterkrankung, die mithilfe der konventionellen Medizin nicht geheilt werden konnte. Eine Verwandte seiner Frau war Katholikin. Von ihrer Pilgerfahrt nach Lourdes brachte sie von dort eine Flasche Quellwasser mit. Ihre jüdische Familie wusste nichts von der Reise. Eines Tage besuchte sie den kranken Mann, gab ihm die Flasche mit dem „gesegneten Wasser" und erklärte ihm, dass es sich um eine starke Medizin gegen seine Beschwerden handele. Sie riet ihm, morgens und abends einige Tropfen von dem Wasser in die Kopfhaut einzureiben und versicherte, dass er geheilt werde. Der Mann hatte nichts zu verlieren und beschloss, der Empfehlung zu folgen. Zur Überraschung der Familie besserte sich der Zustand nach einigen Wochen und heilte schließlich völlig aus. Es stellt sich die Frage, ob es sich um eine Spontanremission oder einen Placebo-Effekt handelte. Die plausibelste Antwort ist, dass die Suggestion ihn heilte und das „gesegnete Wasser" als Placebo wirkte. Übrigens erfuhr der Mann niemals, dass dieses „Wunderwasser" aus der Grotte von Lourdes kam, was für die Genesung unerheblich gewesen sein mag – oder auch nicht.

Joseph Murphy, ein Geistlicher der Divine Science Church, erzählt von Madame Bire, einer blinden Französin, deren Sehnerven verkümmert und somit unbrauchbar waren: Nachdem sie die Grotte von Lourdes aufgesucht und das Quellwasser getrunken hatte, gewann sie ihr Augenlicht wieder. Murphy versichert, dass nicht das Wasser sie heilte, sondern „ihr eigener unterbewusste Geist, der auf ihren Glauben reagierte".[7] Ihr Unterbewusstsein wurde durch ihren festen Glauben und ihre unbeirrbare Erwartung, dass etwas geschehen werde, angeregt. Das Wasser aus der Grotte diente als Placebo.

Young bestätigt indirekt die „Sprechkur"-Technik, wenn er schreibt: „Ein verständnisvolles Ohr des Arztes und die Zusicherung, dass keine ernsthafte Krankheit vorliegt, kann den Gesundungsmechanismus des Patienten auslösen."[8] Die Äußerung seitens des behandelnden Arztes, dass „keine ernsthafte Krankheit vorliegt", dient als extrem machtvolle Suggestion. Seit Breuer und Freud ist es gut dokumentiert, dass es manchen Patienten besser geht, sobald sie einem aufmerksamen Arzt ihre Probleme erzählt haben. Für eine beeinflussbare Person, die die Praxis eines Therapeuten zur Linderung ihrer Leiden aufsucht, genügt oft eine Unterhaltung, bei der sie ihre Sorgen los wird. Therapeuten sollten auf ihre Wortwahl und ihre Verhaltensweise achten, die sich positiv oder negativ auf den Patienten auswirken kann. Young macht sich Sorgen um manche Ärzte, die das Grundprinzip des Hippokratischen Eids vergessen zu haben scheinen:

> „Zudem haben die Schulmediziner ein Problem mit ihrer Macht und ihrem Status. Viele Laien fühlen sich nicht wohl in der Gegenwart eines Experten. Der Patient mag sich als Eindringling fühlen, angesichts des allzu beschäftigten und unter Druck stehenden Arztes. Ärzte können brüsk sein, sich nicht die Zeit nehmen zuzuhören oder es versäumen, die Dinge zu erklären. Ihre Prognose mag entmutigend, ihre Therapie langwierig und unangenehm sein. Sie erheben gewaltige Gebühren, verdienen mehr Geld, leben besser als der Patient und sorgen möglicherweise für Irritation und Neid. Manche Patienten schrecken vor angesehenen Ärzten einfach zurück, deren Liebenswürdigkeit unter dem liegt, was Quacksalber aufzubringen vermögen. Selbst Patienten, die positiv über ihren Hausarzt denken, mögen der Ärzteschaft als solche eher abweisend gegenüberstehen. Der Machtaspekt des medizinischen Establishments hat viele Leute entfremdet. In ihren Augen arbeitet die Ärztegesellschaft mehr aus ökonomischem und politischem Eigeninteresse als für das Allgemeinwohl."[9]

Für Young und Barrett, die unverhohlen gegen alle Komplementärtherapien und Alternativmethoden wettern, ist jeder, der nicht als zugelassener Arzt praktiziert, ein Quacksalber. Zu dieser Kategorie zählen sie Glaubensheiler, Geistheiler, Therapeuten der Christlichen Wissenschaft, Kräuterheiler, Kristallheiler, Energieheiler, Reiki und dergleichen. Sie fordern drastische Gesetze und Maßnahmen im medizinischen Sektor, um „unprofessionelle Heiler" zu belangen und hinter Gittern zu bringen.[10] Andererseits gibt es Ärzte, die komplementäre und alternative Heilweisen befürworten, wie wir in dem Kapitel „Die Heilkraft von Liebe und Vergebung" sehen werden.

Kapitel 20
Die Rolle der Imagination bei der Heilung

Imagination ist wichtiger als Wissen.

Albert Einstein

Jahrelang aufgestaute Gefühle von Hass und Bitterkeit können sich irgendwann in emotionalen und körperlichen Störungen niederschlagen. Ergänzende und alternative Heilmethoden wie Gebet, Meditation, Vergebung, bedingungslose Liebe, Bewusstmachung der göttlichen Gegenwart, Entspannung, Yoga-Übungen, Tagebuchführen, Tanzen, Singen, Musik, das Zeichnen von Mandalas und so fort, dienen dazu, das Vorstellungsvermögen des Kranken in Richtung Gesundheit zu lenken. In manchen Fällen rufen sie einen emotionalen Ausbruch, eine Katharsis, hervor. Dies hat zur Folge, dass die Heilkraft des Körpers frei fließen kann und die Genesung unterstützt.

Die Bedeutung der Imagination für den Heilungsprozess wurde Ende des 18. Jahrhunderts in Frankreich von der königlichen Kommission, die König Ludwig XVI. beauftragte, um Mesmers Behauptung von der Existenz eines Magnetfluids zu untersuchen, wissenschaftlich festgelegt. Die Kommission konnte die Existenz eines Magnetfluids nicht bestätigen. Sie beteuerte, Mesmers Heilungen seien ein Produkt der Imaginationskraft und Phantasie des Individuums. „Imagination ist alles, Magnetismus ist nichts.“[1]

Joseph Murphy hat auf die Bedeutung der Imagination im Heilungsprozess hingewiesen. Er berichtet vom Fall eines südamerikanischen Methodistenpfarrers, der sich von einem fortgeschrittenen Lungenkrebs erholte, indem er seine Vorstellungskraft einsetzte. Er rät dem

Leser: „Stelle dir das gewünschte Endergebnis vor und fühle, dass es Wirklichkeit ist. Dann wird das unendliche Lebensprinzip auf deine bewusste Wahl und deine bewusste Bitte reagieren."[2]

Die Bedeutung der bildhaften Vorstellung zum Zwecke der Genesung und zur Steigerung des menschlichen Potenzials kann nicht stark genug betont werden. Die Imagination bedient sich der Symbolsprache, um mit dem unterbewussten Geist zu kommunizieren. Da das Unterbewusstsein nur Symbole und Bilder erkennt, ist die wirkungsvollste Suggestion diejenige, die ihm ein spezifisches Bild entlockt. C.G. Jung bediente sich der aktiven Imagination für seinen Individuationsprozess. Bei den metaphysischen Bemühungen, in ein anderes Reich einzutreten, das sogenannte *Pathworking* oder die *Beschreiten des Rückwegs* im kabbalistischen Lebensbaum, ist die aktive Imagination unerlässlich. Zur geistigen Transformation empfahl Paul Foster Case, über die Tarot-Karten zu meditieren und die kreative Imagination zu nutzen. Angeblich vermag die Meditation über die großen Arkana des Tarots alle negativen, im unterbewussten Geist verankerten Muster aufzulösen.[3]

Bei diesen Techniken wird häufig die rechte Gehirnhälfte aktiv, die den symbolischen, metaphorischen und nonverbalen Aspekt des Geistes kontrolliert. Über sie erfolgt wohl die Kommunikation mit dem Unterbewussten, weshalb die geführte Imagination starke psychologische Auswirkungen mit sich bringt. Durch die aktive Visualisation kann sich der Patient das gewünschte Resultat vorstellen und bewusst an seiner eigenen Heilung teilnehmen. Im professionellen Umfeld bedient man sich heute der Vorstellungskraft, um eine Vielzahl von Symptomen zu lindern und die Heilreaktionen anzuregen, eine Heilmethode, welche die inneren Selbsthilfe-Ressourcen des Patienten wachruft.

Von frühester Kindheit an haben sich Mentalbilder in unserer Psyche festgesetzt und bilden den Kern unserer Glaubensüberzeugungen. Diese Bilder üben einen starken Einfluss auf unsere Lebensanschauung aus. Ein Mentalbild ist eine Gedankenform mit sensorischen Eigenschaften wie sehen, hören, schmecken, riechen, berühren und fühlen. Der Begriff „geführte Imagination" bezieht sich auf eine Vielzahl von Techniken, einschließlich Visualisation, Geschichtenerzählen,

Untersuchung der Phantasiegebilde, Traumdeutung und Malen. Unterbewusste Elemente treten als Bilder an die Oberfläche und liefern dem bewussten Geist wichtige Informationen.

Rituelles und zeremonielles Heilen hat es seit alters her in allen Kulturen der Welt gegeben. Die geführte Imagination ist wohl die älteste und am weitesten verbreitete Heilmethode. Inzwischen wird sie auch von professionellen Therapeuten eingesetzt.

Das geistige Vorstellungsvermögen regt die brachliegenden Ressourcen des Körpers an und nimmt Einfluss auf das autonome Nervensystem, das zahlreiche unwillkürliche Funktionen der lebenswichtigen Organe kontrolliert, wie Herzschlag, Verdauung, Atmung, Speichelfluss, Perspiration und Nahrungsumwandlung. Die Imagination vermag den gesunden Ablauf dieser Prozesse zu fördern.

Das von dem deutschen Psychiater Johannes H. Schultz entwickelte *Autogene Training* wirkt auf das autonome Nervensystem ein. Diese Technik beinhaltet progressive Entspannung, Meditation und Visualisation, um psychische und physische Probleme zu überwinden sowie stressbedingte psychosomatische Störungen zu lindern. Zahlreiche Studien weisen darauf hin, dass bestimmte Imaginationstechniken (Selbst-Hypnose, kreative Visualisation, Meditation) das Immunsystem und den endokrinen Reaktionsmechanismus stimulieren, die für eine optimale Gesundheit wichtig sind.

Das folgende Beispiel zeigt, inwieweit die Imagination unsere Realität erschafft. Ein zehnjähriges Kind, das alleine zu Hause ist und dem man erzählt hat, dass es irgendwo im Haus ein Ungeheuer gibt, wird sich ängstigen. Wenn es an die Existenz dieses Ungeheuers glaubt, wird das seine Imagination anregen und es nicht schlafen lassen, ohne an dessen Anwesenheit zu denken oder sie zu fühlen. Vielleicht glaubt das Kind, das Ungeheuer habe sich im Schrank oder unter dem Bett versteckt. In einer stürmischen Nacht wird es in jedem Geräusch, in jedem Schatten das Ungeheuer vermuten. Seine Vorstellungskraft „erschafft" die Existenz dieses Wesens, dessen Anwesenheit es sogar spüren mag. Am nächsten Tag wird das Kind seinen Mitschülern von dem Ungeheuer erzählen, das es in den Schatten, die durch sein Zimmer huschten, erblickte und hörte, wenn der Sturm an den Fenstern rüttelte.

Inzwischen wurde klinisch nachgewiesen, dass die Vorstellungskraft die latenten inneren Heilungskräfte zur Mobilisierung der physischen Gesundheit und des Wohlbefindens anregt. Die Wirksamkeit der Imagination basiert auf der Tatsache, dass der unterbewusste Geist nicht zwischen Wirklichkeit und Phantasie zu unterscheiden vermag, solange die Bilder klar umrissen sind. Dem Unterbewussten genügt es, wenn ihm der bewusste Geist ein spezifisches Bild vorlegt, um damit zu arbeiten. Der Körper wird auf das gegebene Bild reagieren. Da dem unterbewussten Geist Raum und Zeit fremd sind, ein Aspekt, auf den Freud in der *Traumdeutung* und Troward in seinen Edinburgh-Vorträgen hinwiesen, kennt er keinen Unterschied zwischen Vergangenheit, Gegenwart und Zukunft. Daher ist es wichtig, präzise Bilder in der Gegenwart zu formulieren, so als sei das erwünschte Ziel bereits erreicht.

Inzwischen schreibt selbst die normale Medizin der Imagination zunehmende Bedeutung zu. Die Academy for Guided Imagery (AGI) lehrt die „Anwendung der Bildersprache und der darauf bezogenen Heilmethoden".[4] Das Simonton Cancer Center, das der Onkologe Dr. O. Carl Simonton gründete, lehrt Meditation und geistiges Vorstellungsvermögen zur Stärkung des Immunsystems und der Krebsbekämpfung. [5] Diese beiden Methoden geben den Patienten ein Gefühl der Kontrolle über ihre Krankheit und erlauben es ihnen, sich aktiv an ihrem Heilungsprozess zu beteiligen.

Die in einer Arztpraxis gegebene Diagnose oder Behandlung lässt in dem Patienten bestimmte Bilder und Erwartungen entstehen. Die Art der Bilder (oder Suggestionen) kann den Genesungsverlauf positiv oder negativ beeinflussen.[6]

Die Verwendung der Bildersprache in den alternativen Heilungssystemen wird kreative Imagination oder kreative Visualisation genannt. Es sollen gedanklich klar umrissene Bilder, einschließlich Farben, Klang und Geschmack, so realistisch wie möglich geschaffen werden. In der Einführung zu ihrem Buch *Imagery in Healing: Shamanism and Modern Medicine* definiert die Psychologin Jeanne Achterberg die Vorstellungskraft als „den Gedankenprozess, der die Sinne, sehen, hören, riechen, schmecken und den Bewegungs-, Positions- und Berührungssinn, weckt und einsetzt. Es ist der Kommunikationsmechanismus zwischen Wahrnehmung, Emotion und körperlicher Veränderung. Eine Hauptursache für Gesundheit und Krankheit, die Imagination, ist die älteste und größte Heilquelle der Welt."[7]

Eine lebhafte Imagination wühlt bestimmte Emotionen auf. Achterbergs Beschreibung ähnelt der Definition von Emotionen, die Daniel Reid gibt, welche die enge Beziehung zwischen Emotionen und Bildsprache aufzeigt:

> „Emotionen werden durch den sensorischen Kontakt mit der Außenwelt ausgelöst, basierend auf dem Input der fünf Sinne. Da die Menschen zur Erscheinungswelt und untereinander über die fünf Sinnesorgane in Beziehung stehen, reagieren sie ständig emotional… Die erste Anregung jeder emotionalen Reaktion ist der äußere Sinnenkontakt, bei dem es sich hauptsächlich um eine physiologische Funktion des Nervensystems, nicht um einen psychologischen Prozess handelt."[8]

Der auffallende Unterschied liegt darin, dass Emotionen physiologische Reaktionen sind, während es sich bei der Vorstellungskraft um eine psychologische Funktion handelt. Bei jeder Art von Heilung aktiviert der Patient direkt oder indirekt den inneren Mechanismus, um Bilder der Genesung zu schaffen.

Achterberg beobachtet, dass man in der Vergangenheit den herkömmlichen Heiler unter verschiedenen Namen kannte, wie „Schamane", „Zauberer" oder „Hexe."[9] Sie wurden auch „Zauberdoktor" oder „Medizinmann" genannt. Für unsere Zwecke fasse ich diese Bezeichnungen unter dem Begriff der Schamanen zusammen. Diese waren seit jeher fast immer Magier und Heiler zugleich. Man glaubte, die Götter und Geister hätten ihnen Kräfte verliehen, um böse Geister zu beschwören und auszutreiben und den Menschen zu heilen. Der Schamane *regt die Imagination* des Patienten *an*, um die Gesundheit wiederherzustellen. Dazu versetzt er sich in einen anderen Bewusstseinszustand, indem er tanzt, die „bösen Geister heraufbeschwört und sie austreibt".[10] Mit diesem Ritual bezweckt er, Einfluss auf den unterbewussten Geist der kranken Person zu nehmen, ihre Imagination zu beschwören und sie in einen aufnahmebereiten Zustand für die von ihm verkündete Heilung zu versetzen.

Erfolgreiche Heiler sind stets Meister in der Anwendung der Bildersprache gewesen. Eine Heilbehandlung ohne Medizin basiert gewöhnlich auf zwei Komponenten, dem starken, von Emotionen angefachten Wunsch, gesund zu werden, und dem Einsatz aktiver Imagination. Achterberg beobachtete, dass die schamanische Heilung im Reich der Imagination durchgeführt wird: „Schamanismus ist die Medizin der Imagination. Das rituelle Vorgehen des Schamanen besitzt durch die Schaffung von Bildern und das Auslösen veränderter Bewusstseinszustände, die eine Selbstheilung fördern, eine unmittelbare therapeutische Wirkung auf den Patienten.“[11] Wissenschaftliche Studien haben gezeigt, dass das Gehirn auf eine imaginative ebenso reagiert wie auf eine tatsächliche Szene, was diese Aussage bestätigt.

Bildersprache und Emotionen sind zwei Faktoren, die auf die Biochemie des Körpers einwirken. Das Gleiche geschieht bei der Verabreichung eines Placebos. Die Biochemie des Patienten unterzieht sich einer subtilen Transformation, da er unterbewusst Bilder der Genesung entstehen lässt. Einige wissenschaftliche Befunde gehen davon aus, dass der Placebo-Effekt teilweise auf die Freisetzung von Endorphinen im Gehirn zurückzuführen sein könnte. Endorphine sind die natürlichen Schmerzmittel des Körpers. Der Durchschnittsmensch ist sich seiner enormen Selbstheilungskraft nicht bewusst. So einfach es klingen mag, diese Kraft hat ihren Sitz in der korrekten Anwendung des Geistes, der Emotion und der kreativen Imagination.

Achterberg hält den Ort, an dem die Heilbehandlung stattfindet, für bedeutungsvoll. Der Behandlungsraum eines Schamanen ähnelt einer Kirche. In beiden Fällen muss ein bestimmtes Umfeld für etwas geschaffen werden, das geschehen soll. Jemand, der einen Schamanen um Hilfe bittet, gleicht einer Person, die eine religiöse Szene aufsucht. Der Platz des Schamanen mag angefüllt sein mit Symbolen und Artefakten, wie Schädel, Knochen und anderen Utensilien, die einen starken Einfluss auf die Imagination des Patienten ausüben. Ähnliches kann an religiösen Stätten wie der Grotte von Lourdes oder in einer alten Kathedrale gefunden werden. Das Gleiche trifft sogar für eine Arztpraxis mit ihren medizinischen Apparaten und Geräten zu. Alle diese Therapieeinrichtungen sind mit entsprechenden Elementen ausgestattet, um die Aufnahmebereitschaft für die nachfolgende Behandlung zu fördern.

Die indischen Fakire, die Körper und Geist vollkommen zu beherrschen wissen, beweisen die Macht des Geistes über den Körper. Sie gehen barfuß über glühend heiße Kohlen oder Glasscherben oder schlafen auf einem Nagelbett, ohne sich in irgendeiner Weise zu verletzen.

Achterberg hat die Imaginationskraft in Bezug auf die Immunologie untersucht und festgestellt, dass ein geschultes Vorstellungsvermögen das Körperabwehrsystem veranlassen kann, das Individuum vollkommen gesund zu erhalten. Sie vertritt die Ansicht, dass viele Krankheiten die Folge eines trägen oder nicht richtig funktionierenden Immunsystems sind, was die Entstehung von Krankheiten begünstigt. Ein wirkungsvoll arbeitendes Immunsystem könnte Krankheiten besiegen. Die schöpferische Imagination im Rahmen von Meditations- und Hypnose-Sitzungen haben sich als sinnvoll erwiesen, Angst hervorrufende Geschehnisse abzuschwächen und den Körper bei seinem Wiederherstellungsprozess zu unterstützen.

Kapitel 21
Die Heilkraft des unterbewussten Geistes

Die Heilkraft liegt in deinem unterbewussten Geist.

Joseph Murphy

Der unterbewusste Geist des Menschen spielt als Sitz der Imagination und als Speicher der Erinnerungen und kreativen Kräfte eine wesentliche Rolle bei der Genesung und Aufrechterhaltung der Gesundheit. Der Placebo-Effekt beweist eindeutig, dass der unterbewusste Geist der Heiler des Körpers ist. Eine Zuckerpille, eine harmlose Injektion, jede Art medizinischen oder nichtmedizinischen Vorgehens oder irgendeine Therapieform, die nicht unmittelbar auf die zu behandelnden Beschwerden einwirken, kann man als Placebo bezeichnen. Ein Placebo wirkt nicht auf die Krankheit, sondern auf den unterbewussten Geist ein.

Die Lehren entkörperter Wesen wie Guide, Seth, Abraham und anderer fanden Unterstützung seitens moderner Psychologen und Psychiater, wie Thomson Jay Hudson, Thomas Troward, Sigmund Freud und C.G. Jung, die erkannt hatten, dass der *unterbewusste Geist des Menschen über eine gewaltige Macht verfügt.* Eine Heilung kann niemals stattfinden, so lange dem Unterbewusstsein des Patienten nicht ein Bild der Gesundheit eingeprägt wurde. *Hierin liegt der Schlüssel zum allgemeinen Verständnis der Geistheilung.*

Es gibt zwei Aspekte des einen menschlichen Selbst, den bewussten und den unterbewussten Geist. Der bewusste Geist äußert sich durch die Bewusstheit der physischen Realität, während der unterbewusste Geist jenseits der bewussten Ebene tätig ist und die körperlichen Lebensfunktionen kontrolliert. Diese beiden Aspekte lassen sich bei einer hypnotisierten oder schlafwandelnden Person nachweisen. Im ersten Fall führt die Person bestimmte, ihr unter Hypnose gegebene Aufgaben aus. Im zweiten Fall geschieht dies im Schlummerzustand. In beiden Fällen gibt der unterbewusste Geist unter Ausschluss des Wachbewusstseins die Direktiven. Neben diesen beiden Aspekten des Geistes spricht die Metaphysik von einer dritten Ebene, der überbewussten, die gleichbedeutend ist mit dem Universalgeist oder Unendlichen Geist.

Bis zu den von der Nancy-Schule geleiteten Studien und der Interpretation dieser Untersuchungen durch Thomson Jay Hudson waren das Unterbewusste und seine Rolle in der menschlichen Persönlichkeit unbekannt. Man glaubte, das Unterbewusstsein sei, wie der Name sagt, eine träge, schlummernde geistige Nische, ohne irgendeinen Einfluss auf das Leben einer Person. Das Gegenteil ist der Fall. Tiefenpsychologen wie Jung fanden heraus, dass im unterbewussten Geist primitive Instinkte, Urkräfte und allgemeine menschliche Erfahrungen angesiedelt sind. In der Regel sind sie inaktiv, vom bewussten Ego verdrängt. Entziehen sie sich der Zensur des Egos, tauchen diese Kräfte aus den Tiefen des Geistes auf, manchmal in kreativer und konstruktiver, manchmal in gewalttätiger Weise. Dies könnte eine Erklärung für Gewaltverbrechen und Mord sein, die von angeblich unbescholtenen Bürgern begangen wurden, sowie die von anscheinend ruhigen und friedlichen Schülern ausgelöste Schießerei. Das Unterbewusste spielt eine wesentliche Rolle bei der Bildung unserer Gedanken, Gefühle und Emotionen. Es erweist sich als der aktivste und einflussreichste Faktor in unserem Alltag. Stefan Zweig schrieb:

> „Unser Leben bewegt sich nicht frei in der Domäne der Vernunft, sondern ist ständig dem Wirken unbewusster Kräfte ausgesetzt. Aus dem Unterbewusstsein erheben sich positive und negative Emotionen, gewohnheitsmäßige Gedanken, Ahnungen, die Elemente unserer Entscheidungen, die automatische Reaktion auf bestimmte Situationen, aufblitzende Strahlen der Inspiration und so fort.“[1]

Tiefenpsychologen vertreten die Ansicht, dass traumatische Erlebnisse und unerfüllte Wünsche aus der Kindheit im Unterbewusstsein lebendig sind und aus seinen Tiefen ebenso Furcht und Ängste auftauchen wie zwanghaftes Verhalten, für die es keine rationale Erklärung gibt. Vielleicht liegt hierin der Grund für Sucht und Rückfall in die Krankheit. Obwohl jemand fest entschlossen ist, etwas nicht zu tun, wird er schwach und tut es doch. Das Unterbewusste wird immer die Oberhand behalten. Man kann nicht gegen es ankämpfen. Man muss es sich zum Verbündeten machen. In den wahren antiken Mysterienschulen war dies das Geheimnis der Geheimnisse.

Eine Kommunikation zwischen dem bewussten und dem kollektiven oder Universalgeist ist nur über das Unterbewusste möglich. Dieser Kontakt tritt unter speziellen Umständen auf, wie im Tiefschlaf oder während der Meditation, und mag sich in Form von Intuition, Vorahnung, Inspiration und dergleichen äußern. Andererseits kann man mit dem Kollektivgeist kommunizieren, wenn man dem persönlichen Unterbewussten seine Wünsche einprägt. Jemand, der einen brennenden, emotional aufgeladenen Wunsch hegt, wird das begehrte Objekt in Einklang mit sich selbst bringen und es veranlassen, sich schließlich physisch oder als Erfahrung zu manifestieren. Das Geistwesen Abraham lehrte, dass man mit dem, was man erwünscht oder erfahren will, in Einklang schwingen muss. Dieses Prinzip gilt gleichermaßen für positive wie negative Erfahrungen.

Da das persönliche Unterbewusstsein eng mit dem kollektiven Unterbewusstsein verbunden ist, gibt es keine Trennung unter den Menschen. Alle Menschen sind mit dem Universalgeist verknüpft. Diese Tatsache erklärt sowohl die telepathische Kommunikation untereinander als auch die Sympathie oder Antipathie Fremden gegenüber. Jeder ist mit jedem auf der unterbewussten Ebene verbunden.

Kollektivunterbewusstsein (Universalgcist)

↑ ↓ ↑ ↓

Individuelles Unterbewusstsein

↑ ↓ ↓ ↑

Individuelles Bewusstsein (Selbst-bewusstes Ego)

Die Vernetzung von Bewusstsein, Unterbewusstsein und kollektivem Unterbewusstsein wurde von Dr. C. George Boeree beschrieben, der eine interessante Parallele zwischen Jungs Theorie eines Kollektiven Unterbewussten und der Vorstellung vom *Atman* zog. Unter dem Begriff *Atman* versteht man im Hinduismus die Seele, im universalen (Weltseele) wie im individuellen Sinne (persönliche Seele). Nach Dr. Boeree gehört die äußere Welt zur sogenannten *maya* (Illusion). Der Selbst-bewusste Geist (das Ego) wird *jivatman* genannt, die Wahrnehmung der äußeren Illusion, die als Realität angesehen wird. Er sieht andere Individuen als getrennte Wesen mit einem getrennten Unterbewussten. Diese Trennung ist eine Illusion. „Wir sind vereinigt im Ozean des Lebens [kollektives Unterbewusstsein] oder Atman."[2] Dieses metaphysische Konzept von der Einheit des Lebens bildet den Eckpfeiler von Vedanta, hermetischer Kabbala und anderen metaphysischen Lehren.

Der Selbst-bewusste Geist ist jener Teil, der plant, denkt und die Initiative ergreift. Derjenige, der diese Pläne ausführt und sie Früchte tragen lässt, ist der unterbewusste Geist. Die Rolle des Selbst-bewussten Geistes beschränkt sich darauf, zu überlegen, die Dinge anzustoßen und Ziele zu setzen. Er kann unterscheiden und beschließen, welche Art von Informationen in den Fokus rücken. Es besitzt die Macht, die „Software" des unterbewussten Geistes neu zu programmieren. Sobald das „Programm" dem Unterbewussten übermittelt wurde, handelt es automatisch; es wird zur zweiten Natur. Man hat es mit einem machtvollen Server-Mechanismus verglichen, einem unkritischen, unvoreingenommenen Computer. Es akzeptiert jeden Vorschlag, der den kritischen Teil des bewussten Geistes übergeht, als gegeben. Durch Autosuggestion, Selbsthypnose, autogenes Training, positive Affirmationen und kreative Visualisation kann der biologische „Computer" zugunsten optimaler seelischer und körperlicher Gesundheit neu programmiert werden.

Die bloße Auswahl eines bestimmten Ziels mit dem Entschluss, es auszuführen, setzt verborgene Mechanismen in Bewegung, die dem Individuum die nötigen Ressourcen zur Verfügung stellen und es mit Personen und Gegebenheiten in Verbindung bringen werden, die erforderlich sind, um dieses Ziel zu erreichen. Dies ist das Gesetz der Anziehung. Jenseits der bewussten Wahrnehmung werden Verbindungen hergestellt, die man benötigt, um das Ziel zu erreichen. Emerson fasste diesen Punkt folgendermaßen zusammen: „Hast du erst einmal eine Entscheidung getroffen, sorgt das Universum dafür, dass sie umgesetzt wird."[3] Wir müssen dem Unterbewussten unsere Ziele einprägen und ihnen entschlossen und vertrauensvoll entgegensehen, ohne ihnen mit gegenteiligen Gedanken, Worten und Gefühlen zu widersprechen.

Die einzelnen Schriftsteller haben dem universalen Unterbewussten unterschiedliche Namen gegeben. C.G. Jung sprach von dem kollektiven Unterbewussten, Ralph Waldo Emerson nannte es „Überseele" und schrieb, dass „wir im Schoße einer unsagbaren Intelligenz leben, die wir als weit jenseits unseres menschlichen Verstandes liegend erkennen, wenn wir sie berühren".[4] Die hermetischen Kabbalisten sprechen vom Universalbewusstsein oder der Unendlichen Intelligenz. Die Quantenphysik bezeichnet es als „geistiges Universum" oder „Nullpunkt-Energie".[5] In der Genialität und den außergewöhnlichen Talenten mancher Menschen zeigt sich ihre Fähigkeit, dieses Universalbewusstsein anzuzapfen. Meister in allen Lebensbereichen haben bestätigt, dass ihre herausragenden Fertigkeiten und Talente Äußerungen von etwas sind, das jenseits ihres Verstehens liegt. Hier befand sich die wahre Quelle jeder Erfindung und Entdeckung durch den menschlichen Geist.

Auf persönlicher Ebene kontrolliert das Unterbewusste von Geburt an jede Körperfunktion. Es reguliert unter anderem den Herzschlag, den Blutzucker und die Nahrungsumwandlung. Paul Foster Case bemerkte in seinem Privatunterricht, dass es jede Krankheit heilt. Er vertrat die Ansicht, dass die Medizin lediglich einen chemischen Impuls setzt, auf den die Heilkraft des Unterbewussten reagiert. „Die Chirurgie heilt ebenso wenig wie mechanische Regulierungen. Sie beseitigen lediglich Blockaden, um eine ungehinderte Manifestation der Heilkraft zu ermöglichen."[6] Vorausgesetzt es liegt keine Beeinträchtigung seitens des bewussten Geistes vor, *ist es das Unterbewusste, das die körperliche Gesundheit wiederherstellt und aufrechterhält.* Dies mag erklären, warum einige Methoden, die den Geist ansprechen, sowie die Geistheilung Erfolge in Fällen verzeichneten, in denen die Schulmedizin versagte.

Wohlbefinden hängt von den vorherrschenden Suggestionen ab, die dem Unterbewussten eingeflößt werden. Gewöhnlich merken die Leute gar nicht, dass sie ihr Unterbewusstsein ständig beeinflussen und sind sich der Tatsache nicht bewusst, dass die das Universum durchdringende Lebenskraft auf ihre Gedanken und Gefühle reagiert. Diese Energie lassen wir unbeabsichtigterweise in jede unserer Aktivitäten einfließen, in unsere Gedanken und unsere Gefühle. Um gesund zu bleiben, ist es in erster Linie wichtig, sich den ungeheuren Energiespeicher des Universums, der jedem zugänglich ist, vor Augen zu führen. Diese alles durchdringende Lebensenergie ist die einzige Energie, die es gibt. Man hat ihr unterschiedliche Namen gegeben, wie große magische Wirkkraft, Fohat, verborgene Macht und Geist.

In der Bibel heißt es, dass Gott dem Menschen Macht über die Schöpfung verliehen hat, zu der auch die universale Lebenskraft gehört. Folglich kann der Mensch sie zu seinem eigenen und zum Wohle anderer einsetzen. Diese Energie steht ihm stets zu Diensten. Sie ist gefügig und gehorcht unserem Denken und Fühlen. „Die Energie folgt den Gedanken."

Üblicherweise wird behauptet, dass die Kunst, die Tätigkeit des Unterbewusstseins bewusst zu steuern, extrem schwierig, wenn nicht sogar unmöglich sei. Nichts könnte weiter von der Wahrheit entfernt sein als diese Auffassung. Im Grunde genommen hat der unterbewusste Geist immer unter der Leitung des bewussten Geistes gestanden. Das Problem besteht darin, dass wir das Unterbewusste seit jeher als etwas Unfassbares, nicht Greifbares betrachtet haben. Da der unterbewusste Geist sehr fügsam ist, wird er sich dementsprechend verhalten. Es heißt, das Unterbewusste sei leicht zu lenken und widersetze sich niemals unseren Bemühungen, es zu handhaben. Nach Paul Foster Case ist es so unterwürfig, dass es sofort entsprechend reagiert, wenn wir es als widerspenstig hinstellen und dieser Suggestion folgen, bis wir ihr eine definitive gegenteilige Suggestion entgegensetzen.

Die Kontrolle des Unterbewussten durch den bewussten Geist bedeutet nicht, fortwährend einzugreifen. Ist die Suggestion erfolgt, überlasse man sie vertrauensvoll sich selbst. Die Aufgabe des bewussten Geistes endet in dem Moment, in dem er dem unterbewussten Geist ein klar umrissenes Bild des erwünschten Ausgangs übermittelt hat. Case behauptet, es sei äußerst wichtig, volles Vertrauen in die Kräfte des Unterbewusstseins zu setzen.

Die Metaphysik lehrt, dass alles, was wir denken und fühlen, im Unterbewusstsein aufgezeichnet wird. Jeder einzelne Gedanke, jede einzelne Emotion eines Individuums wirkt sich auf andere Menschen aus, da alle untereinander verbunden sind. Mag man eine Person nicht, der man gerade vorgestellt wurde, wird diese die Ablehnung spüren. Ähnlich verhält es sich, wenn man sich von Freunden und Geschäftspartnern missverstanden fühlt. Dann wird diese Empfindung aufgefangen und entsprechend darauf reagiert werden. Motivationsredner empfehlen, sich selbst mit Wohlwollen, Liebe, Frieden und Erfolg zu „magnetisieren", und die Welt wird sich zum Besseren wenden. Der Selbsthilfe-Autor Dr. Wayne Dyer hat verkündet: „Änderst du deine Betrachtungsweise der Dinge, werden sich die Dinge verändern." Alles hängt von der Einstellung ab. Begegnet man seinem Mitmenschen positiv, freundlich, aufrichtig und fürsorglich, wird sich alles für einen zum Besseren wenden.

Das Unterbewusste kann unser Verbündeter oder unser Feind sein, wenn wir nicht mit ihm umzugehen wissen. Wenn man es nicht erforscht und gegebene Konflikte löst, kann es sich schädigend auswirken. Eliminiert man hingegen negative Emotionen und gleicht im Widerspruch stehende Wünsche konstruktiv aus, wird das Unterbewusste für einen gesunden Körper und harmonische soziale Beziehungen sorgen.

Der Einfluss des Unterbewussten macht sich in Situationen bemerkbar, in denen wir uns unserer Umgebung nur teilweise bewusst sind. Fährt jemand täglich denselben Weg mit dem Auto zur Arbeit und zurück, wird sich der unterbewusste Geist den Weg mit der Zeit merken. In Augenblicken, in denen sich der bewusste Geist mit persönlichen oder geschäftlichen Dingen befasst, automatisch an den Ampeln hält und abbiegt, hat das Unterbewusste einen Teil der Fahrt übernommen.

Das persönliche Unterbewusste des Individuums wird im Allgemeinen ohne Dazutun des bewussten Geistes programmiert. In den meisten Fällen besteht dieses Programmieren aus dem herkömmlichen Wissen und den Massenmedien, was sich für unseren Erfolg und unser Wohlbefinden weder als erforderlich und positiv noch als konstruktiv erweist. Haben wir negative Vorstellungen und Überzeugungen verinnerlicht, wird das Unterbewusste unsere Bemühungen, unsere Ziele zu erreichen, sabotieren. Je stärker wir uns anstrengen, desto mehr werden wir versagen. Haben wir unserem Unterbewussten die Überzeugung eingetrichtert, dass unser Gedächtnis zu wünschen übrig lässt, wird uns der Name einer Person trotz allen Bemühens entfallen. Oder: „Ich möchte keine Zigaretten rauchen, aber ich kann nicht anders“ oder: „Ich möchte öffentlich reden, aber ich habe Angst davor.“

Ironischerweise gewinnt das Unterbewusste in solchen Situationen, da *es auf Fehlschlag programmiert wurde.* Es wird den persönlichen Willen stets besiegen. Ein Abhängiger mag sich ernsthaft von seiner zwanghaften Sucht befreien wollen, ist aber nicht dazu in der Lage, weil sein schwacher Wille einen Punkt erreicht hat, an dem sich dieser Mensch eingesteht, dass ihn die Sucht beherrscht. Er ist frustriert und unfähig, die Situation zu ändern. Das Unterbewusste kann zu unserem ärgsten Feind werden, wenn wir uns nicht mit ihm arrangieren. Der Süchtige oder Alkoholiker mag den aufrichtigen Wunsch hegen, sich von seiner Abhängigkeit zu befreien, wird aber trotz der schädlichen Folgen, derer er sich voll bewusst ist, zwangsläufig rückfällig. Es gibt Fälle, in denen Kriminelle gegen ihren Willen Verbrechen begingen. Auf die Frage nach dem Grund antworteten sie, sie seien machtlos und nicht fähig gewesen, sich zu beherrschen. Irgendeine fremde Kraft habe sie sozusagen dazu gezwungen.

Was die Leute essen und trinken, wie sie sich kleiden und ihr Leben leben, wird ihnen gewöhnlich von den Massenmedien, dem gesellschaftlichen Druck und der gängigen Meinung diktiert. Wenn jemand diese Situation nicht erkennt, besitzt er keinen freien Willen. Freier Wille bedeutet die Fähigkeit echter Selbsterkenntnis, Selbstbestimmung und wahren „Selbstvertrauens“. Die Entscheidungen sollten von sozialen und kulturellen Gegebenheiten unabhängig sein. Der freie Wille steht in direktem Verhältnis zur Fähigkeit der Selbsterkenntnis und Selbstbeherrschung.

Diese Überlegungen führen uns zu der Frage der Entfremdung in der heutigen Gesellschaft. Die Menschen haben ihre Identität als geistige Wesen verloren und fühlen sich selbst fremd. Um dem Einfluss eines negativen Umfelds entgegenzuwirken, ziehen sich manche Leute aus der Gesellschaft aufs Land zurück. Andere meiden die Massenmedien, um der allgemeinen Meinung und den Weltängsten zu entgehen. Aber dieser scheinbare Zustand der Außenwelt ist „der Lügner" und „der Versucher". Wir sollten fest daran glauben, dass die unendliche Intelligenz für das Wohlergehen der Menschheit Sorge trägt, obwohl uns viele offenkundige Ungerechtigkeiten und Leiden in der Welt eine Erklärung schuldig bleiben. Bei der von den Massenmedien ausgestrahlten Negativität handelt es sich um eine psychische Energie, die den Egregor füttert. Unsere Aufgabe als Lichtträger besteht darin, uns geistig auf Frieden, Verständnis und Liebe für die Menschheit zu konzentrieren. Auf diese Weise wirken wir der Negativität entgegen, die von der verbreiteten Meinung und der Massenkommunikation ausgeht. Ein konzentrierter Gedanke bedeutet gebündelte Energie.

Solange der Einzelne die Qualität seiner Gedanken zu beherrschen weiß, wird er sich selbst und seine Lebensumstände beherrschen. Einer negativen Veranlagung des sozialen Umfelds lässt sich nur mit einer starken gegensätzlichen Suggestion begegnen. Paradoxerweise scheint sich eine Absicht in Momenten zu manifestieren, in denen sich das Wachbewusstsein dessen nicht bewusst ist. Das Unterbewusste arbeitet hinter den Kulissen der Bewusstheit. Das Geheimnis, falls es eines gibt, liegt in der klaren Zielsetzung, von der man das Wachbewusstsein abzieht, um dem Unterbewusstsein Raum für sein Wirken zu geben.

Jemand ohne Zielsetzung überlässt sein Schicksal der Ungewissheit und liefert sein Leben den Gedanken anderer Leute aus. Man mag den unterbewussten Geist in seinem natürlichen Zustand mit einem wilden, ungezähmten Pferd vergleichen. Der Reiter kann versuchen, es in eine Richtung zu lenken, aber letztlich wird das Pferd die Leitung übernehmen. Falls es dem Reiter gelingt, dem Pferd Zaumzeug und Zügel anzulegen und das Tier geschickt zu unterwerfen, wird ihm das Tier ein hilfreicher und loyaler Verbündeter werden.

Übrigens, das Unterbewusste versteht keine Verneinungen, wie etwa das Wort *Nein*. Für den unterbewussten Geist ist jede Aussage neutral. Er lässt sich niemals unter Druck setzen. Wir können ihn zu nichts zwingen. Er reagiert nur auf zarte Suggestionen.

Diese Erkenntnisse sind kein Geheimnis mehr. Erfolgreiche Amerikaner wie Andrew Carnegie, Napoleon Hill und Henry Ford waren sich dieser Gesetzmäßigkeit bewusst. Menschen, denen es leider an

Verständnis für diese Prinzipien fehlt, beherrschen diesen kreativen Aspekt ihres Geistes nicht und erschaffen ihre Umstände automatisch oder in Abhängigkeit von den Schöpfungen anderer.

Die Merkmale des unterbewussten Geistes lassen sich folgendermaßen zusammenfassen:

1. Die Grundfunktion des Unterbewussten besteht in der Aufrechterhaltung des körperlichen Wohlergehens. Es besitzt die Kraft, den Körper von jeglicher Krankheitsform zu heilen.
2. Das Unterbewusste lässt sich von Suggestionen beherrschen. Wir sollten darauf achten, welche Art der Suggestion wir ihm übermitteln.
3. Das Unterbewusste besitzt die Fähigkeit der Deduktion.
4. Das Unterbewusste speichert alle Erinnerungen an unsere vergangenen Erfahrungen. Es besitzt ein perfektes Gedächtnis. Es hat Zugang zu allen menschlichen Erfahrungen und Erinnerungen, der Quelle unserer Intuitionen und Vorahnungen.
5. Das Unterbewusste verfügt über die Macht, Dinge anzuziehen, die mit unseren vorherrschenden Überzeugungen, Vorurteilen und persönlichen Eigenarten in Resonanz schwingen, was die Grundlage für das Gesetz der Anziehung bildet.
6. Das Unterbewusste steht mit allen Punkten des Universums in Verbindung. Dies ist die Basis der telepathischen Kommunikation. Dieses Gesetz bringt uns mit allem in Berührung, was wir zur Erreichung unserer Ziele benötigen. Es steht im Informationsaustausch mit dem Unterbewussten anderer.
7. Paul Foster Case zufolge ist das Unterbewusste „die treibende Kraft der menschlichen Persönlichkeit“.[7]

Die Aussage, dass es sich bei dem Unterbewussten um eine propulsive Kraft handelt, gleicht dem psychologischen Konzept der Libido und weist auf seine ungeheure Macht hin. Auf der Universalebene ist es die Triebkraft menschlicher Evolution. Auf persönlicher Ebene liefert es die Energie, um seine Lebensziele zu verwirklichen. Wie kontrollieren wir den Energiestrom? Die beiden Schlüsselworte lauten *Suggestion* und *Autosuggestion*.

Kapitel 22
Suggestion und Autosuggestion

Diese Begriffe bilden in der *Science of Mind* die beiden wichtigsten Konzepte. Das gesamte Leben des Menschen ist eine Folge von immerwährenden Suggestionen und Autosuggestionen. Durch Worte, Taten, Gesten und Verhaltensweisen empfangen und senden wir sie direkt oder indirekt aus. Unser Geisteszustand und unser Wohlbefinden werden durch Suggestionen beeinflusst. In vielen Fällen wurde der Patient nach der Lektüre inspirierender Bücher, wie Biographien von Heiligen, der Bibel oder anderen heiligen Schriften, geheilt. Solche Spontanremissionen können sich auch einstellen, wenn man von den Heilungen anderer Menschen erfährt. Als der Egregor der Christlichen Wissenschaft große Macht besaß, erlebten angeblich Leute aus allen Gesellschaftsschichten allein durch die Lektüre des Lehrbuches eine Spontanheilung. Die Monatszeitschrift *Healing Thoughts*, die von der Independent Plainfield Christian Science Church, NJ, herausgegeben wird, widmet in jeder Ausgabe eine ganze Seite der ersten Ausgabe des Lehrbuches *Science and Health*. Der Artikel beginnt mit folgenden Worten: „Dies war *das Buch, das Tausende beim ersten Lesen heilte* und das zu dem phänomenalen Wachstum der frühen Christian-Science-Bewegung beitrug."

Damit bestätigt sich die These dass, zumindest in einigen Fällen, Heilung auf Suggestion und Autosuggestion basiert. Die Imagination der kranken Person wird auf eine Spontanheilung gelenkt. Mit anderen Worten, *wir heilen uns selbst.* Wie könnte sonst das Lesen eines Buches, das auf fehlerhaften Prämissen beruht, jemanden heilen? Der Mensch besitzt eine starke Selbstheilungsfähigkeit. Die Art und Weise, diese Heilkraft in Bewegung zu setzen, variiert von Mensch zu Mensch. Was bei dem einen wirkt, mag für den anderen unwirksam oder sogar schädlich sein.

Der grundlegende metaphysische Lehrsatz der Neugeist-Bewegung lautet, dass der Heilungsprozess durch den unterbewussten Geist erfolgt. Bei Ernest Holmes heißt es: „Das, was uns krank macht, heilt uns. Wir müssen nicht Ausschau halten nach einem Gesetz der Krankheit und einem Gesetz der Gesundheit. Es gibt nur Ein Gesetz."[1] Joseph Murphy betont: „Diese Heilkraft liegt im Unterbewussten eines jeden Menschen. Eine veränderte geistige Einstellung seitens des Kranken setzt die Heilkraft frei."[2] Der Königspfad zum Unterbewussten ist ein Mentalbild – eine Suggestion. Nur wenn man dem unterbewussten Geist ein Mentalbild eingeprägt, wird der Heilungsprozess ausgelöst.

Falls dies zutrifft, warum sind dann so viele Menschen resistent gegen konventionelle Medizin oder geistige Behandlung, obwohl sie geheilt werden möchten? In meinem Buch *Beyond Conventional Wisdom* bin ich auf dieses Thema in meiner Abhandlung „Die Konzepte der psychologischen Resistenz und der psychologischen Umkehrung" eingegangen. Es gibt Menschen, die sich unterbewusst entschlossen haben, ihre eigene Heilung zu vereiteln, da sie kontraproduktive Überzeugungen hegen. Diese sich selbst widerlegenden Vorstellungen sind so vernünftig begründet und verwurzelt, dass sie normal erscheinen, oder zumindest ist es schwierig, sie zu entdecken. Der unterbewusste Geist wird von diesen sinnlosen Vorstellungen beherrscht.

Unter solchen Umständen gestaltet sich die Möglichkeit einer Heilung minimal. Es mag sein, dass jemand gesund oder erfolgreich sein möchte. Nisten aber in seinem Unterbewusstsein negative Muster oder Vorstellungen der Selbstbestrafung oder er betrachtet sich als Opfer oder als unwürdig, wird er den Heilungsprozess stören und seine Ziele nicht erreichen. Es bleibt ihm nur, die Stolpersteine, die ihn daran hindern, die Ganzheit zu erlangen, zu erkennen und auszuräumen.

Manchmal kann eine Krankheit der Aufruf, auf sich selbst zu achten, oder eine Schutzmaßnahme sein, um schwierigen Lebenssituationen aus dem Wege zu gehen. Vielleicht ist es ein unterbewusster Hilferuf nach Liebe und Mitgefühl. Diese negativen Muster auszumerzen, erfordert sowohl großen Mut als auch eine rigorose Analyse seiner am meisten gehegten Überzeugungen. Dazu gehören die Vorstellungen von Selbstbestrafung, die im Geist festsitzen. Dieser Prozess mag zu einer vorübergehenden Krise führen, da irrige Vorstellungen in ihren Grundfesten hinterfragt werden.

Für den Mechanismus, den Heilungsprozess oder die Zielsetzungen im Leben zu vereiteln, hat Dr. Roger Callahan, Begründer der Gedankenfeld-Therapie, den Begriff *psychologische Resistenz* geprägt. Diese Gegenwehr ist ein äußerst subtiler Vorgang, der sich in unterschiedlicher Weise äußert. Es mag eine unbewusste Angst bestehen, ein Ziel zu verfehlen, was zu einer subtilen Zurückweisung oder Vermeidung der erforderlichen Schritte führt. Andererseits mag jemand aufgrund eines Schuldkomplexes das Gefühl haben, es nicht zu verdienen, glücklich zu sein.

Man hat die Wirkungsweise der psychologischen Resistenz mit Newtons drittem physikalischen Gesetz verglichen. Ein bestimmtes Maß an physischem Druck führt zum gleichen Ausmaß an Widerstand. Psychischer Druck ruft also entsprechenden unterbewussten Widerstand hervor. Je stärker der Druck von außen, desto größer der innere Widerstand. Fühlt sich der unterbewusste Geist durch von außen kommende Imperative wie „du musst erfolgreich sein", „du solltest jemand werden" oder „du musst der Gewinner sein", genötigt, mag er genau entgegengesetzt reagieren. Für jemanden, der unterbewusst versagen will, wird jeder äußere Erfolgs- oder Verbesserungszwang zu innerem Konflikt und Ängstlichkeit führen.

Das Gleiche lässt sich bei persönlichen Beziehungen beobachten. Die Leute reagieren entgegengesetzt zu dem, was ihnen aufgezwungen wird. Fordert man jemanden in gebieterischem Ton auf, etwas zu erledigen, erhebt sich in dieser Person augenblicklich Widerstand. Gewöhnlich wehren sich die Leute, wenn sie sich zu Arbeiten verpflichtet fühlen. Eine freundliche indirekte Aufforderung ebnet den Weg zur Kooperation. Es scheint alles von innen her zu kommen, nicht von außen.

Callahan entwickelte das Konzept der *psychologischen Umkehrung*. Darunter versteht er den unterbewussten Entschluss, Erfolgs- und Genesungsmöglichkeiten zu sabotieren.[3] Einige Männer und Frauen wollen unbedingt glücklich, gesund und wohlhabend sein und versagen dennoch, ihr Ziel zu erreichen. In ihrem unterbewussten Geist hegen sie grundlose Fehlvorstellungen von Wertlosigkeit, Schuld oder anderen destruktiven Gedanken und blockieren dadurch den Selbstheilungsprozess. Ironischerweise sind sie sich dieser Dinge nicht bewusst.

Alles, was der bewusste Geist als wahr akzeptiert, ob dies zutrifft oder nicht, wirkt als starke Suggestion auf den unterbewussten Geist. Dies entspricht Hudsons zweiter Prämisse, die besagt, dass sich der subjektive Geist durch Suggestionen beeinflussen lässt. Wie sich die vorherrschende Meinung eines Individuums auch gestalten mag, der subjektive Geist wird versuchen, ihr gerecht zu werden. Hudson und Troward betrachteten den Glauben als die Macht der Seele und verglichen die Seele mit dem unterbewussten Geist. Troward schrieb:

> „Der subjektive Geist [Unterbewusstsein] ist die Seele oder der Geist und in sich selbst ein geordnetes Wesen, das über unabhängige Kräfte und Funktionen verfügt, während der objektive Geist [bewusster Geist] lediglich die Funktion des physischen Gehirns darstellt und keinerlei Kräfte unabhängig vom physischen Organismus besitzt. Der eine verfügt über eine vom Körper unabhängige dynamische Kraft, der andere nicht. Der eine vermag unabhängig vom Körper zu existieren, der andere stirbt mit ihm.“[4]

Meine Abhandlung „Alles ist Glaube oder Furcht“ in *Beyond Conventional Wisdom* befasst sich eingehend mit dem Glauben und seiner Bedeutung bei der Heilung. Jesus Christus verlangte von seinen Jüngern den Glauben als Voraussetzung, es seinen Wundern gleichzutun. Eine der wichtigsten Bedingungen für eine erfolgreiche geistige Behandlung ist der Glaube des Patienten an den Therapeuten. Jesus fragte den Kranken, ob er glaube, dass er, Jesus, ihn heilen könne. Wurde diese Frage bejaht, sprach Jesus: „Dein Glaube hat dich geheilt“ (Mark. 5,22; 10,52; Luk. 8,48; Mat. 9,22). „Dir geschehe, wie du geglaubt hast“ (Mat. 8,13). „Euch geschehe nach eurem Glauben“ (Mat. 9,29).

Der Skeptiker glaubt das Gegenteil: „Mit geistigen Mitteln kann man nicht heilen.“ Der Ungläubige hegt eine negative Überzeugung, aber eine Überzeugung. Menschen, die denken, niemand könne sie heilen, haben absolut recht, aus drei Gründen:

1. Jede Heilung bedarf der aktiven Beteiligung seitens der kranken Person.
2. Der Ungläubige hat die Möglichkeit einer Heilung bewusst abgeblockt.
3. Das Individuum mag unterbewusst entschlossen sein, sich nicht wohl zu fühlen.

Paul Foster Case mahnte, man solle den ganzen Tag über genau darauf achten, was man denkt, sagt und tut, da es sich dabei um starke Suggestionen an den unterbewussten Geist handelt. Will man gesund sein, muss man diesbezügliche Gedanken und Vorgehensweisen sorgsam beachten. Man sollte Körperteilen keine negativ besetzten Namen geben und daran denken, dass jede Zelle eine bewusste Einheit darstellt. Man sollte darauf achten, dem Körper die richtige Nahrung, reines Wasser, viel Luft, Sonnenlicht und eine angemessene Hygiene zukommen lassen. Auf diese Weise suggerieren wir unserem Unterbewusstsein, dass wir vollkommene Gesundheit wünschen.

Thomson Jay Hudson beschreibt Suggestion als „den Akt, einem anderen Geist indirekt eine Idee aufzuerlegen“. Eine Idee wird einer anderen Person ohne Argument, Befehl oder Zwang vermittelt. Der unterbewusste Geist reagiert eher auf das, was *angedeutet* wird, weniger auf eine explizite Aussage. In der *Tabula Smaragdina*, einem antiken alchemistischen Text, der Hermes Trismegistos zugeschrieben wird, heißt es, dass die verborgenen Kräfte „sanft und mit großem Einfallsreichtum“ gelenkt werden müssen.

Subtile Einflüsse erreichen uns von allen Seiten. Das Unterbewusstsein wird mit einer Vielzahl von Suggestionen bombardiert, sei es seitens der gängigen Meinung, der Massenmedien, der Worte prominenter Leute oder eines engen Freundes, dem physischen Umfeld, bestimmter Gesten, der Werbung und so fort. Alle diese Faktoren üben einen Einfluss auf den unterbewussten Geist aus, ohne dass sich das Individuum dessen bewusst wird.

Wir sollten daher sorgsam auf die alltäglichen Geschehnisse achten. Unsere Suggestionen absolut gehorsam entgegennehmend, kann das Unterbewusste entgegengesetzte Situationen schaffen. So mag jemand mit seinen Affirmationen auf eine gute Gesundheit hinarbeiten wollen, sich gleichzeitig aber ungesund ernähren und zu wenig Luft und Sonnenlicht aufnehmen. Aus diesem Grunde wirkt die Suggestivkraft der gewohnheitsmäßigen Verhaltensweise dem gesteckten Ziel entgegen. Selbst eine gut ausformulierte Suggestion mag unter diesen Umständen erfolglos bleiben, da das Ziel und die Tat nicht übereinstimmen. Der unterbewusste Geist lässt sich nicht täuschen. Er kennt unsere geheimsten Gedanken und Gefühle. *Die wirkungsvollsten Suggestionen sind unsere Taten.* Und die stärkste Suggestion ist diejenige, die im Einklang mit den natürlichen Instinkten des Individuums steht.

Diese Überlegungen führen zu dem Konzept der *persönlichen Kongruenz.* Darunter versteht man die Übereinstimmung seiner Gedanken, Worte und Taten. Ansonsten gibt man seinem Unterbewusstsein sich widersprechende Suggestionen, indem man mit seinen Gedanken die eine und seinen Taten die andere Absicht übermittelt. Im Volksmund heißt es: „Achte auf das, was ich sage, nicht wie ich handele." Leider ist es üblich, dass Absicht und Handlung nicht übereinstimmen.

Die Autosuggestion mag zu therapeutischen Zwecken ebenfalls von Vorteil sein. Sie kann dazu beitragen, sich der Krankheit zu widersetzen, ihr vorzubeugen, das Immunsystem zu stärken und die Heilkraft des Körpers zu fördern. Es leuchtet ein, auf welche Weise sich Quimby und die anderen führenden Neugeist-Denker mittels Suggestion und Autosuggestion heilten. Quimby erkannte, dass in der damaligen Zeit die ärztlichen Diagnosen in den meisten Fällen falsch waren. In seinem Tagebuch vermerkte er, dass er seine Krankheit selbst erschuf, da er der medizinischen Diagnose Glauben schenkte. Wenn die Leute zu ihm kamen, suchten sie Hilfe, nachdem Alternativmethoden erfolglos geblieben waren. Quimby war ihre letzte Hoffnung. Er gab ihnen neuen Mut, da es ihm gelang, sie von einer Heilung zu überzeugen, wenn sie ihre Einstellung änderten. Diese Suggestion erwies sich als besonders machtvoll, da die Patienten bereits alle Möglichkeiten ausgeschöpft hatten.

Die konstruktive Suggestion heilte sie. Seiner „Erklärung“ der unwirklichen Natur ihrer Krankheiten folgend, stellten sie sich statt Krankheit Wohlbefinden vor, was zumindest in einigen Fällen zur Genesung führte. Quimby selbst gab zu verstehen, dass sein Geheimnis darin lag, den Patienten davon zu überzeugen, dass die Krankheit nur in dessen Geist existierte. Seine anziehende Persönlichkeit und Gabe, Hoffnung und Linderung zu schenken, unterstützten seine Überzeugungskraft.

Es lässt sich nicht leugnen, dass die Neugeist-Philosophie Millionen von Menschen überall auf der Welt ungeheuren Nutzen gebracht hat. Dies ist keine leere Behauptung. Obwohl es schwierig sein mag, es zu glauben, sind die Beweise für Heilungen ohne Medizin, die teilweise medizinisch bestätigt wurden, überwältigend. Es gibt zahlreiche Zeugnisse und Beweise, dass Kranke auf diese Weise geheilt wurden. In den meisten Fällen war eine schulmedizinische Behandlung vorangegangen, die den Patienten nicht heilte. Bei manchen Patienten wurde nicht nur die Gesundheit wiederhergestellt, sondern auch die Lebensspanne verlängert. In anderen Fällen konnten Leute durch die Anwendung der Prinzipien des Aufschwungs geschäftlichen und privaten Erfolg verzeichnen.

Joe Dispenza, Neurowissenschaftler und Ex-Mitglied der *Ramtha's School of Enlightenment* (einer esoterischen Schule, basierend auf Durchgaben von J.Z. Knight, einem entkörperten Wesen unter dem Namen Ramtha), hat ein Buch geschrieben mit dem Titel *Evolve Your Brain*. Dieses Buch fasst auf fünfhundertzehn Seiten die moderne wissenschaftliche Beweisführung zusammen, die die Macht des Geistes über die Materie darlegt und zeigt, wie eine veränderte geistige Einstellung zur Heilung beiträgt. Obwohl Dispenza Quimby und die Neugeist-Bewegung nicht in Betracht zieht, bestätigt das Buch mit seinem Untertitel the *Science of Changing Your Mind* die grundlegenden Gedanken der Bewegung.

Kapitel 23

Selbst-Hilfe

Arzt, heile dich selbst!

Luk. 4,23

Dieses Kapitel mag eines der wichtigsten in diesem Buch sein. Ohne die metaphysische Komponente der Selbsthilfe und Selbstermächtigung verlieren die zuvor beschriebenen Prinzipien an Bedeutung. Persönliche Initiative und Aktivität sind lebenswichtige Elemente der Selbstheilung.

Der Grundgedanke, der zur Entstehung dieses Buches führte, war die Vorstellung, dass der Mensch sich *letztlich selbst heilt.* Die Untersuchung der verschiedenen Therapiemöglichkeiten ergab, dass der unterbewusste Geist die treibende Kraft zur Wiederherstellung der Gesundheit ist. Um diese zu erreichen, muss der unterbewusste Geist des Patienten dazu gebracht werden, an das Placebo oder die Suggestion zu glauben. Unterschiedliche Heilmethoden sprechen unterschiedliche Menschen an. Für manche besteht sie in der Verehrung ihres bevorzugten Heiligen, bei anderen mag es eine Pilgerfahrt nach Lourdes sein. Wieder andere glauben an eine Reliquie, einen Stein, einen bestimmten Baum, einen Berg, einen Kristall, einen Magneten oder irgendein anderes Objekt. Das Individuum verleiht dem gewählten Gegenstand die Kraft. Der Gegenstand selbst verfügt über keinerlei Macht, kann aber symbolisch als geistige Glaubensstütze dienen. Sobald mittels solcher Symbole ein Empfinden von Wunder die Imagination beflügelt, wird das Unterbewusstsein entsprechend tätig, vorausgesetzt das Individuum hegt den starken Wunsch, geheilt zu werden. Ohne dieses Verlangen wirkt keine Methode.

Letztlich ist jede Heilung Selbstheilung! Jeder Mensch schafft sich entsprechend seiner Bedürfnisse zur Selbstentwicklung seine eigene Wirklichkeit – und Krankheit gehört dazu. Jede Krankheit kann dem einen zum Segen und dem anderen zum Fluch gereichen. Krankheit und Heilung folgen dem Gesetz der Anziehung. Wir können das Leiden durch unsere inneren oder ungesagten Gedanken anziehen oder aber unseren Geist auf die Ganzheit lenken und ausrichten und sie dementsprechend anziehen. Ziel der Hypnose und Suggestivtherapien sowie anderer Behandlungsmethoden ist es, dem unterbewussten Geist des Patienten das Bild seiner Heilung einzuprägen.

Ziehen wir die uralte okkulte Aussage „die nicht unterstützte Natur scheitert" und die Annahme in Betracht, dass der Mensch von Natur aus gesund ist, kann man daraus schließen, dass Krankheit ein unnatürlicher Zustand sein muss. Das Selbsthilfe-Konzept spielt eine wesentliche Rolle. Das Individuum muss den Ansporn geben, muss den Wunsch hegen, gesund zu werden, um den inneren Mechanismus auszulösen, der die Erholung einleitet. Ohne diese einleitende Absicht wird nichts geschehen. Benjamin Franklin soll geäußert haben: „Gott hilft denjenigen, die sich selbst helfen."

Die westlichen Mysterienschulen betrachten den Teufel, den man mit der äußeren Sinnenwelt gleichsetzen kann, als eine Illusion, die uns durch unsere Sinne in Versuchung führt. Manche haben sich dieser Illusion hingegeben und huldigen dem „Teufel". Diese illusorische Welt, die der Inder *maya* nennt, ist die Kollektivschöpfung der Menschheit. Die heutigen negativen Botschaften, welche die Massenmedien, wie Filme, Fernsehen, Radio und Zeitungen, verbreiten, mesmerisieren die Leute und entfremden sie durch den Verkauf einer Ideologie des Konsums, des Individualismus und der materiellen Werte. Die Medien erfinden oberflächliche Bedürfnisse und machen die Leute glauben, sie benötigten materielle Dinge, um glücklich und erfüllt zu sein. Die fortschrittliche Technologie und die Massenmedien sind nicht abzulehnen, so lange sie der Unterhaltung, Weiterbildung und Information dienen. Problematisch wird es, wenn die Leute Sklaven solcher Erfindungen werden und keine Zeit mehr für ihre Familien haben. Anstatt die Familien zusammenzuführen, trennen sie diese. Einsamkeit ist die Krankheit der modernen Gesellschaft, was Depressionen zur Folge hat. Selbst unter Millionen von Menschen kann sich jemand allein und isoliert fühlen. Die heutige materialistische Gesellschaft hat die Menschen einander entfremdet. Der moderne Mann und die moderne Frau fühlen sich selbst fremd. Ihnen fehlt der Lebenssinn. Sie haben ihre Identität verloren. Der Mensch ist Sklave der Sinnenwelt geworden. Er vergisst seine spirituelle Dimension und seine wahre Rolle in der Arena des Lebens als schöpferischer Mitarbeiter Gottes. Einige laufen Geld und Ruhm nach und werden drogen- und alkoholabhängig als Ersatz für Wohlbefinden und Einsamkeit. Am Ende sehen sie sich einer noch größeren Einsamkeit gegenüber.

Im Laufe der Zeit hat der Mensch zahlreiche Selbstheilungsmethoden erschaffen. Manchmal sprechen ihn ungewöhnliche Heilweisen an, so die Verwendung von menschlichen Ausscheidungen, wie in der Urintherapie. Vor sieben Jahren hörte ich in Cusco, in Peru, zum ersten Mal davon. Damals nahm ich an, es handelte sich um eine volkstümliche Therapie der Ureinwohner, was nicht zutrifft. Diese Behandlungsweise wird überall auf der Welt von intelligenten und gebildeten Leuten praktiziert, die den menschlichen Urin als ein natürliches Heilelixier betrachten. Siehe hierzu das von Flora Peschek-Böhmer und Gisela Schreiber verfasste Buch mit dem Titel *Urin-Therapie: Naturelixier für gute Gesundheit*. Sie leiten ein Naturheilzentrum in Hamburg. Im Internet findet man amerikanische Zentren, die diese Urin-Therapie anbieten. Das bekannteste ist Omaha's Heartland Healing Center, auf dessen Website ein interessanter Artikel mit dem Titel „Welcome aboard. Coffee, Tea or Pee?" aufleuchtet.[1]

Es wäre töricht, die Wirksamkeit von Arzneimitteln und den ungeheuren technischen Fortschritt in der Therapie und Linderung vieler Krankheiten wie Malaria, Blattern und Cholera sowie einer Reihe angeborener Krankheiten zu leugnen. Sich aber fast ausschließlich auf Medikamente und medizinische Technik zu verlassen, birgt den Nachteil, dass die Fähigkeit des Menschen, sich selbst zu heilen, verloren geht. Die Geistheilung kann eine komplementäre Rolle bei der Präventivmedizin und zur Aufrechterhaltung der Gesundheit spielen. Beide Aspekte müssen ineinandergreifen. Verstand und Geist müssen mit positiven, konstruktiven und inspirierenden Ideen gespeist werden. Jesus Christus erklärte: „Der Mensch lebt nicht von Brot allein." Wir benötigen ebenso geistige Nahrung.

Mystiker, Religionsdenker und einige Mediziner sehen im Gebet einen wichtigen Genesungsfaktor, da es als machtvolle Affirmation dem unterbewussten Geist eingeprägt wird. Es gibt zahlreiche Bücher, in denen die Wirksamkeit des Gebets auf gesundheitlichem, zwischenmenschlichem und finanziellem Gebiet bestätigt wird. Der Arzt Gabriel Weiss verfasste ein Buch mit dem Titel *Die Heilkraft der Meditation*. Er vertritt den Standpunkt, dass unser Körper aufgrund von Gebet und Meditation über eine gewaltige Selbstheilungskraft verfügt. Außerdem behauptet er, die Meditation setze die natürliche Heilfähigkeit des Körpers frei und „aktiviere echtes und langanhaltendes Wohlbefinden".

Gebet, Meditation und kreative Visualisation können tatsächlich Wundersames bewirken. Im „Wassermann-Zeitalter" wird die Entwicklung des menschlichen Potenzials unbegrenzt sein. Es gibt Wissenschaftler, die behaupten, die Lebensspanne des Menschen könne bis zu tausend Jahre umfassen, vergleichbar mit den vorsintflutlichen Patriarchen der Bibel. Man mag es kaum glauben, aber der Biologe Aubrey de Grey steht auf dem Standpunkt, Altern sei eine Krankheit, und die zukünftige Medizin werde diese Krankheit heilen können. Er meint, dauerhafte Jugend werde in einigen Jahrzehnten Wirklichkeit werden.[2]

Metaphysische Überlegungen gehen weit über diese Möglichkeiten hinaus. Der Schüler der westlichen Mysterientradition strebt die Vollendung des Magnum Opus, des Großen Werkes, an, die vollkommene Selbsterkenntnis, um sich neu zu erfinden und ein neuer Mensch zu werden.

Der Mensch besitzt Zugang zu einer unsagbar machtvollen, alles durchdringenden Kraft. Dieser Tatsache muss man sich bewusst sein, will man diese Energie zur Erfüllung seiner Unternehmungen einsetzen. Marianne Williamson schreibt dazu: „Unsere größte Angst ist nicht unsere mögliche Unzulänglichkeit. Unsere tiefste Furcht ist, dass wir unsagbar mächtig sind. Es ist nicht unsere Dunkelheit, es ist unser Licht, das uns am meisten schreckt."[3]

Die Hauptgedanken dieses Kapitels lassen sich folgendermaßen zusammenfassen:

1. Der Mensch hat seine Leiden selbst erschaffen. Nur er allein besitzt die Kraft, sie ungeschehen zu machen.
2. Der Mensch besitzt die Fähigkeit, sich durch schöpferische Imagination, positive Zielstrebigkeit und positive Erwartung selbst zu heilen.
3. Der Körper vermag sich zu erholen, so lange sein Geist oder sein Umfeld ihn nicht daran hindern.
4. Der Körper kann Phasen der Reinigung und der Anpassung durchleben, die sich als Unbehagen äußern mögen, was als Krankheit interpretiert wird. Die Einnahme schädigender Arzneimittel zur Behebung der Beschwerden kann den körperlichen Wiederherstellungsprozess behindern.
5. Geistige Störungen, einschließlich Ängste, Depressionen und posttraumatischer Stress-Symptome, können sich in physischen Dysfunktionen äußern. Sobald die Störungsursache beseitigt wird, beginnt der Körper, sich zu erholen.
6. Suggestion und Autosuggestion können Krankheiten hervorrufen, sie aber auch heilen.
7. Der Einfluss gesunder, magnetischer Persönlichkeiten ist ansteckend und hat eine positive Wirkung auf den Kranken, wenn dieser seine Vorstellungskraft auf Genesung konzentriert.

Teil fünf

Moderne Richtungen einer Heilung ohne Medizin

Kapitel 24
Die Heilkraft von Liebe und Vergebung

Siehe, das Reich Gottes ist in eurer Mitte.

Luk. 17,21

Während der zweiten Hälfte des 20. Jahrhunderts fand in der amerikanischen Durchschnittsmedizin ein Paradigmenwechsel zugunsten eines umfassenderen und integralen Systems statt. Einige Wissenschaftler auf dem Gebiet der Neurowissenschaft, der neuen Biologie und der Psychologie glauben, dass wir uns an der Schwelle eines grundlegenden medizinischen Umdenkens befinden, das die gängige Betrachtungsweise von Geist, Verstand und Körper als getrennte Einheiten überwindet. Immer mehr Ärzte wenden sich humanistischen und spirituellen Heilwegen zu und halten nicht länger an den alten, materiell orientierten Konzepten fest, die ausschließlich auf Technologie und schädigenden Arzneimitteln basieren. Zu diesen neuen Therapieformen gehören auch Heilung durch bedingungslose Liebe und Vergebung, Tagebuch-Aufzeichnungen, Zeichnen von Mandalas, Malen, Tanzen, Meditation, Waldwanderungen und Yoga-Übungen.

In der Vergangenheit hat die traditionelle westliche Medizin die Einbeziehung von Geist und Spiritualität in den Heilungsvorgang vernachlässigt. Heute bauen Mediziner und Therapeuten Religion, Spiritualität, Gebet, Meditation und Imagination in die Therapie ein. Ein bekanntes Beispiel ist die Entstehung des Duke Zentrums für Spiritualität, Theologie und Gesundheit. In diesem Zentrum, das Dr. Harold G. Koenig mit einem Team von Fachkräften im Gesundheitswesen gründete, wurde der Einfluss der Spiritualität auf die geistige und körperliche Gesundheit untersucht. Man kam zu dem Ergebnis, dass sich die Spiritualität auf den Körperzustand und die Immunfunktion sowie auf das Wohlbefinden einer Person auswirkt.[1]

Dr. Bernie Siegel vertritt ebenfalls die Ansicht, dass Liebe als Heilungsfaktor eine wesentliche Rolle spielt, besonders zur Anregung des Immunsystems. In seinem Buch *Liebe, Medizin und Wunder* stellt der Arzt alternative Heilmethoden vor, darunter die Liebe als Wirkkraft, die Ausübung von Meditation, Imagination, Entspannungsübungen und Tagebuchführen, um einige Arten von Krebs zu überwinden. In seinem Buch *Glaube, Hoffnung und Heilung* stellt er Fallbeispiele von Krebskranken vor, die seinen Empfehlungen folgten und geheilt wurden.

Dr. Deepak Chopra befürwortet die ayurvedische Methode, ein altes indisches Heilungssystem, das neben vegetarischer Kost, Yoga-Übungen und klassischer Yoga-Meditation als Weg zur Verbesserung der Gesundheit dient. Aus seiner Sicht vermag man mittels regelmäßiger Mediation den Geist, die Sinne und den Körper zu beherrschen, was ein Empfinden von innerem Frieden und persönlicher Sicherheit schenkt.

Zahlreiche Ärzte und Krankenschwestern haben Bücher geschrieben, in denen sie zur Heilung Gebet, Handauflegen, Therapeutic Touch, Kunsttherapie, das Malen von Bildern und Mandalas und ähnliche Methoden empfehlen. Michael Samuels und Rockwood Lane führen in ihrem Buch *Creative Healing: How to Heal Yourself by Tapping Your Hidden Creativity* Malen, Schreiben, Musik und Tanz als Heilmethoden an und behaupten, dass viele Leute auf diese Weise Heilung fanden. Die Ausübung solcher Techniken regt die Endorphin-Ausschüttung im Gehirn an und fördert den körperlichen Heilungsprozess. Ebenso können Erregung, Schmerz, Liebe oder ein Orgasmus die Endorphin-Sekretion im Körper erhöhen.[2]

Endlich beginnt die Medizin, den Neugeist-Lehren beizupflichten, was den Einfluss des Geistes im Heilungsprozess betrifft. Der herausragende Arzt Dr. Larry Dossey plädiert für die „Rolle des Geistes bei der Gesundheit und für die Anerkennung der Spiritualität im Gesundheitswesen“. In seinem 1989 erschienen Buch *Werde gesund!* legte er den medizinischen Fachkreisen das alte metaphysische Konzept des nicht-lokalen Geistes vor – den Gedanken, „dass sich der Geist nicht auf das Gehirn beschränkt, sondern die Grenzen von Zeit und Raum überschreitet“.[3] Dosseys bahnbrechendes Buch *Heilende Worte* (1993) diente allen medizinischen Schulen, die sich mit der Rolle religiöser Praktiken und des Gebets im Hinblick auf die Gesundheit befassten, als Grundlage.

Ein altes Sprichwort lautet: „Lachen ist die beste Medizin.“ Mehrere Studien haben diese Behauptung überprüft. Die positiven Auswirkungen von Humor und Lachen als Therapie für Körper und Geist sind unbestritten. Herzhaftes Lachen hält Geist und Körper im Gleichgewicht und hilft, emotional gesund zu bleiben. Gedanken rufen chemische Reaktionen im Gehirn hervor, und Lachen setzt Endorphine frei, die der Körper für ein Empfinden des Wohlbehagens benötigt. Lachen entspannt den gesamten Körper, unterstützt das Immunsystem, verbessert die Funktion der Blutgefäße und erhöht den Blutfluss. Dies alles sind Antidote bei Stress und Depression. Lachen lässt die Person sich gut fühlen und hilft dabei, komplizierte Umstände optimistisch zu betrachten. Wenn sich Abraham Lincoln schwierigen Situationen gegenübersah, soll er dem Kabinett lustige Geschichten erzählt haben, um die Aufmerksamkeit für einen Moment von den Problemen abzulenken.

Norman Cousins (1915-1990) machte das Lachen als therapeutische Komponente populär. Der amerikanische Autor, politische Journalist und Professor gewann seine Gesundheit zurück, indem er lustige Filme und Fernsehshows ansah. Die Ärzte hatten ihn als unheilbar krank diagnostiziert und ihm erklärt, er habe kaum eine Überlebenschance. Cousins entwickelte ein Genesungsprogramm, zu dem neben der Einnahme von Vitamin C eine positive Einstellung, Liebe, Glaube, Hoffnung und Lachen gehörten. Er meinte: „Ich machte die beglückende Entdeckung, dass zehn Minuten lachen aus vollem Halse eine anästhesierende Wirkung besaß und mir mindestens zwei Stunden schmerzfreien Schlaf schenkte.“ Er heilte sich selbst, lebte weitere sechzehn Jahre und führte das Lachen und den Humor als Heilmethode ein.[4]

Man sollte herausfinden, auf was sein *Innerstes* am meisten anspricht, was einem die größte Freude bereitet und einem ein gutes

Gefühl schenkt. Tagebuch führen, Gedichte schreiben, Tanz, Gartenarbeit, Bergwanderungen, Beten, Meditation, Kontemplation, spirituelle Retreats, Biographien von Heiligen und Weisen lesen – alle solche Dinge können zur Heilung beitragen. Angespannte Situationen meiden, gesunde Nahrung zu sich nehmen, fasten, rhythmische Atemübungen, sich in die Natur zurückziehen und ein ruhiges Leben führen – dies wird ebenfalls die Heilung fördern.

Das Ziel ist es, den Geist von den negativen Gegebenheiten weg auf erhebende und konstruktive Gedanken zu lenken und sich auf das Unendliche einzuschwingen. Freude an dem, was man tut, zu empfinden, regt die Endorphine an, die für das Fließen der Lebenskraft durch den Körper erforderlich sind. Joseph Campbell meinte: „Folge deiner Glückseligkeit." Man muss Zugang zu der inneren Welt finden, die oft überschattet wird vom Einfluss der materiellen Welt und den Forderungen der Sinne. Die genannten Vorschläge helfen, das Gleichgewicht zwischen der inneren Natur und dem physischen Körper herzustellen.

Der wichtigste und natürlichste Weg, negative Emotionen loszulassen, ist es, zu vergeben und zu vergessen. Zunächst sollte man sich selbst aufrichtig und bedingungslos vergeben, dann anderen, selbst den schlimmsten Feinden, die einem direkt oder indirekt Schaden zugefügt haben. Groll ist eine Form von negativer Energie, die schädigt. Man sollte akzeptieren, dass man alles, was einem zustößt, angezogen hat, mit dem Ziel, sich spirituell zu entfalten.

Kapitel 25
Die kabbalistische Behandlungsmethode

Ein modernes esoterisches Heilungssystem, das auf Medikamente verzichtet, stammt aus der kabbalistischen Tradition. Paul Foster Case, der Begründer der esoterischen Schule *Builders of the Adytum* (BOTA), einem amerikanischen Nebenzweig des Golden Dawn, schrieb ausführlich über die Kabbala, den esoterischen Tarot, über Alchemie und die Rosenkreuzer. Er ist nicht sehr bekannt, da die meisten seiner Schriften allein in der Korrespondenz mit BOTA-Mitgliedern weitergegeben wurden. Case entwarf ein Heilungssystem, das sich auf Klang, Farbe und Meditation nach den Tarot-Karten aufbaut, und zwar nach dem Prinzip, dass Klang und Farbe Schwingungen unterschiedlicher Frequenz sind. Jede Farbe und jeder Ton wird entsprechend der astrologischen Entsprechung unterschiedlichen Körperteilen zugeordnet. Wurde der Körperteil bestimmt, meditiert man über die entsprechende Tarot-Karte unter Verwendung der jeweiligen Farbe und des zugeordneten Tons. Leider gibt es nur wenige Informationen zu dieser Methode, da die Lehren auf die Angehörigen von BOTA beschränkt bleiben, die an den Eid gebunden sind, diese nicht an die Öffentlichkeit weiterzugeben. (Diejenigen, die sich für die Lehren interessieren, sollten die Website besuchen, www.bota.org).

Der verstorbene Israel Regardie regte die Wiederbelebung des Golden Dawn in Amerika an. Trotz des Widerstands von Mitgliedern zögerte er nicht, die Rituale und Schriften dieses esoterischen Ordens, die ihm unter der Maßgabe strengster Verschwiegenheit anvertraut worden waren, unter der Bezeichnung *The Golden Dawn* zu veröffentlichen.

Regardie, der in dem Kapitel über Mary Baker Eddy zitiert wurde, schrieb ausführlich über die frühen Pioniere der Neugeist-Bewegung und kannte sich in der Geistheilung und in den Suggestiv-Therapien aus, wie wir seinem 1946 veröffentlichten Buch *The Romance of Metaphysics* entnehmen können.

Obwohl Regardie Achtung vor Eddy als Geistheilerin bekundete, stellte er eine andere Behandlungsmethode vor, die auf der hermetischen Kabbala basierte. Eddy hätte seine Methode verurteilt. Sie verabscheute alles Okkulte, Esoterische und Kabbalistische. Sie verwarf alle Lehren, die sich von ihrer eigenen unterschieden oder von ihrer Christlichen Wissenschaft abwichen, die sie als Folge einer göttlichen Inspiration betrachtete. Alle anderen Heilweisen tat sie als falsch ab. Sie hielt diese Dinge für Formen frevelhaften Missbrauchs (ihr Lieblingsausdruck für Ideen und Methoden, die ihren eigenen widersprachen oder sich von ihnen unterschieden).

In seinem späteren Leben veröffentlichte der Jungsche Psychotherapeut Regardie eine Abhandlung mit dem Titel „Die Kunst wahrer Heilung", basierend auf den vom Golden Dawn empfangenen Lehren. Diese Therapie unterscheidet sich stark von den bisher beschriebenen Methoden. Man kann sie als eine Art Energiemedizin betrachten.

Sie basiert auf dem kabbalistischen Baum der Sephiroth (Emanationsstufen der Lebenskraft oder des kosmischen Bewusstseins), auch bekannt als *Lebensbaum*. Die Technik besteht aus rhythmischer Atmung, Meditation und Visualisation der Sephiroth des Lebensbaumes. Diese mittlere Säule entspricht der Wirbelsäule mit den sieben Chakras oder feinstofflichen Energiezentren. Über die Chakras zu meditieren und sie zu visualisieren, lässt die universale Lebenskraft durch diese Zentren strömen, was zur Freisetzung negativer, im Körper gefangener Emotionen führt. Diese Technik nutzt die Visualisation von Farbe und Klang, um die Energiezentren des Körpers anzuregen, und schließt das Gebet und die Verwendung von religiösen Mantras mit ein.

In „Die Kunst wahrer Heilung", Teil seines Buches *Foundations of Practical Magic*, beschreibt Regardie das zugrunde liegende Prinzip:

> „In jedem Mann und in jeder Frau gibt es eine Kraft, die den gesamten Lebensverlauf lenkt und kontrolliert. Richtig eingesetzt, vermag sie alle Beschwerden und Leiden des Menschen zu heilen. Jede Religion bestätigt diese Tatsache. Alle Formen geistiger und spiritueller Heilung, gleichgültig unter welchem Namen sie segeln, versprechen dasselbe. Selbst die Psychoanalyse bedient sich dieser Kraft, wenn auch indirekt, wenn sie von *Libido* spricht.“[1]

Regardie wich hier von dem Heilungskonzept ab, das er in *The Romance of Metaphysics* darlegte. In jener Zeit liebäugelte er intellektuell mit der Neugeist-Bewegung und glaubte, Krankheit entstehe aus einer negativen geistigen Haltung. Jetzt sah man die Wurzel der Krankheit in der Erschöpfung und im missbräuchlichen Einsatz der Lebensenergie. Regardie erklärte, falsche Atmung und die Tatsache, nicht zu erkennen, dass wir umgeben sind von Lebenskraft, sei die Wurzel aller Krankheit. Diese Theorie ergänzt in gewisser Weise den Neugeist-Gedanken, wonach wir die Lebenskraft mittels unserer Gedanken und Emotionen lenken. Regardie fährt fort:

> „In der Atmosphäre, die uns umgibt und die kleinste physische Zellstruktur durchdringt, schwingt eine spirituelle Kraft. Diese Kraft ist allgegenwärtig und unendlich. In dem winzigsten Objekt ist sie ebenso gegenwärtig wie in den atemberaubenden Spiralgalaxien. Diese Kraft ist das Leben selbst.“[2]

Das Konzept wurzelt in der indischen Vedanta-Philosophie, die Regardie vertraut war. Darin heißt es, dass eine einzige unzerstörbare Substanz das gesamte Universum durchdringt, vom entferntesten Stern bis zum winzigsten Atom. Regardie setzt diese universale Lebenskraft, in der Yoga Philosophie *Prana* genannt, mit Gott gleich. Die spirituelle Kraft bildet das höhere Selbst des Menschen, seine Verbindung zu Gott. Jede Körperzelle sollte von der Universalenergie durchdrungen sein.“ Nach Regardie bedeutet Krankheit imgrunde genommen eine Erschöpfung der Lebenskraft.

Der Durchschnittsmensch setzt dem freien Fluss der Universalenergie so viel Widerstand entgegen, dass er ermüdet und krank wird. „Er umgibt sich selbst mit einer kristallinen Hülle von Vorurteilen und schlecht durchdachten Fantasien“, die wie ein Panzer wirken und den ungehinderten Fluss der Lebenskraft blockieren. Daher sollte der Mensch sein Wertesystem ehrlich überprüfen. Regardie empfiehlt, loszulassen und die neuromuskulären Verspannungen des Körpers so weit zu lockern, bis man sich aller Zellen und Muskeln bewusst ist.

Er legt zwei Prinzipien für das Wohlbefinden vor. Erstens: Wir sollten bewusst erkennen, dass wir in diesem unendlichen geistigen Reservoir der Lebensenergie leben. Zweitens: Wir sollten regelmäßig Atemübungen, ähnlich der Yoga-Atemübungen, vornehmen, um den Körper zu vitalisieren.

Diese Gedanken stehen im Einklang mit den hermetischen Lehren und der Yoga-Philosophie, die davon ausgehen, dass das gesamte Universum ein lebendiger Organismus ist und sich nach einem unwandelbaren rhythmischen, zyklischen Gesetz bewegt. Die rhythmische Atmung bedeutet für den Körper Gesundheit. Mit jedem Atemzug nehmen wir Prana auf, die Lebenskraft, die Körper und Geist belebt. In der Unfähigkeit, dieses Prinzip zu erfassen, liegt der Grund für das Versagen vieler geistiger und spiritueller Heilungssysteme.

Regardie empfiehlt, über die psychospirituellen Zentren entlang der Wirbelsäule zu meditieren. In der Yoga-Philosophie spricht man von Chakras und in der Kabbala von den Sephiroth der Mittleren Säule (die dem Rückenmark zugeordnet wird). Bei diesen Zentren handelt es sich um Energiewirbel, die von der Lebensenergie durchströmt werden. Die Yoga-Philosophie spricht von sieben Zentren, während Regardie nur fünf nennt.

Er rät, den Geist auf diese fünf Zentren zu konzentrieren und die in der Kabbala Gott zugeordneten Namen zu intonieren und vibrieren zu lassen. „Schließlich sollte jedes Zentrum in einer bestimmten Farbe und Form visualisiert werden. Langsam beginnen sie, ihrer eigenen Natur entsprechend, tätig zu werden und ergießen einen Strom hoch spiritueller Energie und Kraft in Körper und Geist.“[3] An diesem Punkt vermag das Individuum die geistige Kraft zu lenken, um physische und seelische Leiden und Krankheiten zu heilen.

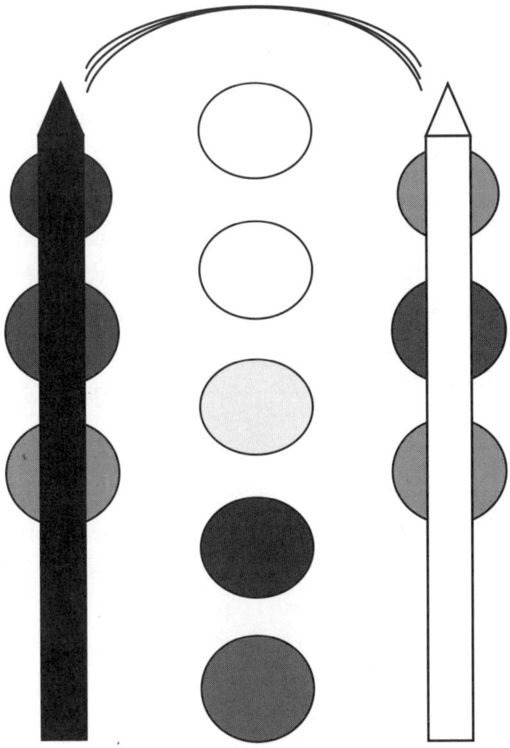

Die mittlere Säule des Lebensbaumes

Diese Energie kann auch durch Handauflegen übertragen werden. Ebenso wie Mesmer, glaubt Regardie an eine Energieübertragung von Mensch zu Mensch. Er stimmt mit Hudson und Troward überein, dass die Heilenergie telepathisch auf eine andere, meilenweit entfernte Person übertragen werden kann. Man spricht von *Heilung in Abwesenheit* oder *Fernheilung.*

Wie Case, der erklärte, das Unterbewusste sei der Antriebsfaktor im Menschen, argumentiert Regardie, dass diese Heilmethode sogar psychogenetische Ausbrüche heilen könne, da „die Kraftströme aus den tiefsten Ebenen des Unterbewusstseins emporsteigen, in denen Psychoneurosen ihren Ursprung haben und die Nervenenergie eingeengt liegt und eine Spontanheilung verhindert“.[4] Anders als die Christliche

Wissenschaft, die ihren Mitgliedern verbietet, ärztliche Hilfe in Anspruch zu nehmen, schließt Regardie diese nicht aus:

> „Liegt eine organische Krankheit vor, nimmt der Vorgang einen etwas anderen Verlauf. (Man sollte in der Obhut eines kompetenten Arztes stehen.) In diesem Fall bedarf es eines erheblich stärkeren und ausreichenden Kraftstroms, etwa um eine Wunde zu schließen und systemische und metabolische Funktionen zu aktivieren, um neues Gewebe und Zellstrukturen zu bilden. Im Idealfall bedarf es dazu einer zweiten Person, damit deren Lebenskraft zusammen mit der des Leidenden die Situation zu bewältigen vermag."[5]

Die Mitarbeit des Individuums ist bei jeder Therapie wichtig, sei sie konventionell oder nicht konventionell. Soll diese Behandlungsmethode erfolgreich sein, muss der Patient eine aufnahmebereite Haltung gegenüber der einfließenden Kraft bewahren.

Regardie empfiehlt, die Behandlung mit Gebet oder Kontemplation abzuschließen, da sie ebenfalls die psychospirituellen Zentren aktivieren. Die meisten wahren esoterischen Schulen und Religionsgemeinschaften pochen auf Gebet und Meditation, um eine höhere Bewusstseinsebene zu erreichen und die emotionale Inbrunst zu stimulieren, die die geistigen Zentren erweckt. Seit undenklichen Zeiten haben Mystiker ausgerufen: „Entflamme dich selbst im Gebet!" Zeremonielle Rituale können ebenfalls dazu dienen, den inneren Heilungsmechanismus zu aktivieren.

Regardie behauptet, sein Behandlungssystem bewähre sich nicht nur bei der Heilung, sondern auch bei der Lösung einer Vielfalt von Lebensproblemen, um das menschliche Potenzial zu erhöhen, um negative Persönlichkeitsaspekte zu eliminieren oder um eine Verbesserung von Beziehungen und eine Lösung ehelicher Schwierigkeiten zu erzielen.

Kapitel 26

Rationale und kognitive Verhaltenstherapien

Ein neuer psychologischer Trend, ohne Medizin zu heilen, tauchte in den Fünfziger- und Sechzigerjahren des vergangenen Jahrhunderts in Amerika auf: Die Rational-Emotive Verhaltenstherapie (REVT) und die Kognitive Verhaltenstherapie (KVT). Diese Therapieformen ergaben sich als Reaktion auf die kostspielige psychoanalytische Methode, die jahrelang währen kann, um zu einem Ergebnis zu führen. Daniel Reid beobachtete:

> „Die westliche Schulmedizin ordnet emotionale Störungen ausschließlich dem Geist zu und überweist in der Regel emotional gestörte Patienten zur Behandlung an einen Psychiater. Die typische Freudsche Erklärung für Neurosen und emotionale Traumata lautet, sie seien das Ergebnis von Kindheitsfixierungen und ungelösten Seelenkonflikten. Die Freudsche Behandlung solcher Probleme besteht darin, den Patienten auf die Couch zu legen, um in endlosen Stunden umherwandernder Unterhaltungen zur Wurzel der Störung vorzudringen. Meistens stellt sich die Psychoanalyse als ein ungeheurer Zeit- und Geldverlust heraus, da sie keine anhaltende Befreiung von geistigen und emotionalen Störungen erreicht."[1]

In den 1950ern entwickelte Albert Ellis die rational-emotive Verhaltenstherapie als Kurzzeittherapie, die die Psychotherapie in Amerika veränderte. Diese Schule bediente sich des Slogans: „Kurzzeit-Therapie, langanhaltende Ergebnisse." Der Behandlungsmethode liegt die Überlegung zugrunde, dass der Mensch im Laufe seines Lebens irrationale Meinungen und Verhaltensweisen übernommen habe, die ihn daran hindern, seine angestrebten Ziele zu erreichen. Oft nehmen solch vernunftwidrige Ansichten oder Ideen die Form von extremen oder dogmatischen Einstellungen an, die im Widerspruch zu seinen Wünschen stehen. Nicht das Ereignis als solches regt uns auf, sondern es sind vielmehr unsere Überzeugungen, die uns niederdrücken, ängstigen und uns wütend machen. Ellis zufolge, sind es nicht unsere Gefühle, die unsere Gedanken beherrschen, sondern unsere *Gedanken beherrschen unsere Gefühle.* Negative Gefühle sind demnach die Folge von Gedankenmustern, die wir im Laufe der Jahre angenommen haben. (Diese Ansicht scheint der Theorie von Troward und William James zu widersprechen, die besagt, dass die Emotionen vor den Gedanken existieren.)

Dem Trend folgend, entwickelte der Psychiater Aaron T. Beck in den 1960ern die kognitive Verhaltenstherapie. Der Schwerpunkt liegt auf der Denkweise, die unsere Gefühle bestimmt und unsere Verhaltensweise diktiert. Der Gedanke wird als die Ursache des Gefühls betrachtet, nicht umgekehrt. Äußere Faktoren, wie Leute und Ereignisse, sind neutral. Beck behauptete, unsere emotionalen, verhaltensbezogenen Reaktionen seien erlernt. Ziel der Behandlung ist es, dem Klienten zu helfen, seine unerwünschten Reaktionen zu *verlernen* und ihn neue Wege zu lehren, auf äußere Situationen zu reagieren und sich mit ihnen auseinanderzusetzen. Eine Therapie sollte darauf abzielen, seine Einstellung zu ändern, indem man sich auf seine Gedanken, Bilder und Überzeugungen und deren Beziehung zu seinem Verhalten bei der Bewältigung von Alltagsproblemen konzentriert.

Der gemeinsame Nenner dieser befristeten und zielorientierten Therapien besteht in der Behauptung, dass der Gedanke über dem Gefühl steht. Psychische Probleme wurzeln in einer verzerrten Denkweise. Der Denkvorgang ist das Problem und sollte Ziel der Therapie sein. In diesem Zusammenhang lassen sich Ähnlichkeiten mit Quimbys Philosophie erkennen. Sein Hauptlehrsatz besagte, dass sich der Mensch durch die Gedanken, die er hegt, seine Krankheiten selbst zufügt. Eine Veränderung der Denkweise führt zur Heilung.

Die kognitiven Therapien betonen, dass der Patient seine verzerrten Gedankengänge ändern und die sinnlosen und schädlichen Selbstgespräche ausschalten muss, die ständig in seinem Kopf kreisen. Erhebende und konstruktive Gedanken sollten sie ersetzen, was ihr Leben verändern wird. (Diesen Standpunkt vertritt die Neugeist- Bewegung seit der Wende zum 20. Jahrhunderts.) Die Aufgabe des Therapeuten besteht darin, dem Patienten zu helfen, seine bisherige Denkweise und seine Reaktionen auf problematische Ereignisse zu überprüfen, die Dinge neu zu interpretieren und in positiver Weise umzugestalten. Die Grundidee der kognitiven Therapien wurde bereits vor zweitausend Jahren von dem griechischen Philosophen Epiktet artikuliert, wenn er erklärte: „Nicht die Ereignisse beunruhigen den Menschen, sondern seine Einstellung zu ihnen.“[2]

Gedanken und Gefühle sind eng miteinander verwoben. Der Gedanke ist eine Form von psychischer Energie mit einer emotionalen Komponente. Die Emotion ist ebenfalls eine Form von psychischer Energie und besitzt eine gedankliche Komponente. Gedanken und Gefühle können nicht unabhängig voneinander existieren. Gewöhnlich ruft ein Gedanke unmittelbar eine Emotion hervor. Der Gedanke, zum ersten Mal in der Öffentlichkeit zu sprechen, weckt oft ein Empfinden von Besorgnis. Die Natur der Emotion hängt von der Eigenschaft des Gedankens ab. Der Gedanke an den schimpfenden Chef ruft eine andere Emotion hervor als der Gedanke an den fern weilenden liebevollen Vater.

Die persönliche Interpretation eines äußeren Ereignisses wird von einer bestimmten Emotion gefolgt, die sich ihrerseits in einer bestimmten Verhaltensweise äußert. Die Deutung der Wirklichkeit durchläuft einen „persönlichen Filter“, der sich aus biologischer Prädisposition, persönlichen Überzeugungen, Vorurteilen und Lebensanschauungen zusammensetzt. Die Stoiker erklärten: „Die Menschen geben ihrer Welt die Farben ihrer eigenen Gedanken.“ Philosophen, Psychologen und andere Verhaltensforscher stimmen jedoch immer noch nicht darin überein, was zuerst kommt, dic Emotion oder der Gedanke, ein uralter Streitpunkt.

Kapitel 27

Energie-Psychologie und Energie-Heilung

Jede Heilung beinhaltet Energie und bewusste Intention.

Gary E. Schwartz, Ph.D.

In Amerika hat sich die Kurzzeittherapie ohne Medizin weiterentwickelt. Die Energie-Psychologie (ein Begriff, den der Psychologe Fred Gallo prägte) oder Energie-Heilung ist eine der jüngsten Formen. Bei dieser neuen Heilweise, die während der letzten drei Jahrzehnte auftrat, handelt es sich um eine psychotherapeutische Technik, die östliche Medizin und westliche Psychologie miteinander verbindet. Sie beinhaltet einen Paradigmenwechsel von einer veränderten Denkweise, wie in der kognitiven Therapie, hin zur Freisetzung von im Körper gefangenen negativen Emotionen. Die Psychotherapie bemüht sich, negative Emotionen aus dem unterbewussten Geist herauszulösen, während die Energie-Psychologie Energie aus dem Nervensystem freisetzt. Der Chiropraktiker George J. Goodheart, einer der Wegbereiter dieser neuen Sichtweise, erklärt: „Werden die Störungen im Nervensystem nicht beseitigt, wird sich dies gegenteilig auf den physischen, chemischen und emotionalen Gesundheitsaspekt auswirken."[1]

Dieser Auffassung liegt die wissenschaftliche Überlegung zugrunde, dass der Körper, wie alles in der Welt, aus Energie besteht. Der Kabbala zufolge gibt es eine Lebenskraft, die das gesamte Universum durchdringt, es aufrechterhält und die Chakras durchströmt. Leider konzentriert sich die Schulmedizin in erster Linie auf den physischen Krankheitsaspekt und übersieht die geistigen und emotionalen Lebensebenen. Sie erkennt diese Schwingungsenergie nicht, die das gesamte Universum umfängt und die Grundlage allen Lebens bildet. Der hermetischen Philosophie, die im *Kybalion* ihren Niederschlag findet, ist diese Vorstellung nicht neu. Nach dem Prinzip der Mentalität handelt es sich um eine geistige Energie.

Die Energie-Psychologie oder Energie-Medizin versucht, die Energiemuster des Körpers ins Gleichgewicht zu bringen. Sie wirkt auf den freien Energiefluss ein und korrigiert somit Störungen im Energiefeld und fördert die körperliche Selbstheilungskraft. Da alles aus Energie besteht, scheint diese Vorgehensweise sinnvoll zu sein.

Die Metaphysik lehrt, dass wir neben dem physischen Körper feinstoffliche Körper besitzen. Man spricht von dem emotionalen, mentalen und geistigen Körper. Außerdem sind wir von einem Energiefeld umgeben, das Ätherkörper oder Aura genannt wird. Dieses Energiefeld umhüllt und durchdringt den physischen Körper. Die Physik betrachtet die Materie als verdichtete Energie, was bedeutet, dass der physische Körper ebenfalls eine Ausdrucksform dieser Energie ist. Der Ätherkörper, nicht das Gehirn, bildet die Hülle, die unsere Gedanken und Emotionen enthält. Die Energie verschwindet nicht, auch wenn sich das Gehirn nach dem physischen Tod des Menschen auflöst.

Die Energie-Psychologie entlehnt die Konzepte von Meridianen, Akupunktur und Akupressur aus der chinesischen Medizin. Ihr zufolge fließt die universale Lebenskraft, *chi* oder *ki* genannt, durch die Körpermeridiane. Die feinen Energiekanäle vernetzen und regulieren den Fluss der Lebensenergie. Seit Tausenden von Jahren hat man nach diesem Konzept körperliche und geistige Krankheiten mittels Praktiken wie der Akupunktur geheilt.

Aus psychologischer Sicht scheint sich die psychische Energie infolge eines Traumas in einigen Bereichen der Meridiane festzusetzen und den subtilen Energiefluss zu unterbrechen. Diese Störung kann sich in körperlichen oder seelischen Krankheiten zum Ausdruck bringen. Hauptziel der Therapie ist es, die energetische oder emotionale Störung zu erkennen, um einen ungehinderten Energiefluss zu ermöglichen.

Daniel Reich beschreibt die Bedeutung der Emotionen bei der Heilung folgendermaßen:

> „Die Emotion verlässt das Reich des Geistes und dringt in Form von Energie in das körperliche Meridiansystem ein. Wie jede menschliche Energie, üben Emotionen eine tiefgreifende psychische Wirkung auf die inneren Organe, Drüsen und andere Gewebe aus, die sie über die Energiekanäle erreichen. Das Wort „Emotion“ oder E-Motion“ lässt sich am besten als Kontraktion der „Energie in Bewegung“ verstehen. Der Geist ordnet einem physischen oder cerebral-sensorischen Stimulus einen Wert zu und setzt über die Energiekanäle des Körpers einen starken emotionalen Energiestrom in Bewegung. Sobald die Energie sich bewegt, nimmt sie ein Eigenleben an.
>
> Jede Emotion, die wir erzeugen, löst im gesamten System psychologische Reaktionen aus, einschließlich der Ausschüttung bestimmter Hormone, der Freisetzung von Neurotransmittern im Gehirn und Nervensystem, Puls- und Blutdruckveränderungen, Atem- und Respirationsumstellungen und Stimulation und Suppression von Verdauung und Peristaltik.“[2]

Der einflussreiche österreichische Psychoanalytiker Wilhelm Reich (1897-1957) erklärte: „Fixation und Konflikte verursachen grundlegende Störungen des bioelektrischen Systems, was zur somatischen Verankerung führt. Es ist unmöglich, den psychischen von dem somatischen Prozess zu trennen.“[3]

Die Behandlung basiert auf der Prämisse, dass unsere traumatischen Lebenserfahrungen im Nervensystem aufgezeichnet werden. Unser Zellsystem gleicht einem Aufnahmegerät, das alle emotionalen Probleme speichert. Dr. James V. Durlacher, Verfasser des Buches *Freedom From Fear Forever*, erklärt: „Da dein Körper genau weiß, wo dein Problem liegt, und dieses Geheimnis mitteilt, falls er gefragt wird, gibt es einen Weg, mit Ängsten umzugehen. Der Schlüssel zum Verständnis und der Behandlung von Phobien liegt darin, die Körperenergien durch die Anregung bestimmter Akupunkturpunkte ins Gleichgewicht zu bringen.“[4] Bei dieser Therapie beginnt der Heilungsprozess mit der Diagnose spezifischer Störungen im Energiesystem des Patienten, die mithilfe der *angewandten Kinesiologie* erfolgt. Dieses Verfahren wurde von Goodheart entwickelt und bedient sich eines

Muskeltests zur Bestimmung der Körperreaktion auf eine spezifische emotionale Situation. Denkt jemand an ein Trauma, wird in einem bestimmten Muskel ein Reiz ausgelöst, der diesen Muskel stärkt oder schwächt. Goodheart zeigte, dass die Meridian-Akupunkte ebenfalls mit bestimmten Emotionen verbunden sind. Durlacher zufolge „fand Dr. Goodheart heraus, dass dieselben Muskeln, die den Organen zugeordnet werden, auch mit den entsprechenden Meridian-Energieorganen in Verbindung stehen".[5]

Der Psychiater John Diamond diagnostizierte als Erster psychische und emotionale Probleme mithilfe des Meridiansystems. Er setzte diese Technik bei seinen Patienten ein und entdeckte, dass er auf diese Weise rascher zum Kern der emotionalen Probleme vorstoßen konnte als mit den üblichen Behandlungsmethoden wie der Psychoanalyse.

Basierend auf der Arbeit von Goodheart und Diamond, formulierte der Psychologe Roger Callahan die letzte Komponente der Energie-Psychologie. Anfang der 1980er stellte er eine wissenschaftliche Behandlungsmethode für psychische und physische Krankheiten vor, bekannt als Gedankenfeld-Therapie oder Callahan-Technik. Dahinter steht die Überlegung, dass durch Klopfen der Akupunkturpunkte, während der Patient an ein beängstigendes Ereignis denkt, Ängste und Phobien sowie andere geistige und emotionale Störungen in kurzer Zeit geheilt werden können.

Der Behandlungsprozess umfasst folgende Schritte: Zunächst stellt der Therapeut unter Anwendung des Muskeltestes eine Energieunterbrechung im Körper fest. Anschließend bestimmt er den dazugehörigen Meridian und lässt den Patienten auf bestimmte Akupunkturpunkte klopfen. Diese Methode ermöglicht es dem Therapeuten, psychische Probleme und traumatische Erlebnisse sofort zu heilen.

Callahan berichtet, wie sich seine Heilmethode entwickelte. 1980 arbeitete er mit einer Patientin namens Mary, die unter einer starken Wasserphobie litt. Die Folge waren Dauerkopfschmerz und entsetzliche Migräne-Anfälle. Jahrelang hatte sie verschiedene Therapeuten aufgesucht, ohne geheilt zu werden. Schließlich kam sie zu Callahan, der ihr anderthalb Jahre lang ebenfalls mit konventioneller Psychotherapie zu helfen versuchte, doch mit wenig Erfolg. Eines Tages klagte Mary während einer Sitzung über Magenschmerzen. Callahan fühlte sich veranlasst, mit den Fingerspitzen unter Marys Augen zu klopfen. (In der chinesischen Medizin ist der Punkt unter dem Auge das Ende des Magen-Meridians.) Zu seiner Überraschung rief sie aus, sie habe keine Angst mehr vor Wasser, rannte zu einem nahegelegenen Schwimmbecken und begann, Wasser in ihr Gesicht zu schleudern. Danach wichen alle ihre emotionalen Krankheiten, ihre Ängste, Kopfschmerzen und Albträume. Eine Behandlung von nur wenigen Minuten hatte sie vollkommen beschwerdefrei gemacht.

Aus diesen Erfahrungen ergab sich Callahans Theorie, die im Grunde genommen den Kern aller Energie-Heilungsmethoden ausmacht. Im 18. Jahrhundert hatte Mesmer bereits die Ansicht vertreten, das sich jede Krankheit auf eine Störung im Energiesystem des Menschen zurückführen lässt. Mesmer scheint die Energie-Psychologie vorausgesehen zu haben. Er erklärte, Krankheit sei „eine Störung der Harmonie im menschlichen Organismus. Sie ist eine schädliche Unterbrechung der rhythmischen Energiebewegung."[6] Die Befürworter der Energie-Psychologie, die sich Mesmers Ideen wahrscheinlich nicht bewusst waren, schreiben sie allein der chinesischen Heilmethode zu.

Callahans Behandlungssystem, bekannt als Gedankenfeld-Therapie, folgten viele weitere Annäherungsversuche, die auf denselben Prinzipien aufbauen. Man hat sie unter dem Begriff der Energie-Psychologie zusammengefasst. Die bekannteste Version ist vielleicht die *Emotional Freedom Technique* (EFT), entwickelt von dem Ingenieur Gary Craig. Craig beschreibt seine Therapie als „eine emotionale Version der Akupunktur, bei der bestimmte Akupunkturpunkte angeregt werden, indem man sie mit den Fingerspitzen beklopft".

Zu weiteren Formen gehören die von Fred Gallo entwickelten Energie-Diagnose- und Behandlungsmethoden. David Feinstein wendet dieselbe Technik unter dem Namen Energie-Psychologie an. Andere Innovatoren haben auf der Grundlage von Callahans Methode unterschiedliche Bezeichnungen eingeführt, wie *Body Talks*, *Energy Tapping*, *Be Set Free fast* (BSFF) und *Hypnotapping*. Letztere Behandlungsmethode verbindet Hypnose- und Gedankenfeldtherapie, die ebenfalls auf Callahans Arbeiten wie *Five Minute Phobie Cure, A Rapid Treatment of Phobias* und *Psychological Reversal* basiert.

Die Energieheilung scheint die metaphysische Vorstellung zu bestätigen, dass der menschliche Körper von einem elektromagnetischen Energiefeld umgeben ist. Es besteht aus fünfzig Trillionen Zellen, von denen jede einzelne eine Bewusstseinseinheit, ein Energiezentrum, darstellt. Das Zellbewusstsein scheint alle emotionalen Traumata und Probleme unseres Lebens aufzuzeichnen. Steht eine Person einer traumatischen Situation gegenüber, wird ihr Energiesystem unterbrochen, was zu psychischen und emotionalen Problemen führt, wie posttraumatische Belastungsstörungen, Phobien, Panikattacken, Ängsten und Abhängigkeiten. Das Individuum mag keine Erinnerung an diese traumatischen Situationen besitzen. Sich an alle zu erinnern, wäre für jeden unerträglich. Doch mitunter verursacht das Zellgedächtnis eine Unterbrechung im Energiesystem und ruft eine negative Emotion hervor.

Die Herangehensweise an emotionale und seelische Probleme hat sich im Laufe der letzten drei Jahrzehnte gewandelt. Die alternativen Heilmethoden begannen damit, die Denkweise des Patienten zu ändern, entwickelten sich in Richtung verhaltensbezogene und kognitive Therapien und schließlich zu dem Modell der Energiepsychologie. Wahrscheinlich wird in naher Zukunft das Paradigma der Psychotherapie neu formuliert werden und in akademischen und wissenschaftlichen Kreisen in der Behandlungsmethodik ein Wandel eintreten.

Die Energiepsychologie behauptet, eine Vielzahl von physischen und emotionalen Störungen wie Phobien, Ängste, Trauer, Suchtverhalten, körperliche Schmerzen, sexuellen Missbrauch, Schuld, Asthma, Konstipation, posttraumatische Belastungsstörungen und die meisten physischen Erkrankungen in kürzester Zeit heilen zu können. Auf seiner Website hat Gary Craig die Heilung einer Vielzahl von Beschwerden physischer und psychischer Natur dokumentiert, einschließlich unterschiedlicher Krebsarten und chronischer Erkrankungen, bei denen die Medizin versagte. (Der interessierte Leser mag sich über die recht einfache Technik informieren, unter www.emofree.com.)

Die Energiepsychologie-Therapie wurde auf viele andere Lebensbereiche ausgeweitet. Sie wird eingesetzt zur Erhöhung des menschlichen Potenzials im Sport, bei öffentlichen Reden, zum Gewichtsverlust und zahlreichen anderen Dingen. Ihre Anwendungsmöglichkeiten scheinen unbegrenzt zu sein.

Hartnäckige Krankheiten, die auf keine Behandlungsmethode ansprechen, könnten auf einen psychischen Faktor zurückzuführen sein, der korrigiert werden muss. Das Konzept der *psychologischen Umkehrung*, das in dem Kapitel „Suggestion und Autosuggestion" behandelt wurde, mag erklären, warum viele Menschen ihre eigene Heilung unbeabsichtigterweise sabotieren. Die Theorie besagt, dass manche Leute unterbewusst entschlossen sind, zu scheitern und sich jedem Heilungsprozess zu widersetzen, obwohl sie gerne gesund werden möchten. Callahan behauptet, die psychologische Umkehrung sei ein Hindernis für den Heilungsprozess, und eine Heilung könne nicht eher stattfinden, als bis sie behoben wurde. Diese psychologische Sackgasse lässt sich durch die Überprüfung des Meridiansystems bestimmen und berichtigen.

Die Techniken der energetischen Psychologie werden bei seelisch bedingten Störungen mit großem Erfolg eingesetzt, besonders bei posttraumatischen Belastungsstörungen. Die Befürworter machen geltend, dass sie die meisten physischen und psychischen Beschwerden ohne Arzneimittel binnen kurzer Zeit heilen. Der interessierte Leser sollte die entsprechenden Webseiten besuchen, um sich über nähere Einzelheiten und Erfolgsberichte zu informieren.

Eine der Energie-Psychologie ähnliche Vorgehensweise, die sogenannte *Eye Movement Desensitization and Reprocessing* (EMDR) Technik wurde von Francine Shapiro entwickelt. Dieses psychotherapeutische Verfahren zur Behandlung von Traumata und Angstzuständen findet heute Anerkennung in akademischen Kreisen. Einige Therapeuten setzen diese Methode auf eine Stufe mit der kognitiven Verhaltenstherapie. Die offensichtlich einfache Technik, bei der sich die Augen in verschiedene Richtungen bewegen, während man an das Angst hervorrufende Ereignis denkt, hat sich als äußerst wirkungsvoll erwiesen, angeblich auch in Fällen posttraumatischer Belastungsstörungen bei Kriegsveteranen.

Der grundsätzliche Unterschied zwischen der kognitiven Verhaltenstherapie und der Energiepsychologie besteht darin, dass im ersten Fall das Behandlungsmodell Geist, Vernunft und Gedanken betont, während im zweiten Fall die Betonung auf dem Körper, den Emotionen und den Gefühlen liegt. Die kognitive Therapie erklärt, dass die Ursache eines psychischen Problems in einer ungeordneten Denkweise liegt. Die Denkweise ist das Problem, folglich sollte sie Ziel der Behandlung sein. Wird sie korrigiert, verschwindet das Problem. Die Energiepsychologie hingegen behauptet, dass negative Emotionen auf eine Unterbrechung im Energiesystem zurückzuführen sind. Eine Behebung dieser Störung eliminiert die emotionale Blockade. Beide Modelle ergänzen sich. Gedanken und Emotionen sind untrennbar voneinander. Beide beinhalten psychische Energie. Den Bedürfnissen der jeweiligen Fälle entsprechend, könnte die Kombination beider Therapieansätze zu einem umfassenden Heilungssystem machen.

Die Energie-Psychologie verspricht eine der führenden Heilmethoden weltweit zu werden. Mit der Zeit wird sie die Psychoanalyse und die herkömmlichen Psychotherapien verdrängen. Der Vorteil dieser Methode besteht darin, dass man sie selbst anwenden kann. Jedermann kann lernen, seine Traumata, Ängste und Befürchtungen selbst zu heilen. Laut Fred Gallo wird die Heilung der Zukunft Prävention und Selbstheilung heißen.[7] Die Leute werden ihre eigenen psychischen Probleme zum Vorteil ihrer physischen Gesundheit und ihres sozialen Umfelds alleine lösen können.

In diesem Sinne bietet die Energiepsychologie ein perfektes Paradigma der Selbsthilfe und Selbstheilung im „Wassermann-Zeitalter". Sie weist einen einfachen, unmittelbaren Weg zur Gesundheit, allein durch Beklopfen bestimmter Meridian-Punkte im Körper. Diese erschwingliche, nicht invasive Therapie benötigt keinen Zweiten und hat keine negativen Nebenwirkungen.

Zu den neuesten Heilweisen gehört die von Dora Kunz und Dolores Krieger am Pumpkin Hollow Retreat Center in Craryville, New York, entwickelte Therapeutische Berührung (Therapeutic Touch). Diese Behandlungsform fällt ebenfalls in die Kategorie der energetischen Heilung, da sie auf dem Prinzip basiert, dass der Mensch aus Energiefeldern besteht. Offensichtlich fördert die Therapie den Heilungsvorgang und den subtilen Energiefluss. Die Medizin beginnt, sie zur Behebung geringfügiger Krankheiten zu akzeptieren.

Alle diese modernen Therapieformen weisen einen gemeinsamen Nenner auf, seien es die Neugeist-Philosophie, die kognitive Psychologie, die energetische Psychologie oder Therapeutic Touch. Sie alle wurden in Amerika entwickelt.

Kapitel 28
Glaubensheiler und Scharlatane

**Und viele falsche Propheten werden auftreten
und werden viele irreführen.**
Math. 24,11

Vieles wurde über Glaubensheilung geschrieben. (Siehe Kapitel „Alles ist Glaube oder Furcht" in meinem Buch *Beyond Conventional Wisdom.*) Im Laufe der Geschichte hat man von zahlreichen Glaubensheilungen berichtet, meistens in religiösem Kontext. Die Bibel erzählt von bemerkenswerten Heilungen durch Jesus Christus. Es heißt, er habe seine Jünger befähigt zu heilen und ihnen den Auftrag erteilt, in die Welt hinauszugehen, die Kranken zu heilen und menschliches Leid zu lindern.

Zu glauben, ist ein Naturgesetz des Lebens. Die Glaubensheilung kann Wunder vollbringen, so lange der Patient fest an den Therapeuten glaubt. Jesus Christus erachtete den Glauben als unverzichtbar für eine Heilung, was seine Äußerungen beweisen wie: „Es wird dir geschehen nach deinem Glauben." Wenn Paracelsus, ein Arzt aus dem 16. Jahrhundert, versicherte: „Ob der Gegenstand deines Glaubens echt oder falsch ist, du wirst stets dasselbe Ergebnis erzielen", schreibt er die Heilkraft allein dem Glaubenden zu. Ein unerschütterlicher Glaube ist die stärkste Wirkkraft, den Heilungsprozess im unterbewussten Geist anzustoßen.

Neugeist-Befürworter empfehlen das Gebet zur Verstärkung der Heilbehandlung. Das regelmäßige Gebet ist die Wiederholung unserer innigsten Wünsche, unterstützt durch den Glauben. Die Wirksamkeit des Gebets besteht darin, das Unterbewusstsein mit dem Bild des gewünschten Ergebnisses zu durchtränken. Gebet und Glaube gehen

Hand in Hand. Die Aufforderung, „Entflamme dich selbst im Gebet" bedeutet, sich in Einklang mit seinem unterbewussten Geist zu versetzen.

Joseph Murphy sah in der Heilung das Ergebnis einer harmonischen Beziehung zwischen dem bewussten und dem unterbewussten Geist. Er beschrieb die Glaubensheilung folgendermaßen:

> „Ein Glaubensheiler ist jemand, der heilt, ohne die beteiligten Mächte und Kräfte wissenschaftlich zu verstehen. Er mag behaupten, eine bestimmte Heilfähigkeit zu besitzen, und der blinde Glaube des Patienten an seine Kräfte mag diesen heilen.
>
> In vielen Teilen der Welt behandeln herkömmliche Heiler ihre Patienten mittels Tanz und Geisterbeschwörungen. Jemand mag geheilt werden durch die Berührung von Reliquien, das Tragen eines bestimmten rituellen Gewandes, das Entzünden von Räucherwerk oder einer Kerze oder das Trinken eines speziellen Kräutertrunks. Alles, was den Patienten aufrichtig an die Methode oder den Prozess glauben macht, kann zu einer möglichen Heilung beitragen.
>
> Jede Methode, die dich von Angst und Sorge zu Glaube und Erwartung führt, wird heilen."[1]

Die Aufgabe des Heilers besteht darin, den unterbewussten Geist des Patienten anzuregen, den Heilungsprozess einzuleiten. Glaubt der Patient an den Heiler und erwartet fest seine Heilung, wird sich diese entsprechend einstellen. Der Glaube besitzt die Kraft, die Imagination anzuregen und dem unterbewussten Geist die Bilder einzuprägen, die ihrerseits autosuggestiv wirken, um die Gesundheit wiederzuerlangen. Weder der Patient noch der Therapeut werden verstehen können, was im Einzelnen geschieht. Es ist das stille Werk des Unterbewussten.

Manche Menschen benötigen eine psychische Krücke, ein „äußeres Agens", wie ein Heiligenbild, ein Totem oder eine Reliquie, da sie sich innerlich machtlos und unfähig fühlen, sich selbst zu heilen. Diese Dinge dienen jedoch nur dazu, die eigenen Selbstheilungskräfte zu wecken. In Wahrheit heilen sich die Leute selbst, aufgrund ihrer Überzeugungen und ihres Glaubens.

Dennoch ist eine gesunde Skepsis stets angebracht, besonders in unserer modernen Gesellschaft, in der es von Scharlatanen, Schwindlern und falschen Propheten nur so wimmelt. Sie behaupten, über geheime Kräfte zu verfügen oder die göttliche Quelle habe ihnen besondere Heilfähigkeiten verliehen. Das ist falsch, denn letztendlich ist jede Heilung eine Selbst-Heilung. Metaphysisches Wissen wird nur durch systematische Beweisführung und strenge Prüfungen erreicht. Bei einem dem „cartesianischen Zweifel" ähnlichen Vorgang sollte man jede geistige Offenbarung, Heilung durch göttliche Kräfte oder Therapeuten, die vorgeben, geistige Kräfte zu besitzen, infrage stellen. Methodischer Zweifel und eine gesunde Skepsis sind das Handwerkszeug wissenschaftlicher und geistiger Erkenntnis.

Ende des 20. Jahrhunderts deckte der Bühnenmagier James Randi gnadenlos alle falschen Heiler auf. Im Alter von sechzig Jahren, nach seinem Rückzug von der Bühne als Zauberkünstler, widmete Randi seine Zeit und seine Bemühungen der Untersuchung und Entlarvung falscher Glaubensheiler und paranormaler und übernatürlicher Heiler. Als Zauberkünstler kannte Randi die Techniken der Bühnenmagie und konnte die Schwindler entlarven.

Er gründete eine Organisation unter dem Namen *James Randi Educational Foundation* (JREF), die einen Preis von einer Million Dollar (die „One Million Dollar Paranormal Challenge") demjenigen bietet, der unter abgesprochenen Testbedingungen Heilfähigkeiten oder paranormale, übernatürliche oder okkulte Kräfte unter Beweis stellen kann. Bislang hat noch niemand den Preis beansprucht.[2] Randi forderte übersinnlich veranlagte Personen heraus, darunter Uri Geller. Wiederholt beschuldigte er Geller, Zaubertricks als paranormale Fähigkeiten hinzustellen. Er veröffentlichte ein Buch über Scharlatane, Propheten, Rutengänger und Visionäre wie Nostradamus, die im Laufe der Geschichte auftraten.

In seinem Buch *The Faith Healers* entlarvt Randi schonungslos die öffentlichen evangelikalen Massenheilungen, die im Fernsehen ausgestrahlt werden oder in Kirchen stattfinden. Einer von Randis Opfern war der Geistliche Peter Popoff. Er fand heraus, dass Popoff eine Hörmuschel trug, über die ihm seine Komplizen persönliche Daten von Anwesenden zukommen ließen, die um Heilung baten. Popoff machte die Leute glauben, diese Informationen habe ihm der Heilige Geist offenbart, während er diese in Wirklichkeit von seinen Helfershelfern zugespielt bekam. Randi kritisierte auch andere bekannte Glaubensheiler wie Pat Robertson, V.A. Grant und Oral Roberts. Trotzdem glaubt er, dass der Glaube aufgrund des Placebo-Effekts gelegentlich heilen mag.[3]

Evangelikale wie Ronald Weinland und Harold Camping, die behaupteten, von der Bibel inspiriert zu sein, prophezeiten mit absoluter Gewissheit das Ende der Welt im Jahre 2012. Offensichtlich bezwecken falsche Heiler und Propheten, Macht und Kontrolle zu gewinnen.

Das Auftreten solcher Gestalten bedeutet nicht per se, dass Religion falsch wäre. Der Seniorherausgeber der Zeitschrift ODE, Tijn Touber, hat einen Artikel geschrieben, der Licht auf diese Frage wirft. In dem Artikel „Wie ich den Glauben verlor: Wie das Ende der Religion der Anfang von Gott sein kann"[4], erzählt Touber, dass in den meisten Fällen vermeintliche Vermittlungsinstanzen die direkte Verbindung zwischen Gott und dem Menschen verfälschen und behindern. Diese Kritik lässt sich wohl auf viele Formen organisierter Religion anwenden, die von Fundamentalisten und orthodoxer Geistlichkeit geleitet werden.

Manchmal glauben sogar hoch gebildete Leute an die evangelikalen Heilungen. Der Neugeist-Geistliche Jack E. Addington verfasste mehrere Bücher, darunter eins mit dem Titel *The Secret of Healing*. Er wohnte den evangelikalen Heilungssitzungen von Kathryn Kuhlman bei. Als man ihn fragte, ob er an ihre öffentlichen Veranstaltungen glaubte, schrieb er:

> „Ob ich glaube, dass bei Frau Kuhlmans Sitzungen Heilungen stattfinden? Ich bin dort gewesen. Ich sah es mit eigenen Augen. Ich hörte es mit eigenen Ohren. Ja, ich glaube, dass viele geheilt wurden.

Ich pflegte mir die im Fernsehen übertragenen Treffen von Oral Roberts anzuschauen. Für mich waren die Heilungen sehr überzeugend. Ich halte Oral Roberts für einen Mann von tiefer Überzeugung und starkem Glauben."

Addington sollte es besser wissen. In demselben Buch erklärt er einige Seiten zuvor, dass die „allmächtige Kraft“ und nicht irgendeine Persönlichkeit die Quelle der Heilung ist. Er fährt mit der Frage fort: „Welche Rolle spielen Oral Roberts und Kathryn Kuhlmann bei der Heilung“? Auf diese Frage gibt er keine Antwort.

Kapitel 29
Die Heilkraft des Geistes

**Die Aufgabe des Heilers besteht darin,
dem Patienten beizustehen, sich selbst zu heilen.**
Albert Amao

Wenn der Geist die Materie beherrscht, folgt daraus, dass der Mensch die Fähigkeit besitzt, sich selbst zu heilen. Diese Überlegungen sind durch die neuesten Erkenntnisse der Epigenetik, Neuroplastizität und Psychoneuroimmunologie bestätigt worden. Der Gedanke beeinflusst die Gehirnfunktion, die DNS und die Gene. Die Wissenschaft hat die Macht des Geistes über den Körper eindeutig bewiesen. Diese Entdeckungen erfüllen den Traum der mittelalterlichen Alchemisten und Magier, die danach trachteten, die menschliche Lebensspanne zu verlängern und dem Körper zu helfen, sich selbst zu regenerieren.

Untersuchungen des Nervensystems haben zu der Annahme geführt, dass ein verletztes Gehirn in der Lage ist, sich selbst zu heilen. Dr. Daniel G. Amen s Buch *Change Your Brain and Change Your Life* und die Arbeit von Dr. Norman Doidge *The Brain That Changes Itself* sind wegbereitend auf diesem Gebiet gewesen. „Die Kraft positiven Denkens wird endlich wissenschaftlich anerkannt", heißt es in der New York Times zu Doidges Buch.

Aus den Titeln dieser beiden Bücher geht allerdings hervor, dass es nicht das Gehirn ist, das sich verändert oder selbst heilt. Es ist der *Gedanke* oder das *Bewusstsein,* die das Gehirn verändern oder heilen. Das Gehirn ist ein Körperorgan und somit dem Gedanken oder Bewusstsein unterworfen. *Das Gehirn ist die Begleiterscheinung des Bewusstseins*, das *Resultat* des Geistes. Die universale Lebenskraft oder das Universalbewusstsein erschafft die Mittel, in diesem Fall das Gehirn, um die Wirklichkeit zu erfassen und sich in der physischen Welt zum Ausdruck zu bringen. Kabbala und Vedanta zufolge gibt es allein dieses Universalbewusstsein.

Die wissenschaftliche Welt hat große Fortschritte gemacht, um den Einfluss des Geistes und der Gedanken auf den Körper anzuerkennen. Der markanteste Durchbruch zeigt sich in der Erkenntnis, dass unsere Gedanken *selbst bis ins hohe Alter* die Strukturen und Funktionen des Gehirns verändern können. Ist das nicht erstaunlich? Hierin liegt nur ein Hinweis darauf, dass der Mensch sich in dem kommenden „Wassermann-Zeitalter" durch seinen Geist neu zu erfinden vermag.

Die alte Denkweise in Bezug auf Heilung ist im Begriff, sich unaufhaltsam einem Wandel zu unterziehen, von der Vorstellung, dass Gedanke und Bewusstsein Produkte des Gehirns sind, hin zu der Erkenntnis, dass das Bewusstsein das physische Gehirn formt und vernetzt, um seinen eigenen Bedürfnissen gerecht zu werden. Das Bewusstsein erschafft die physischen Instrumente, um sich zum Ausdruck zu bringen. Das Gehirn kann sich den Bedürfnissen entsprechend neu ordnen, indem es im Laufe des Lebens neue Nervenverbindungen bildet. Die Neuroplastizität zeigt, dass sich Neuronen (Nervenzellen) im Gehirn bei Verletzung und Krankheit neu vernetzen. Sie passen ihre Tätigkeit neuen Situationen, Umweltveränderungen oder neuen Lernerfahrungen entsprechend an.

Dass Gedanken und Bewusstsein die Struktur und Funktionen des Gehirns verändern, ist in der Tat eine epochale Vorstellung im wissenschaftlichen Paradigma. Noch vor wenigen Jahrzehnten galt das Hirn eines Erwachsenen als starr festgelegt. Man glaubte, die meisten Hirnschäden seien unheilbar. Das Gehirn ist jedoch keine Festplatte, sondern verändert sich entsprechend der Art der Gedanken, der geistigen Aktivität und des sozialen Umfeldes. Denken und Lernen hält dieses wundervolle Organ aktiv und bewahrt seine Lebendigkeit. Ein Sprichwort lautet: „Wenn du es nicht nutzt, verlierst du es." Dieses neue wissenschaftliche Verständnis gibt jenen Hoffnung, die von Geburt an geistig eingeschränkt sind oder unter Lernschwierigkeiten und Gehirnschäden leiden. In *The Brain That Changes Itself* berichtet Doidge von Menschen, deren Zustand als unheilbar galt und die aufgrund von Gedankenkraft gesund wurden.[1]

Der Neuropsychiater und Neurowissenschaftler Amen geht einen Schritt weiter, wenn er erklärt, man könne durch eine Veränderung des Gehirns sein Leben und Schicksal verändern. In seinem Buch legt er den wissenschaftlichen Beweis vor, dass Angst, Depression, Ärger und Besessenheit in Zusammenhang mit der Tätigkeit bestimmter Hirnfunktionen stehen. Seiner Ansicht nach ist es möglich, dass ein Individuum seine Hirnstruktur ändert.[2] Diese Vorstellung erschüttert die deterministische Aussage, das Gehirn sei begrenzt. Wissenschaftliche Untersuchungen haben gezeigt, dass Imagination ebenso Veränderungen in der Hirnstruktur hervorruft wie mentale Wiederholung. Jemand, der in seiner Vorstellung fortwährend übt, einen Basketball ins Netz zu werden, entwickelt dieselben Gehirnströme wie jemand, der tatsächlich übt, den Ball zu werfen. Der Mensch ist demnach ein bio-psychisches Energiesystem. Heute weiß die Wissenschaft, dass Gedanken elektrochemische Absonderungen im Gehirn erzeugen und Gefühle und Emotionen chemische Stoffe im Körper freisetzen. Hierin mag eine Erklärung für die Tatsache liegen, dass jemand seine Gesundheit wiedererlangt, indem er eine negative Denkweise durch eine positive ersetzt.

Der Mensch wird von einem elektromagnetischen Feld umgeben, das aus Gedanken (die als elektrisch) und Gefühlen (die als magnetisch wahrgenommen werden können) besteht. Die Metaphysik lehrt seit alters her, dass Gedanken elektrische Energie sind. Die modernen Neurologen erklären: „Gedanken entflammen die Drähte des Gehirns“ – und bestätigen damit die alte Vorstellung.

Die Uralte Weisheit lehrt, dass die Lebenskraft ein Energiefluss ist, der das gesamte Universum durchdringt. Sie existiert in einem formlosen Zustand der Möglichkeiten, bis das Bewusstsein sie gestaltet. Das Bewusstsein fängt dieses Fluid ein und verwandelt es in Gedanken und Emotionen. Diese Gedankenformen sind die Entwürfe für die Manifestation der Emotionalenergie in die physische Wirklichkeit. *Das Bewusstsein transformiert die universale Lebenskraft in Mentalformen, und die Emotionalenergie wird dazu tendieren, diese in eine potenzielle Realität zu verfestigen.* Die frei fließende universale Lebensenergie wird also durch das Bewusstsein in eine Mentalstruktur (Gedankenform) gegossen.

Diese Aussagen decken sich mit der modernen Quantenphysik, die erklärt, dass der konzentrierte Gedanke die Quantenenergie gestaltet. Ohne konzentrierte Aufmerksamkeit sind die Quanten lediglich „Quantenpotenzial". Wird etwas beobachtet, sammeln sich die Quanten, um subatomische Partikel, dann um Atome, dann um Moleküle zu bilden, bis sie sich schließlich im Einklang mit der Gedankenform des Betrachters auf physischer Ebene manifestieren. Die Quantenphysik lehrt, dass Atome aus sich drehenden immateriellen Energiewirbeln bestehen, was bedeutet, dass das physische Universum immateriell ist.[3] Die äußeren Umstände lassen sich durch den Betrachter verändern. Wayne Dyer meint: „Wenn du deine Betrachtungsweise der Dinge änderst, verändern sich die Dinge, die du betrachtest."[4] Alles liegt in der Einstellung des Einzelnen. Jeder erlebt die Realität allein in seiner Weise.

Dr. Francis Collins, Direktor des Human Genome Project, und Dr. Bruce Lipton, ehemaliger Medizinprofessor und Forschungsbiologe, bestreiten, dass Umwelt und Geist eine wesentliche Rolle bei der Veränderung der DNS-Struktur, dem Lebenscode, spielen. Bislang hatte die Biologie behauptet, dass die Gene die Körperstruktur und die Prädisposition für bestimmte Krankheiten bestimmen. Geistige und körperliche Einschränkungen betrachtete man als erblich bedingt. Das Individuum konnte nichts dagegen unternehmen. Man hielt den genetischen Code für unveränderbar und das Schicksal des physischen Körpers vorausbestimmend. Diese Vorstellung ist, wie Lipton beobachtet, „in der Biologiewissenschaft als einvernehmliche Wahrheit verwurzelt, eine Überzeugung, die unsere Einstellung zu Gesundheit und Krankheit diktiert".[5]

Dem neuen Paradigma zufolge nehmen die Überzeugungen eines Menschen und seine Sichtweise der Umwelt einen gewaltigen Einfluss auf die Gene und den Aufbau der DNS, weshalb er in der Lage ist, nachteilige Prädispositionen zu modifizieren. Die noetische Biologie, deren Hauptvertreter Lipton ist, bestätigt diese Aussage. Er schreibt:

> „Inzwischen wird anerkannt, dass das Umfeld, genauer gesagt unsere Wahrnehmung (Interpretation) der Umgebung, die Genaktivität unmittelbar kontrolliert. Die Umgebung kontrolliert die Aktivität der Gene durch einen Prozess, den man epigenetische Kontrolle nennt."[6]

In einem anderen Wissenschaftsartikel hebt er den Einfluss des Umfelds und der menschlichen Wahrnehmung auf genetische Gegebenheiten hervor:

> „Wir sahen, dass die Tätigkeit der Gene und neurochemischen Substanzen, die Hardware des Zentralnervensystems, die Verantwortung für unsere Verhaltensweisen und Funktionsstörungen tragen. Die Grundlagen der Quantenmechanik, Schwingungs-Chemie und epigenetischen Kontrollmechanismen liefern jedoch ein völlig anderes psychologisches Verständnis. Das Umfeld und die Wahrnehmungen des Geistes kontrollieren das Verhalten und die genetische Biologie."[7]

Nach dem neuen biologischen Verständnis nehmen der Geist und die Umgebung Einfluss auf die DNS. Lipton weist darauf hin, dass die neue Disziplin, die sogenannte Epigenetik, Spontanheilungen von ernsthaften Verletzungen oder Behinderungen erklärt.[8] Unter Epigenetik versteht man das Studium von Veränderungen des Genausdrucks, die getrennt von den Veränderungen der zugrunde liegenden DNS-Sequenz stattfinden. Unter bestimmten Umständen sind diese Veränderungen erblich. Diese Tatsache bedeutet die wissenschaftliche Bestätigung für Myrtle Fillmores metaphysische Äußerung zur Heilung ihrer lang anhaltenden Krankheit: „Ich bin ein Kind Gottes, und ich erbe keine Krankheit." Dies wird das Mantra der Zukunft sein. Man sollte beharrlich an dieser Affirmation festhalten, bis sie tief in einem verankert ist. Verändert man seine gewohnten Gedanken und Gefühle, verändert man den Geist. Das Gehirn wird dementsprechend neu vernetzt werden.

Dennoch, und es gibt immer ein *Dennoch*, sollte man nicht dem blinden Optimismus verfallen, die menschlichen Begrenzungen zu leugnen. In dieser Welt sind wir an physikalische Universalgesetze gebunden. Sie sind kompromisslos, ob wir es wahrhaben wollen oder nicht. Das Gravitationsgesetz oder das Gesetz der Naturzyklen werden sich immer bemerkbar machen, gleichgültig wie spirituell jemand sein mag. Der menschliche Geist vermag diese Universalgesetze nicht aufzuheben. Das Gleiche gilt für das Gesetz des Alterns. Man kann seine Lebensspanne verlängern, seinen Körper zu Höchstleistungen bringen und frei von Krankheit und Leid leben, aber auf Dauer lässt sich der physische Alterungsprozess nicht aufhalten.

Aufgrund der dualen Hirnstruktur gibt es zwei grundlegende Möglichkeiten, die Realität zu erfassen, auf symbolischem oder auf analytischem Wege. Diese Einteilung bezieht sich auf die linke und die rechte Hemisphäre des Gehirns. Jede übt eine spezifische Funktion aus und verarbeitet Informationen in unterschiedlicher Weise. Die linke Hemisphäre ist verbal und analytisch, während die rechte Seite symbolisch und global arbeitet. Gewöhnlich verarbeitet der Mensch die Information mit der vorherrschenden Hemisphäre, was das menschliche Potenzial einschränkt. Der Lern- und Denkprozess wird beschleunigt, wenn die weniger dominante Hirnhälfte gestärkt und zwischen beiden Seiten ein Gleichgewicht hergestellt wird.

Die geistige Kraft ist außergewöhnlich. Zwei Männer, die das Leben von Millionen zutiefst beeinflussten, waren Phineas P. Quimby und José Silva (1914-99). Quimby war der Entdecker der Geistheilung und Vater der Neugeist-Bewegung. Silva entwickelte die berühmte Silva-Mind-Methode zur Steigerung der geistigen Fähigkeiten. Die beiden Männer weisen einige Parallelen in ihrer Erziehung auf. Sie wurden beide in einfache Verhältnisse hineingeboren. Quimby ging kaum zur Schule und Silva überhaupt nicht. Quimby musste bereits in sehr jungen Jahren arbeiten. Silva begann im Alter von sechs Jahren zu arbeiten. Er war Schuhputzer und Zeitungsverkäufer, um seiner armen Familie zu helfen. Beide Männer zeichneten sich früh durch ihren Ideenreichtum und ihre Kreativität aus. Ohne Schulbildung zeigten sie hervorragende Leistungen auf ihrem jeweiligen Gebiet. Diese beiden Männer verloren niemals die Fähigkeit, ihre rechte Gehirnhälfte zu nutzen, was sich in ihrer Erfindungsgabe zum Ausdruck brachte. Sie verstanden es, ihre symbolische, nonverbale und metaphorische

Hirntätigkeit aufrechtzuerhalten, in der Geisteskraft und Kreativität praktisch unbegrenzt sind.

Kapitel 30
Spirituelle Geistheilung

Alles ist möglich dem, der glaubt.

Mark. 9, 23

In diesem Buch habe ich die Begriffe *Mentalheilung*, *Geistheilung* und *spirituelle Geistheilung* austauschbar verwendet. Dennoch gibt es feine Unterschiede. Die *Mentalheilung* kann als die Anspannung von Mentalkraft oder Übertragung von persönlicher Energie verstanden werden. Mesmer glaubte, seine Heilungen seien auf seine persönliche Ausstrahlung und die Übertragung einer fließenden Universalenergie auf den Kranken zurückzuführen. In diesem Fall geht der Heiler davon aus, dass er durch seine eindrucksvolle Persönlichkeit und seine Mentalkraft heilt. Den Patienten betrachtet er als gesonderten Menschen. Bei der *Geistheilung* bemüht sich der Therapeut, dem Geist des Patienten Heilungssuggestionen einzuflößen. Diese Annäherungsweise bedient sich der sogenannten *Suggestionstherapien*. Die *spirituelle Geistheilung* betrachtet die kranke Person als ein geistiges Wesen, ausgestattet mit einem vollkommenen Gottesfunken, eingeschlossen in eine physische „Hülle", die krank geworden ist. Die spirituelle Geistheilung besitzt lebenslange Auswirkung. Sie befähigt das Individuum, seine inneren Ressourcen wachzurufen, damit eine Heilung stattfinden kann.

Psychologisch gesehen, heißt dies, dass ein Geisteswandel stets damit einhergeht, die Person zu überzeugen, negative Ansichten und Vorstellungen durch positive zu ersetzen. Aus metaphysischer Sicht muss das, was auf physischer Ebene zum Ausdruck kommen soll, zuerst im Geist formuliert werden. Jede Kausalität ist mental. Spirituelle

Geistheilung findet statt, wenn wir anerkennen, dass hinter der persönlichen Maske, dem physischen Wesen, ein geistiges Wesen steht, das stets ganz und vollkommen ist. Das innere Selbst und der Geist müssen übereinstimmen, damit auf physischer Ebene eine Heilung eintreten kann. Diese Tatsache zu erkennen, zerstört die Vorstellung, dass wir an eine physische Ursächlichkeit gebunden sind.

Bei der spirituellen Geistheilung kommt oft das Gebet zum Einsatz, was Neugeist-Anhänger *wissenschaftliches Gebet* oder *spirituelle Geist-Behandlung* nennen. Das wissenschaftliche Gebet unterscheidet sich vollkommen von dem, was man gewöhnlich unter Beten versteht. Die gängige Meinung betrachtet das Gebet als Anflehung oder Bitte um Intervention einer höheren Macht, um unsere Probleme zu lösen und unsere Wünsche zu erfüllen. Für die Neugeist-Bewegung bedeutet Gebet, das Individuum daran zu erinnern, dass es über innere Mittel verfügt, um sein Problem zu lösen und seine Ziele zu erreichen, solange sie in Einklang mit den geistigen Gesetzen stehen. Was die Heilung betrifft, bezweckt das Gebet, den Geist auf Gesundheit, nicht auf Krankheit zu konzentrieren. Basierend auf der Science of Mind-Philosophie, definiert Addington das wissenschaftliche Gebet oder die spirituelle Geistbehandlung folgendermaßen:

> „Es handelt sich um einen individuellen Gedankenprozess, bei dem das Denken des Menschen von dem Bedürfnis oder Problem abgezogen und direkt auf den göttlichen Geist gelenkt wird, was ihn befähigt, sein Höchstes zum Ausdruck zu bringen. Spirituelle Geistheilung, für sich selbst oder für andere, bedeutet eine Läuterung des Geistes, damit das vollkommene göttliche Wirken des Universalgeistes durchströmen kann.“[1]

Mit zunehmendem Verständnis des wahren Wesens der Realität wird der Unterschied zwischen Energieheilung und spiritueller Geistheilung überbrückt. Die Grenzlinien zwischen Spiritualität und Wissenschaft verschwinden, da die Wissenschaft beweist, dass es zwischen der festen Materie und der sogenannten feinstofflichen Energie keinen Unterschied gibt. Überall auf der Welt beginnen Wissenschaftler, die Vernetzung und Einheit des gesamten Universums anzuerkennen.

Die Metaphysik lehrt, dass die äußeren Erscheinungsformen nur eine Verschleierung des Einen Geistes darstellen. Die physische Welt ist die Manifestation der geistigen Welt. Unser Körper reagiert nicht nur auf die Art, in der wir denken, fühlen und handeln, sondern auch auf das soziale und physische Umfeld, von dem wir ein Teil sind. Die Menschen sind keine isolierten Inseln. Sie sind miteinander verwoben. Unsere Einstellungen und Denkmuster beeinflussen unsere Familie und Bekannten und durch die wellenförmige Auswirkung auch die Gesellschaft. Jede Entscheidung, die wir treffen, wirkt sich nicht nur auf unsere eigene Zukunft, sondern auch auf die anderer aus.

Von der Geistheilung hat man angenommen, sie beschränke sich lediglich auf die Heilung emotionaler und psychosomatischer Störungen, hauptsächlich hervorgerufen durch Stress und Angst. Man glaubte, psychosomatische Erkrankungen existierten nur im Geist des Patienten. Für die moderne Medizinwissenschaft ist sie jedoch eine Realität. Die Universität von Michigan definierte die psychosomatische Erkrankung als „eine Störung, die Geist und Körper betrifft". Mit anderen Worten, die Krankheit kann emotionalen oder mentalen Ursprungs sein, äußert sich aber in physischen Symptomen. Psychosomatische Erkrankungen sind keine Einbildung. Es sind physische Störungen, bei denen Emotionen *und* Gedankenmuster eine wesentliche Rolle spielen. Die Krankheit entwickelt sich in der Regel, wenn die Abwehrkräfte der Person, also ihr Immunsystem, aufgrund von Angst und Belastung geschwächt sind.[2]

Das Neugeist-Heilungskonzept basiert auf der Vorstellung, dass die Ursache einer Krankheit in den Gedanken und Emotionen liegt. Diese Ursachen sind für die physischen Sinne nicht sichtbar, man nimmt nur ihre Manifestationen wahr. Die Schulmedizin betrachtet die Situation genau umgekehrt. Sie sieht die Ursache in der Auswirkung (der äußeren Gegebenheit, in diesem Fall, der Krankheit). Daher bemüht sie sich, das Ergebnis, nicht die Ursache zu beheben. Die Lösung wäre, die Gedanken und Emotionen als Krankheitsursache zu betrachten. Der Geist beeinflusst den physischen Körper und seine Verhältnisse nach der individuellen Denkweise. Daraus ergeben sich chemische Veränderungen, die sich mit der Zeit im Körper als Krankheit niederschlagen.

Gedanken und Emotionen sind unsichtbar. Heilung bedeutet, die Ursachen, die Beschwerden hervorrufen, zu entdecken und auszuräumen. Die Erkenntnisse der modernen Medizin und Biologie beweisen, dass der Geist eine Heilung und Genesung fördern kann. Neben anderen führenden Wissenschaftlern forschen Dr. Bruce Lipton, Dr. Francis Collins, Jeanne Achterberg, Daniel Amen und Norman Doidge auf diesem Gebiet. Ihre Untersuchungen zeigen eindeutig, dass Gedankenkonzentration und gezielte Intention den physischen Heilungsprozess positiv oder negativ beeinflussen.

Der Neugeist-Philosophie zufolge können positives Denken und gute Absichten den Heilungsablauf ergänzend beeinflussen. Seit dem Aufschwung des *New Age* in den 1960er Jahren hat man holistische Techniken wie geführte Imagination, Entspannung, positives Denken und die Freisetzung von negativen Emotionen als Alternativmethoden zur Reduzierung von Stress und Angst und zur Förderung körperlicher und geistiger Gesundheit betrachtet. Achterberg liefert den überzeugenden Beweis, dass bestimmte geführte Techniken die Kraft des Geistes zu zügeln vermögen, um körperlich und emotional fit zu bleiben. Die Mainstream-Medizin nutzt heute Heilungstechniken wie geführte Imagination, Gebet, Meditation, Intention, positives Denken und Therapeutic Touch als Therapiemöglichkeiten.

Diese Überlegungen basieren auf dem metaphysischen Prinzip, dass das gesamte Universum und alles darin die Manifestation des Einen Geistes (des Universalbewusstseins), der Ersten Ursache darstellt. Dossey spricht vom „One Mind". Dieser unendliche Geist ist eine bewusste, intelligente Energie, auch Lebensenergie oder *spiritus* genannt. Paul Foster Case hat behauptet, dieses unendliche Bewusstsein erschaffe den Menschen, um die physische Welt zu erfahren. Das Universum befindet sich in einem Zustand immerwährender Expansion und Evolution. Obwohl wir „Individuationen" der universalen Lebensquelle sind, bleiben wir ein Teil von ihr. Es gibt keine wahre Trennung im Universum. Alles ist eins.

Die Entwicklung wissenschaftlicher Geräte zur Erforschung der Wirklichkeit schreitet beständig voran. Eine wissenschaftliche Theorie, die heute noch als absolute Wahrheit gilt, mag sich in naher Zukunft als falsch erweisen, wie dies mit dem geozentrischen Weltbild und vielen anderen Theorien geschah, die sich mit der Zeit aufgrund neuer Entdeckungen überholten. Seit Thomson Jay Hudson und Thomas Troward hat die Wissenschaft enorme Fortschritte gemacht, von denen einige die metaphysischen Prinzipien untermauern. Die Quantenphysik stellt die Existenz einer physischen Realität, wie sie herkömmlich verstanden wird, infrage. Es gibt tatsächlich Wissenschaftler, die der Meinung sind, dass das Universum immateriell, also Geist ist.[3] Diese Theorie bestätigt ein uraltes Postulat der hermetischen Philosophie, bekannt als das Prinzip des Mentalismus.[4] Die hermetische Kabbala behauptet, das Universum sei reines Bewusstsein. Als Albert Einstein der wissenschaftlichen Welt seine Relativitätstheorie vorstellte und demonstrierte, dass Materie kondensierte Energie ist, bestätigte er die esoterische Vorstellung, dass das Universum aus Energie besteht, einer Energie, die sich in einem fortwährenden Schwingungszustand befindet. Die hermetische Philosophie lehrte, dass alles im Universum geistige Substanz ist. Wir leben im Geiste Gottes, nicht außerhalb von ihm. „Denn in ihm leben wir, bewegen wir uns und haben unser Sein", heißt es bei Paulus (Apg. 17,28).

Jesus Christus, der erste Geistheiler, von dem in der westlichen Welt berichtet wird, forderte seine Apostel auf, die Kranken zu heilen, um ihr Leid zu lindern. Der Rosenkreuzer-Orden betrachtete diese Aufgabe als seine höchste Pflicht. Sein Manifest, die *Fama fraternitatis*, beschreibt die Mission seiner Mitglieder. Der erste Grundsatz lautete, „dass sich keiner von ihnen zu etwas anderem bekennen solle, als die Kranken unentgeltlich zu heilen".

Der wahre Geistheiler sucht weder öffentliche Anerkennung noch übt er seine Tätigkeit aus, um sich zu bereichern, Prestige oder Macht zu gewinnen. Er arbeitet in stiller Bescheidenheit und prahlt nicht mit seinen Erfolgen. Sein einziges Ziel besteht darin, Leid zu lindern. Wahre Geistheiler werben niemals für sich, da, streng genommen, der einzig wahre Heiler Christus ist, der in jedem einzelnen Menschen wohnt. Man kann nicht heilen, um Geld anzuhäufen, denn sobald Heilen zum Geschäft wird, gehen die Heilfähigkeiten verloren. Der Rosenkreuzer-Orden forderte seine Mitglieder sogar auf, ihren Lebensunterhalt anderweitig zu verdienen. Heute mag dies schwierig erscheinen, aber ein echter Rosenkreuzer arbeitet zum Wohle der

Menschheit, ohne Anerkennung oder materielle Gegenleistung zu erwarten.

In der Vergangenheit hielten wissenschaftliche und akademische Kreise diese Art von Heilung für Magie, Aberglauben oder für ein unsinnges Täuschungsmanöver von Quacksalbern.[5] Als Quimby mit seiner Heilarbeit begann, nannten ihn die „gebildeten“ Leute seiner Zeit einen Blender, einen Scharlatan, einen „Schlangenöl“-Verkäufer. Früher verkauften Scharlatane tatsächlich Schlangenöl als Allheilmittel gegen alle möglichen Krankheiten. Ironischerweise hat sich die spirituelle Geistheilung als „Zaubertrank“ erwiesen, wo die Schulmedizin versagte. Die Vorstellung, Krankheiten ohne Medizin zu heilen, wird daher in zunehmendem Maße von der gebildeten Öffentlichkeit befürwortet und akzeptiert.

Wissenschaftliche Entdeckungen lassen uns die begrenzten Ansichten im Hinblick auf das menschliche Potenzial zurückweisen. Die jüngsten Erkenntnisse beginnen, die alte Behauptung nach und nach zu widerlegen, dass die Gene das Leben eines Individuums bestimmen. Die neue Biologie erklärt, dass die Zellen von den Gedanken und dem physischen Umfeld kontrolliert werden, nicht von den Genen. Das neue von Dr. Bruce Lipton vorgetragene Verständnis der Biologie klingt erfrischend:

> „Wissenschaftler, die Darwin folgen, begehen immer wieder denselben Irrtum. Das Problem mit der Unterbetonung des Umfelds hat zu einer Überbetonung der „Natur“ in Form des genetischen Determinismus geführt, der Überzeugung, dass die Gene die biologischen Vorgänge „kontrollieren“.[6]

Das Heilungsparadigma der Zukunft wird psychospirituell sein und die drei Aspekte, den biologischen, mentalen und geistigen Aspekt des Menschen, mit einbeziehen. Daraus ergibt sich ein Therapieansatz, der nicht nur den Körper, sondern auch die emotionale und geistige Dimension berücksichtigt.

Als geistiges Wesen benötigen wir den Körper als physisches Instrument, um uns mit der materiellen Wirklichkeit auseinanderzusetzen. Die Interaktionen zwischen der geistigen und der physischen Welt rufen emotionale Reaktionen hervor. Es entstehen Probleme, wenn wir der Außenwelt (der sensorischen Realität) Macht verleihen und dadurch negativen Gedanken erlauben, in unseren Geist einzudringen. Die spirituelle Geistheilung lässt uns die Kraft wiedergewinnen, den Auswirkungen schädlicher Vorgänge (Krankheiten) entgegenzutreten und sie eventuell zu eliminieren.

Der Hauptfaktor, der die Wirksamkeit der spirituellen Geistheilung behindert, liegt in dem Unverständnis der Tatsache, dass wir umgeben sind von der unendlichen Lebenskraft, die jedem zugänglich ist, sowie von der Vorstellung, dass wir keine Macht über die scheinbar feste physische Materie besitzen. In Wirklichkeit verhält es sich genau umgekehrt. Die Relativitätstheorie und die Quantenmechanik haben bewiesen, dass physische Objekte nicht die Festigkeit besitzen, die unsere Sinne uns glauben machen. Die augenscheinliche Dichte wird durch winzige elektromagnetische Elemente geformt, die sich in einem fließenden, fortwährenden Schwingungszustand befinden. Die hermetische Philosophie (*Kybalion*) und die Quantenmechanik stimmen darin überein. Beide erklären, *dass es zwischen der Energie, welche die Form eines Gedankens, und der Energie, welche die Gestalt von physischer Materie annimmt, keinen Unterschied gibt.* Daher nimmt der Geist wissentlich oder unwissentlich Einfluss auf den physischen Körper, sei es zum Guten oder zum Schlechten.

Die heutige Physik hat ein völlig neues Konzept über das Wesen der Realität geliefert. Es besagt, dass sich die Materie fortwährend aus dem Nichts zu erschaffen scheint. Aus dieser Leere erscheinen und verschwinden Photonen völlig unerwartet. Aus diesem „Nichts“ bildet sich ein Atom und dann ein Molekül und schließlich die Struktur fester Materie. Das Bewusstsein erschafft fortlaufend Atome aus dem Nichts. Dies bedeutet, es befindet sich in einer kontinuierlichen Selbst-Erschaffung, und alles in ihm in einem Prozess fortlaufender Selbst-Entwicklung. In der Kabbala heißt es, der Universalgeist bringe sich in der physischen Dimension unablässig in Myriaden von Formen zum Ausdruck. Somit stimmen die Lehren der hermetischen Philosophie, der Esoterik und der Kabbala mit den jüngsten wissenschaftlichen Theorien zur Entstehung des Universums vollkommen überein. Jede physische Manifestation ist letztlich das Ergebnis manifestierter

Lichtenergie, und die Lichtschwingung kann auf geistigem Wege kontrolliert werden.

Epilog

**Erkenne dich selbst, und du wirst wissen,
dass du ein Kind Gottes bist.**

Albert Amao

Wir haben weit ausgeholt, um die Geschichte und die Grundprinzipien der Mental- und Geistheilung zu erkunden. Der gemeinsame Nenner aller Annäherungsversuche liegt in der Überlegung, die Denkweise zu verändern, dem Menschen eine auf Heilung ausgerichtete Suggestion einzuprägen und in ihm den Fluss der Lebensenergie zu korrigieren. Heilsuggestionen können in unterschiedlicher Weise vermittelt werden und wirken entsprechend der jeweiligen persönlichen Veranlagung des Patienten. Der springende Punkt an der Sache ist, dass der Kranke seine innere Kraft als geistiges Wesen wiedergewinnt und sein seelisches und körperliches Wohlbefinden selbst in die Hand nimmt.

Die metaphysische und esoterische Philosophie spricht von drei grundlegenden Voraussetzungen. Erstens: Das Universum ist eins. Zweitens: Das Universum und alles in ihm sind miteinander verwoben. Drittens: Alles ist eine Manifestation des höchsten Geistes oder Bewusstseins. Dieses Universalbewusstsein bringt sich als Energie zum Ausdruck, die das gesamte Universum durchdringt und Lebenskraft genannt wird, *ruach* im Hebräischen, *pneuma* im Griechischen oder *spiritus* im Lateinischen. Der metaphysischen Philosophie zufolge gibt es kein Getrenntsein. Alles ist Teil der Einen Identität. In der vedischen Philosophie spricht man von *satchitananda*, dem allwissenden, allgegenwärtigen und allmächtigen Universalgeist im Zustand der Glückseligkeit. Das gesamte Universum befindet sich in einem fortwährenden Zustand der Ausdehnung, der Evolution und des Werdens. Als Menschen sind wir individuelle Manifestationen der Universalquelle.

Bisher war man überzeugt, der Mensch sei an schicksalhaft verhängte Begrenzungen gebunden. So glaubte man an eine astrologische Vorherbestimmung, dass die Sterne im Weltall das Schicksal lenken und man kaum etwas dagegen unternehmen könne. Die Religion vertrat die Meinung, ein ferner Gott diktiere Leben und Schicksal des Menschen, dessen Leiden auf die von Adam und Eva begangene „Ursünde“ zurückzuführen seien. Karl Marx und Friedrich Engels erklärten, die ökonomische Gesellschaftsstruktur bestimme die Natur aller anderen Lebensaspekte. Das Leben des Einzelnen wird von seiner Stellung und seiner Beziehung zu den sozialen Klassen in einer kapitalistischen Gesellschaft programmiert. Geprägt durch Freuds Theorie der Psychoanalyse, behauptet die Psychologie, die Verhaltensweise und geistige Gesundheit des Menschen würde von den verdrängten Wünschen und sexuellen Tendenzen diktiert. Freud vertrat die fatalistische Ansicht, dass wir an den Ödipus-Komplex gebunden sind. Die Biologie und Genetik vertritt den Standpunkt, dass die in der DNS gespeicherte genetische und Erb-Information Körper und Verhaltensweise des Menschen bestimmen.

Die jüngsten wissenschaftlichen und technischen Fortschritte haben gezeigt, dass alle diese deterministischen Theorien von fehlerhaften Voraussetzungen ausgehen. Aber sie werden uns so lange beeinflussen, wie wir an sie glauben. Das größte Geschenk, das Gott uns gegeben hat, ist der freie Wille. Unserer Bewusstseinsebene und unserem Erkenntnisvermögen entsprechend, können wir von diesem freien Willen Gebrauch machen. Wir müssen darauf achten, über die Kraft der Selbstbestimmung und Selbstbemeisterung zu verfügen. Nur dann sind wir in der Lage, unser Schicksal selbst in die Hand zu nehmen.

Das Evangelium des „Wasserman-Zeitalters" lautet Brüderlichkeit und universale Erleuchtung.[1] Die in den vergangenen Jahrhunderten vorherrschenden deterministischen Theorien zerfallen und geben Raum für neue, holistische Paradigmen. Die Quantenphysik ist im Begriff, die Lehren der Uralten Weisheit zu bestätigen, dass wir Mitgestalter unseres Lebens und unseres Schicksals sind. Die Epigenetik deckt den Irrtum des genetischen Determinismus auf. Die Neuroplastizität des Gehirns und die Entdeckungen auf dem Gebiet genetischer Modifikationen werden es dem Menschen ermöglichen, sich selbst neu zu erfinden.

Das Problem menschlicher Beziehungen, charakterisiert durch Herrschaft und Unterordnung, wird langsam verschwinden. Historisch betrachtet, spielt der eine die Rolle des Anführers und der andere die des Gefolgsmannes. Oft ist es nicht eindeutig, da der Einfluss sehr subtil sein kann und beide Seiten es nicht erkennen. Das Gleiche gilt für Gesellschaftsgruppen. Soziologische Theorien haben gezeigt, dass der Kampf um Macht und Kontrolle die Entwicklung der Menschheit kennzeichneten. Dieser Kampf zeigt sich in allen Gesellschaftsgruppen, seien sie religiöser, politischer oder ökonomischer Natur. Mancher bedient sich der Religion, Politik oder Wirtschaft als Möglichkeit, um andere Menschen zu unterjochen und auszunutzen.

Machthunger beruht auf der Tatsache, dass tief im Inneren des Menschen die Furcht vor Einsamkeit und ein Empfinden von Minderwertigkeit wurzeln, dessen er sich nicht bewusst ist. Der Psychologe Alfred Adler meinte, die Neurose entspringe einem Minderwertigkeitsgefühl. Dieses destruktive Gefühl ist die Triebkraft unseres Schicksals. Manche versuchen, dieses Empfinden der Unzulänglichkeit durch besondere Leistungen in ihrem Leben zu kompensieren. In anderen Fällen zwingt diese tief verwurzelte unterbewusste Furcht dazu, in irgendeiner Weise Macht über andere zu gewinnen. Die herkömmliche Meinung, religiöse Organisationen und politische Gruppen haben unserer Gesellschaft mittels Erziehung und Massenmedien diese Angst eingeflößt, so dass die Leute glauben, sie seien machtlos und benötigten Anführer oder Organisationen, die für sie denken und Entscheidungen treffen.

Wir haben unsere Macht der Selbstbestimmung verloren und handeln gewöhnlich aus Furcht, weniger aus Liebe und einem Empfinden von Geborgenheit. Seit unserer Kindheit sind wir als Mitläufer programmiert worden. Gewöhnlich suchen wir uns etwas oder jemanden, auf das oder den wir uns verlassen. Ralph Waldo Emerson pochte auf Selbst-Vertrauen.

Gleichgültig wie die Theorie oder Behandlungsmethode sein mag, das Prinzip ist stets dasselbe. Mittels Worten, Handlungen oder auf anderen Wegen suggeriert der Heiler dem Patienten eine Veränderung in seiner geistigen Einstellung, die ihn *aus der Furcht zur inneren Stärke* führt. Der Kranke erwartet die Heilung, und das Bild der Gesundheit prägt sich seinem unterbewussten Geist ein. Dadurch wird die natürliche Heilfähigkeit des Körpers aktiviert. Die Fälle von Suggestivheilung und Spontanremission haben sich durch die Heilungen an heiligen Stätten und alten Kirchen bestätigt, wie die Heilungen in der Mariengrotte von Lourdes zeigen. Sie können auch das Ergebnis von Kollektiv- oder Autosuggestion sein, wie sie sich bei den evangelikalen Erweckungsveranstaltungen einstellen.

Jesus Christus lehrte, wie der Vater in ihm, so ist der Vater in dir (Joh. 14,9-11; 17,21). Er zeigte uns den Weg, die Richtung, die wir einschlagen sollen, gehen aber müssen wir den Pfad der Rückkehr selbst. Aus diesem Grunde weisen wahre spirituelle Lehrer wie Jiddu Krishnamurti jede „persönliche Verehrung" zurück und ermutigen ihre Anhänger, unabhängig zu denken und zu handeln und sich selbst auf die Wahrheitssuche zu begeben. Krishnamurti erklärte: „Die Wahrheit ist ein pfadloses Land." Es gibt keinen Königspfad, um die Vereinigung mit dem Einen zu erlangen.

Die berühmte Aussage von René Descartes *Cogito ergo sum*, der Eckstein westlicher Metaphysik, wird gewöhnlich falsch verstanden. Man übersetzt: „Ich denke, also bin ich." Meinem Verständnis nach bezieht sich Descartes auf den Akt des Gedankens oder Bewusstseins als Ausdruck von „Ich bin", einer Form des Verbs „sein", was gleichbedeutend mit Existenz ist.

Die gleiche Andeutung findet sich in den biblischen Namen Gottes, die Moses offenbart wurden. Der erste Name lautete *„Ehyeh asher ehyeh"* („Ich bin, der Ich bin") – wiederum eine Form des Verbs „sein". Der zweite Name war das Tetragrammaton oder Yod-Heh-Vav-Heh, in einigen Bibelübersetzungen fälschlicherweise als „Yahweh" oder „Jehova" übertragen. Maßgebende Interpretationen des Tetragrammaton lauten: „Das, was war, ist und sein wird" oder „Ich werde sein, was ich sein werde", ebenfalls Formen des Verbs „sein".[2]

Johannes eröffnete sein Evangelium mit den Worten: „Am Anfang war das Wort." Die Übersetzung aus dem Griechischen ins Lateinische lautet: *„In principio erat verbum et verbum erat apud Deum* *et Deum erat verbum*“ (Joh. 1,1, Vulgata). Das *verbum* (unser Wort „Verb“ stammt daher) repräsentiert Gott (Bewusstsein): Das „Verb“ ist das Universalbewusstsein. (Rabbi David A. Copper fasst diese Vorstellung in seinem Buch *God is a Verb* zusammen.) In der hermetischen Kabbala heißt es, am Anfang sei der „Gedanke“ gewesen. Das Verb (Gott oder Bewusstsein) brachte sich am Anfang als *Gedanke* zum Ausdruck, der sich als Klang manifestierte (Gedankenschwingung), und der Klang ist der Beginn der Schöpfung. In diesem Sinne sind Descartes Worte zu verstehen – der Gedanke ist die Folge von sein. In der Hindu-Philosophie heißt es, das Universum werde durch den heiligen Laut „AUM“ aufrechterhalten.

Ein altes esoterisches Sprichwort lautet: „Führe den König zurück auf seinen Thron.“ Diese Aussage lässt sich durch den bekannten Bibelvers ergänzen: „Siehe, das Reich Gottes ist in eurer Mitte“ (Luk. 17,21). Diese Worte bilden die Essenz der spirituellen Geistheilung, die Anerkennung des inneren Selbst in jedem Menschen oder wie Jesus es ausdrückte: „Das innere Königreich.“ Man spricht auch von dem inneren Bewusstsein. In diesem Königreich wohnt der innere Christus (das Christus-Bewusstsein), der König, der seinen Bedürfnissen und seiner weiteren Entfaltung entsprechend sein „persönliches Universum“ erschafft. Wir leben in unserer eigenen Schöpfung nach den Gesetzen und Vorschriften, die wir selbst eingesetzt haben. Die Schwierigkeit taucht auf, wenn wir den äußeren Manifestationen unserer Schöpfungen, die wir physische Realität nennen, Macht verleihen.

Von Kindheit an hat man uns gelehrt, dass die einzige Realität diejenige ist, die wir mit den physischen Sinnen erfassen. Aber wir beten den Teufel an, wenn wir den äußeren und materiellen Ursächlichkeiten Macht geben, wie Paul Foster Case es ausdrückte.[3] Die Lösung gab uns der große Metaphysiker Jesus Christus, wenn er sagte: „Das Himmelreich ist in dir.“ Und der König ist der Christus in dir.

Anmerkung

Aufgrund der Dynamik des Internets mögen sich die angegebenen Website-Adressen oder Links seit der Veröffentlichung des Buches geändert haben und nicht länger gültig sein.

Die in diesem Buch zum Ausdruck gebrachten Ansichten des Autors spiegeln nicht unbedingt die Meinung des Herausgebers wider, der hiermit jede Verantwortung für sie zurückweist.

Man hat sich intensiv bemüht, die Erlaubnis zur Wiedergabe von durch Copyright geschütztem Material zu erhalten. Möglichen Versäumnissen werden wir in zukünftigen Drucken gerne Beachtung schenken.

Das vorliegende Buch widmet sich der Untersuchung von verschiedenen Formen mentaler und geistiger Heilung. Es dient lediglich als Informationsquelle und sollte nicht zur Diagnose oder Behandlung einer Krankheit oder als ein medizinischer Ratgeber verwendet werden. Es empfiehlt keine spezielle Therapie.

Der Autor möchte sich herzlich bedanken bei Mitch Horowitz für dessen Unterstützung und Inspiration; bei Richard Smoley für die einfühlsame Herausgabe und bei Joel Sunbear für die Revidierung des ursprünglichen Manuskriptes.

Anmerkungen

1. Micki McGee, *Self-Help, Inc.: Makeover Culture in American Life* (New York: Oxford University Press, 2005), 11.
2. Marco R. della Cava, „The Secret History of *The Secret*“, USA Today, 29.März, 2006; usatoday30.usatoday.com/life/books/news/2007-03-28-the-secret-churches_N.htm.
3. Albert Amao, *Beyond Conventional Wisdom* (Bloomington, IN: AuthorHouse, 2006).
4. James Allen, *As a Man Thinketh* (New York: Barnes &Noble, 1992), 10.

Kapitel 1. Franz Anton Mesmer: Vater des Mesmerismus

1. „Franz Anton Mesmer“, http://www.anton-mesmer.com/index.htm.
2. „Great Theosophists: Anton Mesmer“, *Theosophy* 26:10 (August1938), 434-40, http://www.wisdomworld.org/setting/mesmer.html.
3. Stefan Zweig, *Mental Healers* (New York: Ungar, 1932), 31.
4. „Franz Anton Mesmer“, http://www.knowledgerush.com/kr/encyclopedia/Franz_Anton_Mesmer/.

Kapitel 2. Das metaphysische Phänomen von Neu-England

1. „New Thought: What It Is and How It Can Help YOU!“, Calgary New Thought Centre, http://cornerstone.wwwhubs.com/history2.htm.
2. Ibd.

Kapitel 3. Phineas Parkhurst Quimby: Vater der Neugeist-Bewegung

Epigraph: Zitiert in Julius W. Dresser, *The True History of Mental Science*, Boston: Alfred Mudge, 1887,27.

1. Willa Cather und Georgine Milmine, *The Life of Mary Baker G. Eddy and the History of Christian Science* (Lincoln: University of Nebraska Press, 1993 [1909]), 45.
2. Horatio W. Dresser, ed. *The Quimby Manuscripts, Showing the Discovery of Spiritual Healing and the Origin of Christian Science* (New York: Thomas Crowell, 1921), 28.
3. „Mercury (I) Chloride“, http//en.wikipedia.org/wiki/Mercury%28I%29_chloride. S. auch „Heavy Metal Medicine“ at http://pubs.acs.org/subscribe/journals/tcaw/10/i01/html/01chemch.html.
4. Horatio W. Dresser, ed. *Quimby Manuscripts*, 28.
5. Annetta G. Dresser, *The Philosophy of P.P. Quimby* (Boston: Builders Press, 1895), http://jadresser.wwwhubs.com/quimby1.htm; Horatio W. Dresser, *A History of the New Thought Movement* (New York: Thomas Crowell, 1919).

6. Horatio W. Dresser, *New Thought Movement,* 31-32.
7. Horatio W. Dresser, ed. *Quimby Manuscripts*, 33-34.
8. Ibd., 34.
9. Ibd., 35.
10. Ibd., 36.
11. Julius W. Dresser, *True History of Mental Science*, 8; Annetta G. Dresser, *Philosophy of P.P. Quimby*, 19-20.
12. Annetta G. Dresser, *Philosophy of P.P. Quimby*, 46.
13. Ibd., 13.
14. Horatio W. Dresser, *New Thought Movement and Quimby Manuscripts.*
15. Horatio W. Dresser, *New Thought Movement,* 52.
16. Ibd.
17. Annetta G. Dresser, *Philosophy of P.P. Quimby*, 41.
18. Horatio W. Dresser, *New Thought Movement,* 24.
19. Annetta G. Dresser, *Philosophy of P.P. Quimby*, 103-4.
20. „Andrew Jackson Davis: The First American Prophet and Clairvoyant", http://www.andrewjacksondavis.com.
21. „Andrew Jackson Davis", http://www.fst.org/ajdavis.htm.
22. „Andrew Jackson Davis: The First American Prophet and Clairvoyant", http://www.andrewjacksondavis.com.

Kapitel 4. Warren Felt Evans und Julius und Annetta Dresser: Pioniere der Neugeist-Bewegung.

1. Julius A. Dresser, *True History of Mental Science,* 8 (s. Anm. Kpt. 3, *Epigraph*).
2. Annetta G. *Dresser, Philosophy of P.P. Quimby*, 19 (s. Kpt. 3, 5).
3. Ibd., 43-44.
4. „Annetta and Julius Dresser: *Early Practitioners of the Quimby System of Mental Treatment of Diseases*", http://jadresser.wwwhubs.com/.
5. C. Alan Anderson und Deborah G. Whitehouse, *New Thought: A Practical American Spirituality* (New York: Crossroad, 1995), 21-22.
6. Quoted in Horatio W. Dresser, New Thought Movement, 74 (s. Kpt. 3, n. 5).
7. Anderson und Whitehouse, New Thought, 22.
8. Harry Gaze, Thomas Troward: An Intimate Memoir of the Teacher and the Man (Los Angeles, CA: DeVorss, 1992), 4.
9. „Horatio Dresser", http://en.wikipedia.org/wiki/Horatio_Dresser.

Kapitel 5. Mary Baker Eddy: Begründerin der Christlichen Wissenschaft.

Epigraph: Mary Baker Eddy, *Miscellaneous Writings*, 1883-1896 (Boston: First Church of Christ, Scientist, 1896 [1924], 348.

1. Zitiert in Israel Regardie, *Romance of Metaphysics* (Chicago: Aries, 1946), 75.
2. Cather und Milmine, *Life of Mary Baker Eddy*, 42-43 (s. Kpt. 3, n. 1).
3. Regardie, *Romance of Metaphysics*, 72.
4. Annetta G. Dresser, *Philosophy of P.P. Quimby*, 50 (s. Kpt.3, n. 5).
5. Regardie, *Romance of Metaphysics*, 72.

6. Es gibt mehrere Briefe von Mary Baker Eddy an Quimby sowie Gedichte und Artikel über ihn, die in den Lokalzeitungen veröffentlicht wurden. Kopien davon finden sich unter anderem in Annetta G. Dresser, *Philosophy of P.P. Quimby*; Horatio W. Dresser, New Thought Movement (s. Kpt.3, n. 5) und Cather und Milmine, *Life of Mary Baker Eddy*.
7. *Portland Courier,* 7. Nov., 1862. Der vollständige Brief findet sich in Cather und Milmine, *Life of Mary Baker Eddy*, 58-59.
8. „Mary Baker Eddy (1821-1910): Founder of Christian Science“, http://marybakereddy.wwwhubs.com/.
9. Zitiert in Horatio W. Dresser, *New Thought Movement*, 108.
10. Regardie, *Romance of Metaphysics*, 77.
11. Ibd.
12. „People: The Universal Friend“, http://www.yatescounty.org/upload/12/historian/friend.html.
13. Isaac Woodbridge Riley, „The Faith, The Falsity, and The Failure of Christian Science“, *Journal of the American Medical Association*, 1925; 85 (12): 924;http://jama.jamanetwork.com/article.aspx?articleid=237520#qundefined.
14. Viktor E. Frankl, *Man´s Search for Ultimate Meaning* (New York: Plenum, 1997), 15.
15. Mary Baker Glover (Mary Baker Eddy), *Science and Health with Key to the Scriptures* (Boston: Christian Science Publishing, 1875), 4. Eddys Biographen zufolge gab sie drei unterschiedliche Daten für ihre „Große Entdeckung“ an, zurückgehend bis 1853; Cather und Milmine, *Life of Mary Baker Eddy*, 77.
16. Julius W. Dresser, *True History of Mental Science,* 26 (s. Anmerkung für Kpt. 3. *Epigraph*). S. ebenfalls Cather und Milmine, *Life of Mary Baker Eddy*. Das Gedicht ist dort in seiner vollen Länge wiedergegeben.
17. Mary Baker Eddy, *Retrospection and Introspection* (Boston: Trustees under the Will of Mary Baker Eddy, 1891), 24.
18. Cather und Milmine, *Life of Mary Baker Eddy*, 86.
19. Ibd., 73-74.
20. Zweig, *Mental Healers,* 162.63 (s. Kpt. 1, Anm. 3). S. auch Cather und Milmine, *Life of Mary Baker Eddy*, Kpt. 5.
21. Cather und Milmine, *Life of Mary Baker Eddy*, 135.
22. Ibd., 129.
23. „Mary Baker Eddy“, http://en.wikipedia.org/wiki/Mary_Baker_Eddy.
24. Regardie, *Romance of Metaphysics*, 10.
25. Eddy, *Science and Health with Key to the Scriptures*, 468.
26. „Mary Baker Eddy“, http://marybakereddy.wwwhubs.com/.
27. Zitat aus Regardie, *Romance of Metaphysics*, 9.
28. „Mary Baker Eddy“, http://marybakereddy.wwwhubs.com/.
29. Eddy, *Retrospection and Introspection*, 76.
30. Cather und Milmine, *Life of Mary Baker Eddy*, 87.
31. „In allen Lebensbeziehungen scheint Quimby loyal und aufrichtig gewesen zu sein. Außer für seine Lehre lebte er nur für seine Familie und war seinen Kindern stets ein Spielgefährte. Sein einziges Interesse an seinen Patienten

bestand darin, sie gesund zu machen. Er behandelte alle, die kamen, ob sie bezahlen konnten oder nicht. Jahrelang führte er nicht Buch und verlangte kein festes Honorar. Waren die Patienten gesund, sandten sie ihm ein Entgelt nach eigenem Ermessen." (Cather und Milmine, *Life of Mary Baker Eddy*, 50).

32. Regardie, *Romance of Metaphysics*, 13.
33. Zweig, *Mental Healers*, 13.
34. Eddy, *Science and Health with Key to the Scriptures*, 584.
35. Mary Baker Eddy, *Unity of Good* (Boston: The Trustees under the Will of Mary Baker Eddy, 1908), 9-10.
36. Der Artikel findet sich in Annetta G. Dresser, *Philosophy of P.P. Quimby*, 19-20.
37. Cather und Milmine, *Life of Mary Baker Eddy*, 52.
38. S. die Abhandlung „From Fear to Faith" in Amao, *Beyond Conventional Wisdom.*
39. Regardie, *Romance of Metaphysics*, 131-32.
40. Thomson Jay Hudson, *The Law of Psychic Phenomena* (Chicago: A. C. McClurg, 1893), 157.
41. Zitat aus dem der Zeitschrift *Healing Thoughts,* No. 15, Plainfield Christian Science Church (Nov. 1989): 3.
42. S. das letzte Kapitel in Eddy, *Unity of God*, mit der Überschrift, „There is no Matter."
43. Ibd., 31-32.
44. Hudson, *The Law of Psychic Phenomena*, 163.
45. Fleta Campbell Springer, *According to the Flesh: A Biography of Mary Baker Eddy* (New York: Coward-McCann, 1930), 299.
46. Ibd., 418.
47. Stephen Barrett, „Some Thoughts about Faith Healing", http://www.quackwatch.com/01QuackeryRelatedTopics/faith.html.
48. Hudson, *The Law of Psychic Phenomena*, 164.
49. Barrett, „Some Thoughts about Faith Healing."
50. Mary Baker Eddy, *Miscellaneous Writings*, 1883-1896, 249.

Kapitel 6. Emma Curtis Hopkins: Lehrer der Lehrer

1. „Emma Curtis Hopkins", http://desert.xpressdesigns.com/ech.html.
2. „Emma Curtis Hopkins: Lehrer der Lehrer", http://emmacurtishopkins.wwwhubs.com.
3. „Emma Curtis Hopkins", http://desert.xpressdesigns.com/ech.html.

Kapitel 7. Malinda Cramer und die Brooks Schwestern: Gründerinnen der Divine Science Church

1. „Malinda Cramer: Founder of Divine Science", http://malindacramer.wwwhubs.com/.
2. Malinda E. Cramer, Spiritual Experience", Harmony Magazine 7:1 (Okt. 1894), http://divinescience.com/bio_malindaRecord.htm.
3. Divine Science.com, http://divinescience.com/ds_history.htm.

4. Joseph Murphy, *The Power of Your Subconscious Mind* (New York: Penguin, 2008), 82.
5. Divine Science.com, http://divinescience.com/ds_history.htm.
6. Ibd.
7. „Divine Science Founders", http://www.dsschool.org/founders/index.html.
8. Anderson und Whitehouse, *New Thought*, 24-25 (s. Kpt.4, 5).

Kapitel 8. Charles und Myrtle Fillmore: Gründer von Unity

1. Anderson und Whitehouse, *New Thought*, 1(s. Kpt.4, 5).
2. Ibd., 25.
3. „Charles Fillmore (1854-1948): A Modern Way-Shower", http://charlesfillmore.wwwhubs.com.

Kapitel 9. Ernest Holmes: Gründer von Religious Science

1. Ernest Holmes, *The Science of Mind: A Philosophy, A Faith, A Way of Life*, rev. ed. (New York: Tarcher/Putnam, 1997 [1938], 35.
2. Ibd., 168.
3. Donald Curtis, „Who Taught Ernest Holmes?", *Science of Mind* (Jan. 1996), 23.
4. Ibd.
5. Ibd., 24.
6. Ibd., 26.

Kapitel 10. Ambroise-Auguste Liébeault and Hippolyte Bernheim: Die Nancy-Hypnose-Schule

1. C.G. Jung, *Psychology and the Occult*, übers. R.F.C. Hull (Princeton: Princeton Bollingen, 1977), 116.
2. „Ambroise-Auguste Liébeault", Nachruf, British Medical Journal, 19. März, 1904, http://www.pubmedcentral.nih.gov/picrender.fcgi?artid=2553478andblobtype=pdf.
3. Zitiert in Hudson, *Law of Psychic Phenomena*, 168-69 (s. Kpt.5, n. 40).
4. „Sigmund Freud Chronology", http://www.freud-museum.at/freud/chronolog/1889-90e.htm. Brief vom 28. Dez., 1887.

Kapitel 11. William James: Vater der amerikanischen Psychologie

1. William James, *The Varieties of Religious Experience* (New York: Barnes & Noble, 2004 [1902]), 122.
2. John J. McDermott, *The Writings of William James: A Comprehensive Edition* (Chicago: University of Chicago Press, 1977), 6-7. S. auch James, *Varieties*, 146-47.
3. John C. Durham, „Understanding the Sacred", http://auss.forumotion.eu/t12-understanding-the-sacred-by-john-c-duram-2001.
4. James, *Varieties,* XXV.
5. „William James", *Stanford Encyclopedia of Philosophy*, http://plato.stanford.edu/entries/james/.

6. Zit. in Claire Dunne, *Carl Jung: Wounded Healer of the Soul* (New York: Parabola, 2000), 3.
7. James, *Varieties*, 39.
8. Zit. in Edward Hoffmann, „William James: The Pragmatic Visionary", Quest: *Journal of the Theosophical Society in America,* 98:3 (Summer 2010) 98.
9. James, *Varieties*, 102.
10. McDermott, *Writings of William James*, 7.

Kapitel 12. Thomson Jay Hudson: Wissenschaftliche Arbeitshypothese

1. Jung, *Psychology and the Occult,* 6 (s. Kpt. 10, n. 1).
2. *Traumdeutung*, angeblich Freuds Meisterwerk, erschien zum ersten Mal im November 1899, obgleich auf 1900 datiert. Es folgten *Psychopathologie des Alltagslebens*, 1901 und *Drei Abhandlungen zur Sexualtheorie*, 1905.
3. Erwin Seale, „Introduction to the 1968 Edition", Thomson J. Hudson, *The Law of Psychic Phenomena* (s. Kpt. 5, n. 40).
4. Erich Fromm, *Greatness and Limitations of Freud´s Thought* (New York: Harper and Row, 1980), 23.
5. Zweig, Mental Healers, 291 (s. Kpt. 1, n. 3).
6. S. Israel Regardie, *The Golden Dawn* (St. Paul, MN: Llewellyn, 1993).
7. Hudson, *The Law of Psychic Phenomena*, 144, 166.
8. Ibd., 323.
9. Nach Holmes „ist die Suggestion des Menschengeschlechts eine durchaus reale Angelegenheit. Jedes Individuum trägt (in seiner Gesinnung eingeschrieben) viele Impressionen mit sich, die es niemals bewusst gedacht oder erfahren hat". Er definiert sein Konzept als „die Tendenz zu reproduzieren, was das Menschengeschlecht gedacht und erfahren hat. Diese Volkssuggestion ist eine ergiebige Krankheitsquelle" (*Science of Mind,* 348, 624; s. Kpt. 9, n. 1).
10. Zit. in Murphy, *Power of Your Subconscious Mind*, 38 (s. Kpt. 7, n. 4).
11. Hudson, *The Law of Psychic Phenomena*, 150.
12. Interessierte Leser mögen sich den Schriften von Allan Kardec (Hippolyte Léon Denizard Rivail, 1804-69) und Léon Denis (1846-1927) zuwenden, die diese Bewegung in Frankreich förderten.
13. Hudson, *The Law of Psychic Phenomena*, 337.
14. Hudson, ibd., 333.

Kapitel 13. Thomas Troward: Begründer von Mental Science

1. Gaze, Thomas Troward, 1-3 (Kpt. 4, n. 8).
2. Ibd., 3-4.
3. Ibd., VIII.
4. Troward verwendet das Wort „Persönlichkeit" als Äquivalent zu „Vorstellung" oder „Bild".
5. Thomas Troward, *Edinburgh Lectures on Mental Healing* (New York: Dodd, Mead, 1909), thomastroward.wwwhubs.com/elomstitle.htm.
6. Ibd.
7. Ibd.

8. Ibd.
9. *Jesus mihi omnia* lautete das Motto der Rosenkreuzer. Paul Foster Case zufolge bedeutet der Name Jesus „Inhärente Existenz befreit“. In Zusammenhang mit *omnia* (alle Dinge), weist dies auf die für die Rosenkreuzer bezeichnende Sichtweise hin, dass alles zur Befreiung beiträgt. Siehe Paul Foster Case, *The True and Invisible Rosicrucian Order* (York Beach, ME: Weiser, 1985), 121.
10. Ibd.
11. Case, *The True and Invisible Rosicrucian Order*, 53.
12. Troward, *Edinburgh Lectures*, 122.
13. Leser, die sich für dieses Thema interessieren, mögen den Artikel „Jesus the Nazarene: The True Rose and Cross“, von V.H. Frater T.S.O., lesen, veröffentlicht auf der Webseite des esoterischen Ordens des Golden Dawn. http://www.esotericgoldendawn.com/rosicrucian_jesusnazarene.htm.

Kapitel 14. Émile Coué: Autosuggestion und der Placebo-Effekt

Epigraph: Émile Coué, *Self-Mastery through Conscious Autosuggestion* (New York: American Library Services, 1922), 14.

1. Hudson, *Law of Psychic Phenomena*, 148 (Kpt.5, 40).
2. Michael McThoerosen, „The Discoveries of Émile Coué, “ http://www.spiritual-mind-control.com/emilie-coue.html.
3. Émile Coué, *Self-Mastery through Conscious Autosuggestion* (New York: American Library Services, 1922), 7. http://api.ning.com/files/GtJDVS4IBqE41PyKuBxNpJt85XqRUH7jkOtyWD4SmbW1hqCcoUp80HLmE2VjVGbUEg8wti4nTX-PDOBpDSIpkw_/selfmastreythrou00coue.pdf

Kapitel 15. Sigmund Freud: Vater der Psychoanalyse

1. C.L. Rich und F.N. Pitts Jr., „Suicide by Psychiatrists: A Study of Medical Specialists among 18,730 Consecutive Physician Deaths during a Five-Year Period, 1967-72, “ Journal of Clinical Psychiatry, 41:8 (Aug. 1980), 261-63, http://www.ncbi.nlm.nih.gov/pubmed/7400103.
2. René Desgroseillers, „Sigmund Freud: Life and Work“, http://www.freudfile.org/charcot.html.
3. Peter Gay, „Sigmund Freud: A Brief Life“, in Sigmund Freud, *The Ego and the Id*, übers. James Strachey (New York: W.W. Norton, 1990), xiii-xiv.
4. James Durlacher, *Freedom from Fear Forever* (Tempe, AZ: Van Ness, 1995), 18.
5. Mikkel Borch-Jacobsen und Douglas Brick, „Neurotica: Freud and the Seduction Theory“, *Oktober* vol. 76 (Spring 1996), 15-43, http://www.revalvaatio.org/wp/wp-content/uploads/borch-jacobsen-neurotica.pdf.
6. „Sigmund Freud: Biography“, http://www.freud-sigmund.com/file/biography/.
7. Sigmund Freud (1856-1939)“, *Internet Encyclopedia of Philosophy*, http://www.iep.utm.edu/f/freuf.htm.
8. Siehe u.a. Lenore Terr, *Unchained Memories: True Stories of Traumatic Memories Lost and Found* (New York: Basic Books, 1995); Elizabeth Loftus und

Katherine Ketcham, *The Myth of Repressed Memory: False Memories and Allegations of Sexual Abuse* (New York: St. Martin's, 1996); Mark Pendergrast und Melody Gavigan, *Victims of Memory: Incest Accusations and Shattered Lives*, 2d ed. (Hinesburg, VT: Upper Access, 1996); Richard Ofshe und Ethan Watters, *Making Monsters: False Memories, Psychotherapy, and Sexual Hysteria* (Berkeley: University of California Press, 1996).

9. Judy Siegel-Itzkovich, „Freud's Theory of Repression Should Be Dropped", *Jerusalem Post*, April 13, 2008, http://www.jpost.com/HealthAndSci-Tech/Health/Article.aspx?id=98064.
10. Zweig, Mental Healers, 357-58.
11. „Sigmund Freud (1856-1939)", *Internet Encyclopedia of Philosophy.*
12. Frederick Crews, *The Memory Wars: Freud's Legacy in Dispute* (New York: New York Review Books, 1990), http://human-nature.com/articles/crews.html.
13. Jeffrey Moussaieff Masson, ed. *The Complete Letters of Sigmund Freud to Wilhelm Fliess* (1887-1904) (Cambridge: Harvard University Press, 1985), 272.
14. C.G. Jung, *Memories, Dreams, Dreams, Reflections*, ed. Aniela Jaffé, übers. Richard und Clara Winston (New York: Pantheon, 1973), 150.
15. Robert I. Simon, „Great Paths Cross: Freud and James at Clark University, 1909", http://www.uky.edu/~eushe2/Pajares/JamesSimon1967.pdf.
16. Jeffrey Moussaieff Masson, *The Assault on Truth: Freud's Suppression of the Seduction Theory* (New York: Harper, 1984), 233-50.
17. Sigmund Freud, *The Interpretation of Dreams*, übers. A.A. Brill (New York: Barnes &Noble, 2005),xii.
18. E.M. Thornton, *The Freudian Fallacy* (New York: Dial, 1984); s. auch Masson, Assault on Truth, 7.
19. Jürgen vom Scheidt, Sigmund Freud and Cocaine", Psyche 27, (1973), 385-430, http://www.pep-web.org/document.php?id=043.0693c. S. auch „Freud and Cocaine – The Deal", http://www.historyhouse.com/in_history/cocaine.
20. Thornton, *The Freudian Fallacy*, ix.
21. Thomas Szasz, *The Myth of Psychotherapy* (Syracuse, NY: Syracuse University Press, 1978), xi.

Kapitel 16. Carl Gustav Jung: Der Seelendoktor

1. Dunne, *Carl Jung,* 21 (Kpt. 11, n. 6).
2. „Carl G. Jung", http//:en.wikipedia.org/wiki/Carl_Jung#cite_note-10.
3. „Carl Jung Biography", http://soultherapynow.com/articles/carl-jung.html.
4. Joseph Campbell, ed. *The Portable Jung* (New York: Viking, 1971), xv.
5. Jung, *Memories, Dreams, Reflections*, 149 (Kpt.15, n.14).
6. Zitiert in Dunne, *Carl Jung*, 28.
7. Ibd.
8. Jung, *Memories, Dreams, Reflections*, 155.
9. Sigmund Freud, *Moses and Monotheism*, übers. Katherine Jones (New York: Vintage, 1967), 71.
10. Szasz, *The Myth of Psychotherapy*, 173 (pt15, n.21).

11. C.G. Jung, *The Red Book*, übers. Sonu Shamdasani et al. (New York: W.W. Norton, 2009), back cover.
12. Richard Wilhelm und Cary F. Baynes, übers., *The Secret of the Golden Flower: A Chinese Book of Life* (New York: Causeway Books, 1975).
13. Zitiert in Dunne, *Carl Jung*, 3 (Kpt.11, n.6).
14. David Allen Hulse, *New Dimensions for the Cube of Space* (York Beach, ME: Samuel Weiser, 2000), 126-27.
15. Eva Pierrakos, „The Language of the Unconscious", lecture 124, Pathwork Center, http://pathwork.org/lectures/the-language-of-the-unconscious.
16. Zahlreiche Durchgaben von Mrs. Pierrakos wurden transkribiert. Der interessierte Leser findet sie auf der Pathwork Webseite unter http://pathwork.org/the-lectures/. Besonders empfehlenswert sind die Lektionen „What is the Path?" und „The Language of the Unconscious".

Kapitel 17. Die Neugeist-Bewegung und das Gesetz der Anziehung

1. Napoleon Hill, Think and Grow Rich, Hörbuch, pt. 1,"Definiteness and Purpose", http://www.youtube.com/watch?v=tq2jIDwleLA&list=PL02D2AEF294A36BBA. Klickt man die Webseite an, warte man, bis Hill zu sprechen beginnt. Er wird das Zitat mehrmals wiederholen. Siehe auch: http://www.youtube.com/watch?v=UmCtWskzmAQ.
2. „Three Initiates", *The Kybalion*: *Hermetic Philosophy* (Chicago: Yogi Publication Society, 1940 [1908], 171. Man hat Atkinson als den Verfasser dieses unter einem Pseudonym erschienenen Werks identifiziert. Siehe die Einführung zu Philip Deslippe, ed. *The Kybalion: The Definite Edition* (New York: Tarcher/Penguin, 2011); Mitch Horowitz, *Occult America: The Secret History of How Mysticism Shaped Our Nation* (New York: Bantam, 2009), 210.
3. „Gary E. Schwartz, PhD", http://authors.simonandschuster.com/Gary-E-Schwartz-Ph-D/16578798/books.
4. Siehe auch Wayne W. Dyer, *The Power of Intention: Learning to Co-Create Your World Your Way* (Carlsbad, CA: Hay House, 2004).
5. Siehe Kpt. „The Fallacy of Predictions" in Amao, *Beyond Conventional Wisdom*.
6. Richard C. Henry, „The Mental Universe", *Nature* 436:29 7. Juli, 2005), http://henry.pha.jhu.edu/The.mental.Universe.pdf.

Kapitel 18. Das Egregor-Konzept

1. „Egregore", http://en.wikipedia.org/wiki/Egregore.
2. Dion Fortune, *Applied Magic* (York Beach, ME: Samuel Weiser, 2000), 14.
3. Jung, *Memories, Dreams, Reflections*, 183 (s. Kpt. 15, n.14).
4. Mircea Eliade, *The Myth of the Eternal Return* (Princeton: Princeton University Press, 2005), 3-4.
5. „*Inca Mythology*", http://en.wikipedia.org/wiki/Apu_Illapu.
6. Jack Ensign Addington, *The Secret of Healing* (Los Angeles: Science of Mind, 1979), 18.
7. „Bernadette Soubirous", http://en.wikipedia.org/wiki/Bernadette_Soubirous.

8. Addington, *Secret of Healing*, ibd.
9. James Randi, *The Faith Healers* (Amherst, New York: Prometheus, 1989), 22-23.
10. Laut Randi besuchen jährlich fünf Millionen Leute den Schrein und wohnen in vierhundert Hotels. ibd., 20.
11. Ibd., 21.

Kapitel 19. Spontanheilung und Placebo-Effekt

Epigraph: Zitiert in Marilyn Ferguson, *The Aquarian Conspiracy: Personal and Social Transformation in the 1980s* (Los Angeles: Tarcher, 1980), 249.

1. R. Barker Bausell, *Snake Oil Science: The Truth about Complementary and Alternative Medicine* (New York: Oxford University Press, 2007), 275.
2. James Harvey Young, „Why Quackery Persists", http://www.quakwatch.com/01QuackeryRelatedTopics/persistance.html.
3. Bruce H. Lipton, *The Biology of Belief* (New York: Hay House, 2008).
4. Bruce H. Lipton, „Mind over Genes", http://okbodytalk.com/bruce-lipton-mind-over-genes/.
5. Stephen Barrett, „Spontaneous Remission and the Placebo Effect", http://www.quack.org/04ConsumerEducation/placebo.html.
6. Zitat aus Jeanne Achterberg, *Imagery in Healing: Shamanism and Modern Medicine* (Boston: New Science Library, 1985),97.
7. Murphy, *Power of Your Subconscious Mind*, 46 (Kpt. 7, n.4).
8. Young, „Why Quackery Persists". Stephen Barrett und William T. Jarvis, *The Health Robbers: A Close Look at Quackery in America* (Amherst, NY: Prometheus, 1993).
9. Young, „Why Quackery Persists".
10. Ibd.

Kapitel 20. Die Rolle der Imagination bei der Heilung

1. Zitiert in Szasz, Myth of Psychotherapy, 62 (Kpt. 15, n.21).
2. Murphy, *Power of Your Subconscious Mind*, 47, 67 (Kpt. 7, n. 4).
3. Paul Foster Case, *The Secret Doctrine of the Tarot* (Los Angeles, CA: Builders of the Adytum), 1919. Siehe auch Case, *Occult Fundamentals an Spiritual Unfoldment*, Bd. 1: The Early Years (Laguna Niguel, CA: *Fraternity of the Hidden Light,* 2008).
4. „The Academy for Guides Imagery", http://www.academyforguidedimagery.com/about/index.html. Auf der Webseite heißt es, dass „die Akademie ein Aufbaustudium für Fachleute im Gesundheitswesen anbietet und für Patienten mit chronischen, schwierigen oder schmerzhaften Erkrankungen eine Fundgrube für Produkte und Programme zur Selbstfürsorge darstellt".
5. Simonton Cancer Center, http://www.simontoncenter.com.
6. Achterberg, Imagery in Healing, 8 (Kpt.19, n. 6).
7. Ibd., 3.
8. Daniel Reid, *The Complete Book of Chinese Health and Healing* (New York: Barnes & Noble, 1994), 76.

9. Achterberg, *Imagery in Healing,* 12.
10. Ibd., 13.
11. Ibd., 6.

Kapitel 21. Die Heilkraft des unterbewussten Geistes

Epigraph: Murphy, *Power of the Subconscious Mind,* 64 (Kpt. 7, n. 4).
1. Zweig, *Mental Healers,* 31 (Kpt. 1, n. 3).
2. C. George Boeree, „Carl Jung", http://webspace.ship.edu/cgboer/jung.html.
3. Ralph Waldo Emerson, „Self-Reliance", *Essays: First Series*, http://www.emersoncentral.com/selfreliance.htm.
4. Ibd.
5. Henry, „Mental Universe." Siehe auch Lynne McTaggart, *The Field: The Quest for the Secret Force of the Universe*, rev. ed. (New York: Harper 2008) und Elisabet Sahtouris, „A Scientist's Thoughts about Redefining Our Concept of God", http://www.ratical.org/LifeWeb/Articles/whatsgod.html.
6. Paul Foster Case, *Wisdom of Tarot: The Golden Dawn Tarot, Series 1* (Laguna Niguel, Ca: Rosicrucian Order of the Golden Dawn, 2009), 43. Siehe auch seine Korrespondenzlektionen über den Tarot.
7. Paul Foster Case, *The Secret Doctrine of the Tarot* (Laguna Niguel, Ca: Rosicrucian Order of the Golden Dawn, 2009). Siehe auch seine Korrespondenzlektionen über den Tarot.

Kapitel 22. Suggestion und Autosuggestion

1. Holmes, *Science of Mind,* 605 (Kpt. 9, n.1).
2. Murphy, *Power of Your Subconscious Mind*, 66 (Kpt. 7, n. 4).
3. Roger und Joanne Callahan, *Thought Field Therapy and Trauma: Treatment and Theory* (Indian Fields, Ca: Callahan Techniques, 1996).
4. Troward, *Edinburgh Lectures* (Kpt. 13, n. 5).

Kapitel 23. Selbst-Hilfe und Selbst-Befähigung

1. „Coffee, Tea, or Pee?", http://www.heartlandhealing.com/pages/archive/urine_therapy/index.html.
2. Aubrey de Grey, „Mr. Immortality", *The Week* (16. Nov., 2007), 52-53.
3. Marianne Williamson, *A Return to Love: Reflections on the Principles of A Course in Miracles* (New York: Harper Collins, 1992), 190-91.

Kapitel 24. Die Heilkraft von Liebe und Vergebung

1. „Dr. Harold G. Koenig Establishes Duke Center for the Study of Religion, Spirituality, and Health", http://www.thenewmedicine.org/timeline/spirituality_reseach; Duke Center for Spirituality, Theology and Health, http://www.spiritualityandhealth.duke.edu/about/hkoenig/.
2. „Endorphins: Natural Pain and Stress Fighters", http://www.medicinenet.com/script/main/art.asp?articlekey=55001.

3. Siehe Larry Dosseys Webseite, http://www.dosseydossey.com/larry/default.html. Seine Bücher sind in deutscher Übersetzung im Crotona Verlag erschienen (www.crotona.de).
4. „Norman Cousins", http://en.wikipedia.org/wiki/Norman_Cousins.

Kapitel 25. Die kabbalistische Behandlungsmethode

1. Israel Regardie, „The Art of True Healing", in *Foundations of Practical Magic* (Wellingborough, Northamptonshire, UK: Aquarian Press, 1979), http://www.hermetics.org/pdf/TheArtofTrueHealing.pdf.
2. Ibd., 138.
3. Ibd., 143.
4. Ibd., 150.
5. Ibd.

Kapitel 26. Rationale und kognitive Verhaltenstherapien

1. Reid, *Complete Book of Chinese Health*, 76 (Kpt. 20, n. 8).
2. Cognitive Behavior Therapy Self-Help Resources, Epictetus – zit. (55-135 AD), http://www.get.gg/epictetus.htm.

Kapitel 27: Energie-Psychologie und Energie-Heilung

1. Zitiert in Durlacher, *Freedom from Fear,* 2 (Kpt. 15, n. 4).
2. Reid, *Complete Book of Chinese Health*, 77 (Kpt. 20, n. 8).
3. Zit. ibd., 78.
4. Durlacher, *Freedom from Fear,* 3.
5. Ibd., 7.
6. Zit. in Zweig, *Mental Healers,* 31 (Kpt. 1, n. 3).
7. Siehe Gallos Webseite, http://energypsych,com.

Kapitel 28. Glaubensheiler und Scharlatane

1. Murphy, *Power of Your Subconscious Mind*, 70 (Kpt. 7, n. 4).
2. Siehe die Webseiten: http://www.randi.org/site, http://www.skepic.com/randi.html, http://en.wikipedia.org/wiki/James_Randi.
3. Siehe Randi, Faith Healers (Kpt. 18, n. 9); sowie http://www.pointofinqiry.org/james_randi_the_faith_healers.
4. Tijn Touber, „How I Lost Faith: How the End of Religion Can Be the Beginning of God", OD*Ewire*, http://odewire.com/52712/how-i-lost-faith-how-the-end-of-religion-ca-be-the-beginning-of-god.html.
5. Addington, *Secret of Healing*, 28 (Kpt. 18, n. 6).

Kapitel 29. Die Heilkraft des Geistes

1. Norman Doidge, *The Brain That Changes Itself: Stories of Personal Triumph from the Brain Sciences* (New York: Penguin, 2007).
2. Daniel G. Amen, *Change Your Brain and Change Your Life* (New York: Random House, 2010).
3. Henry, „Mental Universe", (Kpt. 17, n. 6).

4. Wayne Dyer, „When you change the way you look at things“, http://youtube.com/watch?v=urQPraeeYOw.
5. Bruce H. Lipton, „Insight Into Cellular Consciousness“, http://www.brucelipton.com.
6. Lipton, „Mind over Genes“, http://okbodytalk.com/bruce-lipton-mind-over-genes/.
7. Lipton, „Embracing the Immaterial Universe“, http://www.bruce-lipton.com/media/embracing-immaterial-universe.
8. Lipton, „Mind over Genes“.

Kapitel 30. Spirituelle Geistheilung

1. Addington, Secret of Healing, viii (Kpt. 18, n. 6).
2. University of Michigan Health System, http://www.med.umich.edu/1libr/aha/umpsysom.htm.
3. Henry, „Mental Universe“, (Kpt. 17, n. 6).
4. Siehe *The Kybalion*; sowie Stanley Sobottka, *A Course on Consciousness* http://faculty.virginia.edu:80/ consciousness/home.html.
5. Ärzte wie James Harvey Young und Stephen Barrett betrachten diese Art der Heilung als geistiges Narkosemittel, um das Leiden naiver Leute zu lindern. Siehe, http://www.quackwatch.org/index.html.
6. Lipton, *Biology of Belief*, 17 (Kpt. 19, n. 3).

Epilog

1. Albert Amao, *The Dawning of the Golden Age of Aquarius: Redefining the Concepts of God, Man, and the Universe* (Bloomington, IN: Author House, 2012).
2. Siehe Paul Foster Case, *The Name of Names* (Los Angeles: Builders of the Adytum, 1981); David A. Cooper, *God is a Verb: Kabbalah and the Practice of Mystical Judaism* (New York: Riverhead, 1998); Arthur Green, *Ehyeh: A Kabbalah for Tomorrow* (Woodstock, VT: Jewish Lights, 2004).
3. Paul Foster Case, *Occult Fundamentals and Spiritual Unfoldment* (Laguna Niguel, CA: Fraternity of Hidden Light, 2008), 148.

Bibliographie

Achterberg, Jeanne, *Imagery in Healing: Shamanism and Modern Medicine*. Boston: New Science Library, 1985.

Addington, Jack Ensign. *The Secret of Healing*. Los Angeles: Science of Mind, 1979.

Allen, James. *As A Man Thinketh*. New York: Barnes & Noble, 1992.

Amao, Albert. *Beyond Conventional Wisdom*. Bloomington, IN: Author House, 2006.

The Dawning of the Golden Age of Aquarius. Bloomington, IN: Author House, 2007.

Amen, Daniel G. *Change Your Brain and Change Your Life*. New York: Random House, 2010.

Anderson, C. Alan und Deborah Whitehouse. *New Thought: A Practical American Spirituality*. New York: Crossroad, 1995.

Anonymus. „The Academy for Guided Imagery." http://www.academyforguidesimagery.com/about/index.html.

„Ambroise-Auguste Liébeault," Nachruf, British Medical Journal, 19. März, 1904, 706. http://www.pubmedcentral.nih.gov/picrender.fcgi?artid=235347&blobtype=pdf.

„Andrew Jackson Davis." http://www.fst.org/ajdavis.htm.

„Andrew Jackson Davis: The First American Prophet and Clairvoyant." http://www.andrewjacksondavis.com.

„Annetta and Julius Dresser: Early Practitioners of the Quimby System of Mental Treatment of Diseases." http://jadresser.wwwhubs.com.

„Bernadette Soubirous." http://en.wikipedia.org/wiki/Bernadette_Soubirous.

„Carl G. Jung." http://en.wikipedia.org/wiki/Carl_Jung#cite-note-10.
„Carl Jung Biography." http://soultherapynow.com/articles/carl_jung.html.
„Charles Fillmore (1854-1948): A Modern Way-Shower." http://charlesfillmore.wwwhubs.com.
„Coffee, Tea, or Pee?" http://heartlandhealing.com/pages/archive/urine_therapy/index.html.
Divine Science Founders." http://www.dsschool.org/founders/index.html.
„Dr. Harold G. Koenig Establishes Duke Center for the Study of Religion, Spirituality, and Health." http://www.thenewmedicine.org/timeline/spirituality_research.
„Egregore." http://en.wikipedia.org/wiki/Egregore.
„Emma Curtis Hopkins." http://desert.xpressdesigns.com/ech.html.
„Emma Curtis Hopkins: Teacher of Teachers." http://emmacurtishopkins.wwwhubs.com.
„Endorphins: Natural Pain and Stress Fighters." http://medicinenet.com/script/main/art.asp?articlekey=55001.
„Franz Anton Mesmer." http://anton-mesmer.com/indey.html.
„Franz Anton Mesmer." http://knowledgerush.com/kr/encyclopedia/Franz_Anton_Mesmer.
„Freud and Cocaine – The Deal." http://historyhouse.com/in_history/cocaine.
„Gary E. Schwartz, PhD." http://authors.simonandschuster.com/Gary-E-Schwartz-Ph-D/16578798/books.
„Great Theosophists: Anton [*sic*] Mesmer." Theosophy 26:10 (Aug. 1938), 434-440. http://wisdomworld.org/setting/mesmer.html.
„Heavy Metal Medicine." http://pubs.acs.org/subscribe/journals/tcaw/10/i01/html/01chemch.html.
„Inca Mythology." http://en.wikipedia.org/wiki/Apu_Illapu.
„Larry Dossey, MD: Biography." http://dosseydossey.com/larry/default.html.

„Malinda Cramer: Founder of Divine Science.“ http://malindacramer.wwwhubs.com.

„Mary Baker Eddy (1821-1910): Founder of Christian Science.“ http://marybakereddy.wwwhubs.com.

„Mercury(I) Chloride.“ http://en.wikipedia.org/wiki/Mercury%28I%29-chloride.

„Norman Cousins.“ http://en.wikipedia.org/wiki/Norman_Cousins.

„People: The Universal Friend.“ http://www.yatescounty.org/upload/12/historian/friend.html.

„Sigmund Freud (1856-1939).“ Internet Encyclopedia of Philosophy. http://iep.utm.edu/f/freud.htm.

„Sigmund Freud: Biography.“ http://freud-sigmund.com/file/biography.

„Sigmund Freud Chronology.“ http://freud-museum.at/freud/chronology/1889-90e.htm.

„William James.“ Stanford Encyclopedia of Philosophy. http://plato.stanford.edu/entries/james.

Bair, Deirdre. *Jung: A Biography.* Boston: Little, Brown, 2003.

Barrett, Stephen. „Some Thoughts about Faith Healing.“ http://quackwatch.com/01QuackeryRelatedTopics/faith.html.

„Spontaneous Remission and the Placebo Effect.“ http://quackwatch.com/04ConsumerEducation/placebo.html.

Barrett, Stephen und William T. Jarvis. *The Health Robbers: A Close Look at Quackery in America.* Amherst, NY: Prometheus, 1993.

Bausell, R. Barker. *Snake Oil Science: The Truth about Complementary and Alternative Medicine.* New York: Oxford University Press, 2007.

Boeree, C. George. „Carl Jung.“ http://webspace.ship.edu/cgboer/jung.html.

Borch-Jacobson, Mikkel und Douglas Brick. „Neurotica: Freud and the Seduction Theory,“ *October* 76 (Spring1996): 15-43. http://revalvaatio.org/wp/wp-content/uploads/borch-jacobsen-neurotica.pdf.

Calgary New Thought Centre. „New Thought: What It is and How It Can Help YOU!“ http://cornerstone.wwwhubs.com/history2.htm.

Callahan, Roger and Joanne. *Thought Field Therapy and Trauma: Treatment and Theory.* Indian Fields, CA: Callahan Techniques, 1996.

Campbell, Joseph, ed. *The Portable Jung.* New York: Penguin, 1971.

Case, Paul Foster. *The Early Writings*, Bd. 1: *Occult Fundamentals and Spiritual Unfoldment.* Laguna Niguel, CA: Fraternity of the Hidden Light, 2008.

The Early Writings, Bd. 2: *Esoteric Secrets of Meditation and Magic.* Covina, CA: Fraternity of the Hidden Light, 2008.

The Name of Names. Los Angeles: Builders of the Adytum, 1981.

The Secret Doctrine of the Tarot. Los Angeles: Rosicrucian Order of the Golden Dawn, 2009.

The True and Invisible Rosicrucian Order. York Beach, ME: Samuel Weiser, 1985.

Wisdom of Tarot: The Golden Dawn Tarot, Series 1. Laguna Niguel, CA: Rosicrucian Order of the Golden Dawn, 2009.

Cather, Willa und Georgine Milmine. *The Life of Mary Baker G. Eddy and the History of Christian Science.* Lincoln: University of Nebraska Press, 1993 [1909].

Cooper, David A. *God Is a Verb: Kabbalah and the Practice of Mystical Judaism.* New York: Riverhead, 1998.

Coué, Émile. *Self-Mastery through Conscious Autosuggestion.* New York: American Library Services. 1922.

Cramer Malinda E. „Spiritual Experience.“ *Harmony Magazine* 7, No. 1 (Okt. 1994). http://divinescience.com/bio_malindaRecord.htm.

Crews, Frederick. *The Memory Wars: Freud's Legacy and Dispute.* New York: New York Review Books, 1990.

Curtis, Donald. „Who Taught Ernest Holmes?“ *Science of Mind* (Jan. 1996): 22-28.

Della Cava, Marco R. „The Secret History of *The Secret.*“ *USA Today*, 29. März 2006. http://usatoday.com/life/books/news/2007-03-28-the-secret-churches_N.htm.

Desgroseillers, René. „Sigmund Freud: Life and Work.“ http://freudfile.org/charcot.html.

Deslippe, Philip, ed. *The Kybalion*: *The Definitive Edition. New York*: Tarcher/Penguin, 2011.

Dispenza, Joe. *Evolve Your Brain: The Science of Changing Your Mind*. Deerfield Beach, FL. HCI, 2007.

Doidge, Norman. *The Brain That Changes Itself: Stories of Personal Triumph from the Brain Sciences*. New York: Penguin, 2007.

Dresser, Annetta G. *The Philosophy of P.P. Quimby*. Boston: Builders Press, 1895.

Dresser, Horatio W. *A History of the New Thought Movement*. New York: Thomas Crowell, 1919.

Dresser, Horatio W., ed. *The Quimby Manuscripts, Showing the Discovery of Spiritual Healing and the Origin of Christian Science*. New York: Thomas Crowell, 1921.

Dresser, Julius A. *The True History of Mental Science*. Boston. Alfred Mudge, 1887.

Dunne, Claire. *Carl Jung, Wounded Healer of the Soul*. New York: Parabola, 2000.

Durham, John C. „Understanding the Sacred.“ auss.forumotion.eu/t12-understanding-the-sacred-by-john-c-durham-2001.

Durlacher James V. *Freedom from Fear Forever*. Tempe, AZ. Van Ness, 1995.

Dyer, Wayne W. *The Power of Intention: Learning to Co-Create Your World Your Way*. Carlsbad, CA: Hay House, 2004.

Eddy, Mary Baker. *Miscellaneous Writings*, 1883-1896. Boston. First Church of Christ, Scientist, 1924 [1896].

Retrospection and Introspection. Boston: Trustees under the Will of Mary Baker Eddy, 1891.

[Mary Baker Glover]. *Science and Health*. Boston: Christian Scientist Publishing Company, 1875.

Science and Health with Key to the Scriptures. The First Church of Christ, Scientist, 1971.

Unity of Good. Boston: Trustees under the Will of Mary Baker Eddy, 1908.

Eliade, Mircea. *The Myth of the Eternal Return*. Princeton: Princeton University Press, 2005.

Emerson, Ralph Waldo. „Self-Reliance.“ *Essays: First Series*. http://emersoncentral.com/selfreliance.htm.

Ferguson, Marilyn. *The Aquarian Conspiracy: Personal and Social Transformation in the 1980s*. Los Angeles: Tarcher,1980.

Fortune, Dion. *Applied Magic*. York Beach, ME: Samuel Weiser, 2000.

Frankl, Viktor E. *Man's Search for the Ultimate Meaning*. New York. Plenum, 1997.

Freud, Sigmund. *The Ego and the Id*. New York: W.W. Norton, 1990. (dt. *Das Ich und das Es*, Fischer Verl., Frankfurt/ Main, 1994.)
The Interpretation of Dreams. New York: Barnes & Noble, 2005). (dt. *Die Traumdeutung,* Nikol, Hamburg, 2010)
Three Essays of the Theory of Sexuality. New York: Basic Books, 1962. (dt. *Drei Abhandlungen zur Sexualtheorie*, Nikol, Hamburg, 2010.

Fromm, Erich. *Greatness and Limitations of Freud's Thought*. New York: Harper and Row, 1980.

Gardner, Martin. *The Healing Revelations of Mary Baker Eddy: The Rise and Fall of Christian Science*. Buffalo, NY: Prometheus Books, 1993.

Gaze, Harry. Thomas Troward: *An Intimate Memoir of the Teacher and the Man*. Los Angeles: De Vorss, 1993.

Green, Arthur. *Ehyeh: A Kabbalah for Tomorrow*. Woodstock, VT: Jewish Lights, 2004.

Hoffman, Edward. „William James: The Pragmatic Visionary.“ *Quest: Journal of the Theosophical Society,* America, 98, No. 3 (Summer 2010): 96-99.

Henry, Richard C. „The Mental Universe.“ *Nature* 436, No. 29 (7. Juli, 2005). http://henry.pha.jhu.edu/The.mental.Universe.pdf.

Holmes, Ernest: *The Science of Mind: A Philosophy, a Faith, a Way of Life*. Rev. ed. New York: Tarcher/Putnam, 1997 (1938).

Horowitz, Mitch. Occult America: *The Secret History of How Mysticism Shaped Our Nation*. New York: Bantam, 2009.

Hudson, Thomson Jay. *The Law of Psychic Phenomena*. Salinas, CA: Hudson-Cohan, 1977 [1893].

Hulse, David Allen. *New Dimensions for the Cube of Space*. York Beach, ME: Samuel Weiser, 2000.

James, William. *The Varieties of Religious Experience*. New York: Barnes & Noble, 2004 [1902].

Jung, C.G. *Memories, Dreams, Reflections*. Hrsg. Von Aniela Jaffe. Übers. von Richard und Clara Winston. New York: Vintage, 1989. (dt. *Erinnerungen, Träume, Gedanken*. Patmos, Düsseldorf 2009.)

Psychology and the Occult. Übers. von R.F.C. Hull. Princeton: Princeton/Bollingen, 1977.

The Red Book. New York: W.W. Norton, 2009. (dt. *Das Rote Buch*. Patmos-Verlag, 2013.)

Lipton, Bruce H. *The Biology of Belief*. New York: Hay House, 2008.

„Embracing the Immaterial Universe." http://brucelipton.com.

„Insight Into Cellular Consciousness." http://brucelipton.com.

„Mind over Genes." http://okkodytalk.com/bruce-lipton-mind-over-genes.

Loftus, Elizabeth und Katherine Ketcham. *The Myth of Repressed Memory: False Memories and Allegations of Sexual Abuse*. New York: St. Martin's, 1996.

Masson, Jeffrey Moussaieff. *The Assault on Truth: Freud's Suppression of the Seduction Theory*. New York: Harper, 1984.

Masson, Jeffrey Moussaieff, ed. *The Complete Letters of Sigmund Freud to William Fliess* (1887-1904). Cambridge: Harvard University Press, 1985.

McDermott, John, ed. *The Writings of William James: A Comprehensive Edition*. Chicago: University of Chicago Press, 1977.

McGee, Micki. Self-Help, Inc.: *Makeover Culture in American Life*. New York: Oxford University Press, 2005.

McTaggart, Lynne. The Field: *The Quest for the Secret Force of the Universe*, rev. ed. New York: Harper, 2008.

McThoerosen, Michael. „The Discoveries of Émile Coué." http://spiritual-mind-control.com/emilie-coue.html.

Murphy, Joseph. *The Power of Your Subconscious Mind.* New York: Penguin, 2008.

Ofshe, Richard und Ethan Watters: *Making Monsters: False Memories, Psychotherapy, and Sexual Hysteria.* Berkeley: University of California Press, 1996.

Pendergrast, Mark. *Victims of Memory: Incest Accusations and Shattered Lives.* 2. Ed. Hinesburg, VT: Upper Access, 1996.

Peschek-Böhmer, Flora und Gisela Schreiber. Urine Therapy: *Nature's Elixir for Good Health.* Rochester, VT: Healing Arts, 1999.

Pierrakos, Eva. „The Language of the Subconscious." Lecture 124, Pathwork Center. http://pathwork.org/lectures/the-language-of-the-unconscious.

Randi, James. *The Faith Healers.* Amherst, NY: Prometheus, 1989.

Regardie, Israel. *Foundations of Practical Magic.* Wellingborough, Northamptonshire, UK: Aquarian, 1979. http://hermetics.org/pdf/TheArtofTrueHealing.pdf.

The Golden Dawn. St. Paul, MN: Llewellyn, 1993.

The Romance of Metaphysics. Chicago: Aries, 1946.

Reid, Daniel. *The Complete Book of Chinese Health and Healing.* New York: Barnes & Noble, 1994.

Rich, C. L., und F.N. Pitts, Jr. „Suicide by Psychiatrists: A Study of Medical Specialists among 18.730 Consecutive Physician Deaths during a Five-Year Period, 1967-72." *Journal of Clinical Psychiatry* 41, No. 8 (Aug. 1980): 261-63. http://ncbi.nlm.nih.gov/pubmed/7400103.

Riley, Isaac Woodbridge. „The Faith, the Falsity, and the Failure of Christian Science." Journal of the American Medical Association, 1925, 85, No. 12:924. http://jama.jamanetwork.com/article.aspx?articleid=237520#qundefined.

Sahtouris, Elisabet. „A Scientist's Thoughts about Redefining Our Concept of God." http://ratical.org/LifeWeb/Articles/whatsgod.html.

Siegel-Itzkovich, Judy. „Freud's Theory of Repression Should Be Dropped." Jerusalem Post, 13. April 2008. http://jpost,com/HealthAndSci-Tech/Health7Article.aspx?id=98064.

Simon, Robert I. „Great Paths Cross: Freud and James at Clark University, 1909.“ http://uky.edu/~eushe2/Pajares/JamesSimon1967.pdf.

Simonton Cancer Center. http://www.simontoncenter.com.

Sobottka, Stanley. *A Course of Consciousness.* http://faculty.virginia.edu:80/consciousness/home.html.

Springer, Fleta Cambell. *According to the Flesh: A Biography of Mary Baker Eddy.* New York: Coward-McCann, 1930.

Stone, Robert B. *The Silva Method.* Nightingale Conant, audiocassettes.

Szasz, Thomas. *The Myth of Psychotherapy.* Syracuse, NY: Syracuse University Press, 1978.

Terr, Lenore. *Unchained Memories. The True Stories of Traumatic Memories Lost and Found.* New York: Basic, 1995.

Thornton, E.M. *The Freudian Fallacy.* New York: Dial, 1984.

„Three Initiates.“ [William Walker Atkinson.] *The Kybalion: Hermetic Philosophy.* Chicago: Yogi Publication Society, 1940 [1908].

Touber, Tijn. „How I Lost Faith: How the End of Religion Can Be the Beginning of God.“ ODE (Jan.-Feb. 2005). http://odewire.com/52717/how-i-lost-faith-how-the-end-of-religion-can-be-the-beginning-of-god.html.

Troward, Thomas, *The Edinburgh and Dore Lectures on Mental Science.* New York: Dodd, Mead, 1909. http://thomastroward.wwwhubs.com/elomstitle.htm.

V.H. Frater T.S.O. „Jesus the Nazarene, The True Rose and Cross.“ http://esotericgoldendawn.com/rosicrucian_jesusnazarene.htm.

Vom Scheidt, Jürgen. Sigmund Freud and Cocaine.“ Psyche 27 (1973): 385-430. http://pep-web.org/document.php?id=paq.043.0693c.

William, Richard und Cary F. Baynes, trans. *The Secret of the Golden Flower: A Chinese Book of Life.* New York: Harper Collins, 1996.

Williamson, Marianne. *A Return to Love: Reflections on the Principles of a Course in Miracles.* New York: Harper Collins, 1996.

Young, James Harvey. „Why Quackery Persists.“ http://quackwatch.com/01QuackeryRelatedTopics/persistance.html.

Zweig, Stefan. *Mental Healers.* New York: Frederick Ungar, 1932. (dt. Die Heilung durch den Geist, Leipzig, 1931.)

Index

A

Abell, Arthur 117
Abraham 13, 30, 174, 205, 207, 233
Achterberg, Dr. Jeanne 25, 173, 200, 270, 292
Addington, Jack E. 256
Adler, Alfred 27, 153, 277
Akasha-Chronik 162
Akupressur 246
Akupunktur 147, 246, 249
Alchemie 135, 158, 164, 235
Allen, James 14, 283
Amen, Daniel G. 259, 294
AMORC 117
Anderson, Alan 14, 27, 55, 92, 284
Anderson, C. Alan 92, 284
Apu 181, 291, 298
Archetypen 143, 158, 161, 164
Aristoteles 121
Astralwesen 177, 184
Astrologie 158
Atman 208
Autogenes Training 199
Autosuggestion 8, 12, 30, 64f., 81, 89, 91, 94, 137, 139, 141, 188, 208, 214, 220, 227, 251, 278, 289, 293, 300

B

Baker Eddy, Mary 12, 28, 39, 44, 47, 49, 51, 54, 57, 58, 68, 77, 82, 85, 87, 89, 186, 236, 284, 285, 299, 301f., 305
baquet 20
Barrett, Stephen 78f., 192, 286, 292, 295
Bausell, R. Barker 190, 292
Beck, Aaron T. 242
Behaviorismus 113, 114
Berkeley, George 54
Bernheim, Hippolyte 105, 107, 287
Bhagavad-Gita 92
Bibel 12, 29, 63, 74, 76, 78, 80f., 95, 100f., 127, 135, 210, 215, 226, 253, 256
Bingham, Kate 91
Boeree, C. George 208, 293
Böhme, Jakob 92
Brahms, Johannes 117
Braid, James 106
Breuer, Josef 41, 145
Brooks James, Fannie 91
Brooks, Nona 91f.
Brooks Small, Althea 91
Brücke, Ernst Wilhelm von 144
Bruderschaft von Luxor 22
Burkmar Lucius 12
Burkmar, Lucius 12, 35, 48, 49
Byrne, Rhonda 13

C

Cady, Emilie 86, 95, 129
Cady, Harriet Emilie 95
Cady, H. Emilie 86
Cagliostro 22
Callahan, Roger 217, 248
Callow, Alice 127
Campbell, Joseph 234, 290
Campbell Springer, Flet 77
Camping, Harold 256
Carnegie, Andrew 171, 213
Carnegie, Dale B. 14
Case, Paul Foster 40, 117, 119, 135, 198, 209f., 214, 219, 235, 270, 279, 289, 292f., 295
Cather, Willa 33, 66, 283
Cayce, Edgar 48, 49
Charcot, Jean-Martin 107, 144
Charles Fillmore 14, 55, 86, 93, 95, 100, 287, 298
chi 246
Chopra, Deepak 232
Cioffi, Frank 155
Collins, Francis 262, 270
Copper, David A. 279
Coué, Émile 8, 30, 36, 65, 137, 188, 289, 303
Cousins, Norman 233, 294, 299

Craft, Hiram 69
Craig, Gary 249, 250
Cramer, Malinda 12, 86f., 89, 91, 100, 129, 286, 298
Crews, Frederick 150, 290
Curtis, Donald 98, 287
Cusco 181, 225
Cushing, Dr. Alvin 62

D

Darwin, Charles 49, 110
Das Rote Buch 162, 303
Davis, Andrew Jackson 47, 49, 284, 297
de Faria, José Custódio 25
de Lavoisier, Antoine-Laurent 24
Descartes, René 278
d'Eslon, Charles 23
Diamond, John 248
Dispenza, Joe 221
Divination 174
Divine Science 12, 14, 29, 86f., 89, 91f., 128f., 194, 286f., 298
Doidge, Norman 259, 270, 294
Dossey, Larry 232, 298
Dresser, Annetta 28, 43, 51, 53, 55, 58, 192, 284
Dresser, Annetta G. 43, 283ff.
Dresser, Horatio W. 28, 283ff.
Dresser, Julius 28, 44, 51ff., 62, 65, 129, 284, 297
Drittes Auge 23
Durham, John C. 111, 287
Durlacher, James V. 247
Dyer, Wayne 177, 211, 262, 294

E

Egregor 177ff., 213, 215, 291
Egregora 82, 177
Ein Kurs in Wundern 30
Einstein, Albert 197, 271
Eisenmagneten 20, 22
Elemental 178f.
Ellis, Albert 241
Emerson, Ralph Waldo 28, 53, 109, 209, 277, 293
Emotional-Freedom-Technik 11
Emotional Freedom Technique 249
Endorphine 202, 233f.
Energieheilung 24, 249, 268
Energie-Psychologie 245f., 248ff., 294
Engels, Friedrich 184, 276
Epigenese 41, 47
Epigenetik 191, 259, 263, 276
Epiktet 243
Eros 150
Evans, Warren Felt 28, 44, 51, 53, 92, 129, 284
Exorzismus 21

F

Fakire 203
Fama fraternitatis 134, 271
Feinstein, David 249
Fernheilung 78, 239
Feuerbach, Ludwig 110
Fillmore, Myrtle 12, 86, 93, 94f., 111, 124, 287
Fliess, Wilhelm 108, 152, 290
Fohat 210
Fortune, Dion 178, 291
Foster, Ebenezer 77
Fox, Emmet 92
Franklin, Benjamin 24, 224
Frankl, Viktor 27
Fratres Lucis 22
Freimaurer 12, 22, 135, 141, 164f.
Freud, Sigmund 27, 41, 45, 61, 143, 144, 148, 205, 287, 289, 290, 299f., 303, 305
Fromm, Erich 115, 118, 150, 288
Frye, Calvin 77
Fuller, Margret 87
Funktionalismus 110, 113

G

Gallo, Fred 245, 249, 252
Ganzfeld-Experimente 8f.
Gardner, Martin 77
Gassner, Johann 21

Gaze, Harry 127, 284
Gebet 30, 44, 90f., 94f., 100, 125, 174, 182, 197, 226, 231f., 236, 240, 253f., 268, 270
Gedankenfeld-Therapie 11, 15, 217, 248f.
Gedankenformen 171, 178, 184, 261
Geistheiler 8f., 13, 31, 45, 73, 98, 132f., 140, 195, 271
Geller, Uri 255
George, J.Goodheart 245
Gesetz der Affinität 172
Gesetz der Anziehung 13f., 30, 169f., 172, 174, 208, 214, 224, 291
Gesprächstherapie 143
Glaubensheilung 11, 73, 123, 253, 254
Golden Dawn 119, 135, 178, 235, 236, 288f., 293, 300, 304
Graf von Saint Germain 21
Grant, V.A. 256
Grey, Aubrey de 226, 293
Große Pyramide 135
Gruppenseele 177f.
Guide 13, 30, 166, 205

H

Hakenkreuz 184
Halsentzündungen 20
Hegel 69, 184
Hell, Maximilian 20
Hellsichtigkeit 35
Hermes Trismegistos 219
Hexe 201
Hexen 115
Hicks, Esther 13, 30, 174
Higher Thought Center 127f.
Hitler, Adolf 184
Hl. Bernadette 181
Hölle 153
Holmes, Ernest 28, 86, 97, 117, 123, 127, 170, 216, 287, 300
Honorton, Charles 8
Hopkins, Emma Curtis 28, 74, 85, 86, 91, 99, 129, 286, 298
Hormone 247
Horowitz, Mitch 7, 9, 281, 291
Hudson, Jay 45, 74, 78, 109, 115, 157, 205f., 219, 271, 286, 288
Hudson, Thomson Jay 45, 115, 205f., 219, 271, 286, 288
Human Genome Project 262
Hyman, Ray 9
Hypnotherapie 107

Hysterie 61, 107, 144f., 147, 151, 159, 160

I

Imagination 25, 72, 123, 141, 178, 189f., 197, 198ff., 215, 223, 227, 231f., 254, 261, 270, 292
Immunsystem 73, 199, 203, 220, 233, 269
Individuation 163, 166
Ingrasci, Dr. Rick 187
Inkas 181

J

James, William 12, 28, 45, 49, 109, 143, 153, 157, 242, 287, 288, 299, 302, 303
Jehova 278
Jerusalem 53, 135, 290, 304
Jesus Christus 45, 98, 134f., 218, 226, 253, 271, 278f.
jivatman 208
Jung, C.G. 12, 90, 106, 152, 157, 180, 198, 205, 209, 287, 290, 291

K

Kabbala 92, 135, 208, 235, 236, 238, 245, 260, 271, 273, 279
Kalomel 33f.
Katharsis 23, 61, 146, 197
Kennedy, Richard 68
Kinesiologie 247
Knight, J.Z. 30, 221
Koenig, Harold G. 231, 293, 298
Kognitive Verhaltenstherapie 241
Kokain 154, 155
Kopfschmerzen 20, 249
Krieger, Dolores 252
Krishnamurti, Jiddu 278

Kuhlman, Kathryn 256
Kunz, Dora 252
Kybalion 246, 273, 291, 295, 300, 305

L

Lachen 233
Lane, Rockwood 232
Larson, Christian D. 99, 117
Lebensbaum 198, 236
Lebensenergie 98, 210, 237, 238, 246, 262, 270, 275
Lee, Ann 48, 63
Leonard, William J. 54
Lewis, H. Spencer 117
Libido 214, 237
Liébeault, Ambroise-Auguste 105, 107, 287, 297
Lieber, Francis 69
Lipton, Dr. Bruce H. 192
Logotherapie 27, 150
Lourdes 181ff., 194, 202, 223, 278
Lungenkrebs 197
Lungentuberkulose 33
Lynn 62, 65, 68, 69

M

Magenbeschwerden 20, 53
Magie 21, 23, 115, 118, 136, 192f., 272
Magnetismus, animalischer 19
Magnum Opus 134f., 165, 226
Mandala 163
Martin, Walter 77
Marx, Karl 110, 184, 276
maya 62, 208, 224
Meditation 9, 49, 90f., 99, 100, 119, 135, 197ff., 207, 226, 231ff., 240, 270, 300
Medium 125, 158
Medizinmann 201
Meister Rakoczy 22
Meningitis 79
Meridiane 147, 246
Mesmer, Franz Anton 19, 283, 298
Mesmerismus 19, 25, 34f., 40, 48, 63, 107, 117f., 123, 125, 141, 283
Milmine, Georgine 33, 66, 283, 300
Morphin 77
Moses 152, 278, 290
Mozart, Wolfgang Amadeus 19
Murphy, Joseph 15, 91f., 194, 197, 205, 216, 254, 287
Musiktherapie 24
Mussolini, Benito 184

N

Nancy-Hypnose-Schule 45, 105, 107, 137, 157, 287
Napoleon Hill 14, 171, 213, 291
Neptun 49
Neugeist-Bewegung 8, 11ff., 28ff., 33, 35, 43, 47, 51, 55, 80, 85f., 89, 93, 95, 97ff., 101, 111, 113, 117, 119, 128f., 143, 169f., 216, 221, 236f., 264, 268, 283f., 291
Neuronen 260
Neuroplastizität 8, 9, 259f., 276
Neurosen 146, 151, 154, 160ff., 241
Neurotransmitter 247
Neurowissenschaft 41, 47, 191, 231
New Age-Bewegung 13
Nostradamus 49, 255
Nullpunkt-Energie 209
Numen 164
Numinosen 90

O

Oedipus Rex 151
Oyle, Irving 192

P

Panikattacken 146, 250
Pappenheim, Bertha 145
Paracelsus 21, 123, 253
Paradies, Maria Theresia von 22
Parapsychologie 160f.

Parkhurst Quimby, Phineas 27, 33, 283
Patterson, Charles Brodie 129
Peale, Norman Vincent 117
Peal, Norman Vincent 15
Peschek-Böhmer, Flora 225
Philemon 180
Phobien 146, 247f., 250
Pierrakos, Eva 30, 291
Pierrakos, Eva B. 166
Pierrakos, John 166
Placebo-Effekt 15, 21, 36, 39, 80, 82, 137f., 187ff., 194, 202, 205, 289, 292
Pluto 49
Popoff, Peter 255
Poyen, Charles 34
Präkognition 160
Prana 98, 237, 238
Preiswerk, Helene 158
Psychoneuroimmunologie 47, 191, 259
Psychosynthese 150
Puységur, Chastenet de 25
Puységur, Marquis de 105

Q

Quantenmechanik 174, 263, 273
Quantenphysik 47, 172, 191, 209, 262, 271, 276
Quimby, Phineas P. 12, 59, 264

R

Ramtha 30, 221
Randi, James 13, 183, 255, 292
Rational-Emotive Verhaltenstherapie 241
Regardie, Israel 58, 69, 72, 74, 235, 284, 288, 294
Reich, Daniel 246
Reich, Wilhelm 247
Reid, Daniel 201, 241, 292
Reiki 24, 195
Relativitätstheorie 271, 273
Religious Science 14, 28f., 86, 97, 100, 287
Repression 61, 117, 146, 148, 150, 153f., 290, 304
Resistenz, psychologische 217
Rhine, J.B. 8
Rice, Miranda 77
Roberts, Jane 30
Robertson, Pat 256
Roberts, Oral 256f.
Rofe, Yacov 148
Rosenkreutz, Christian 134

S

Samuels, Michael 232
Schamanen 101, 115, 201f.
Schatten 143, 151, 162, 199
Schlaflosigkeit 140
Schlafwandeln 105, 125
Schreiber, Gisela 225, 304
Schultz, Johannes H. 199
Schwartz, Gary E. 173, 245, 291, 298
Seale, Erwin 117, 288
Selbstheilung 11, 12, 139, 141f., 187, 191, 202, 223f., 252
Selbstmorde von Psychiatern 144
Sephiroth 236, 238
Seth 13, 30, 205
Sex 153
Shaker 27, 63, 76
Shapiro, Francine 251
Sidis, Boris 118
Siegel, Bernie 232
Silva, José 264
Simonton, O. Carl 200
Skinner, B.F. 113
Smith, Joseph 48
Somnambulismus 105, 116, 118, 125
Sophokles 151
Soubirous, Marie-Bernarde 181
Spiritismus 118, 125
Spontanheilung 63, 82, 89, 183, 187f., 190, 192, 215, 239, 292
Sprechkur 145, 146, 155, 194
Stalin, Josef 184
Strukturalismus 110
Sublimation 146
Suggestion 15, 21, 24f., 37, 39, 40, 42, 61, 75, 80, 94, 105, 107, 108, 116, 118f., 123f., 132, 137ff., 142, 155, 187f.,

190, 193f., 198, 210, 213ff., 223, 227, 251, 275, 288, 293
Suggestivtherapie 107, 137, 138
Sünde 73, 153
Swarts, A.J. 74
Swedenborg, Emanuel 48, 53, 157
Syllogismus 75, 121
Synchronizität 158
Szasz, Thomas 150, 155, 162, 290

T

Tabula Smaragdina 165, 219
Tarot 119, 135, 158, 189, 198, 235, 292f., 300
Tempelritter 135
Tetragrammaton 278
Thanatos 150
The International New Thought Alliance 29
Theosophische Gesellschaft 12
Therapeutic Touch 24, 232, 252, 270
The Secret 13, 256, 283, 291, 292, 293, 297, 300, 302, 305
Thoreau, Henry David 28
Tiefenpsychologie 47, 115, 143, 157
Touber, Tijn 256, 294
Towne, Elizabeth 129
Traumdeutung 118f., 145, 146, 159, 199, 200, 288, 302
Trine, Ralph Waldo 99, 113, 129
Troward, Thomas 98, 116f., 127, 129, 205, 271, 284, 288, 302
Tuberkulose 33f., 93f., 183

U

Überseele 209
Unity Church of Christianity 14
Unterbewusstsein 14, 25, 45, 61, 78ff., 91, 94, 106, 116, 120ff., 130, 133, 139, 142, 144, 146, 148, 161f., 171, 189f., 194, 198, 205ff., 216, 218ff., 223, 253

V

Vedanta 62, 86, 99, 100, 208, 237, 260
Visualisation, kreative 199f., 208, 226
VITRIOL 165
Voltaire 123

W

Wahrsagens 174
Walker Atkinson, William 95, 117, 169f., 305
Ware, Ashur 44
Wassermann-Zeitalter 30, 226, 252, 260
Watson, John B. 113
Wattles, Wallace D. 170
Weeks, Eugene B. 93
Weinland, Ronald 256
Weiss, Gabriel 226
Weltseele 208
Whitehouse, Deborah 14, 27, 55, 297
Whitehouse, Deborah G. 92, 284
Wilhelm, Richard 163, 291
Wilkinson, Jemima 48, 63, 87
Williamson, Marianne 226, 293
Woodbridge Riley, Isaac 63, 285
Wood, Henry 113, 129
Wunder 74, 115, 118, 123, 133, 179, 183, 223, 232, 253

Y

Yogi Ramacharaka 95
Young, James H. 191

Z

Zauberer 178, 201
Zellbewusstsein 250
Zellgedächtnis 250
Zweig, Stefan 20, 67, 72, 118, 148, 206, 283

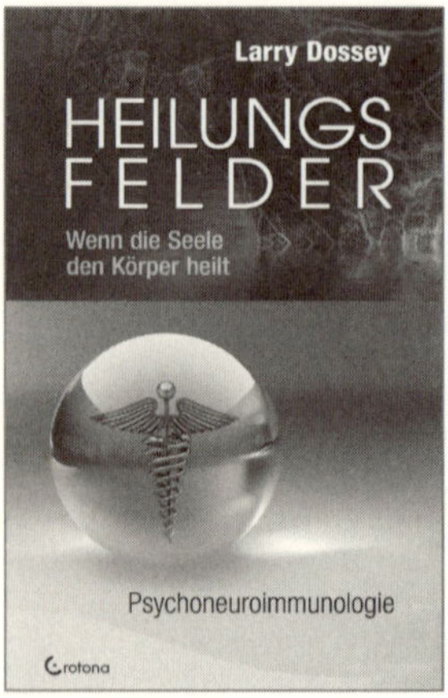

Larry Dossey
Heilungsfelder
Wenn die Seele den Körper heilt.
Anhand von faszinierenden Fallbeispielen und bewegenden Erfahrungen aus seiner langjährigen ärztlichen Praxis belegt Dr. Dossey, welchen immensen Einfluss die Bewusstseinsstrukturen des Einzelnen auf sein Befinden haben. Das „Heilungsfeld" wird durch Gedanken und Gefühle erbaut – und jeder Mensch wirkt auf alle anderen ein und wird von ihnen beeinflusst.
ISBN: 978-3-86191-023-7

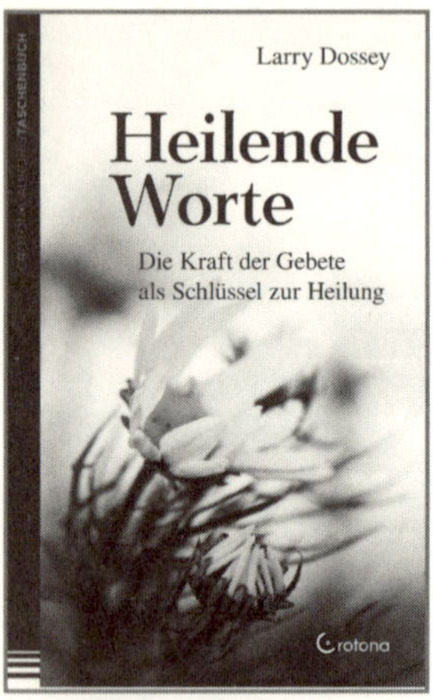

„Dieses Buch eines engagierten Arztes kann die Brücke schlagen zwischen unseren eigenen spirituellen und religiösen Wurzeln und der modernen wissenschaftlichen Medizin!" **Dr. Ruediger Dahlke**

Larry Dossey
Heilende Worte
Die Kraft der Gebete als Schlüssel zur Heilung
ISBN: 978-3-86191-039-8
Taschenbuch

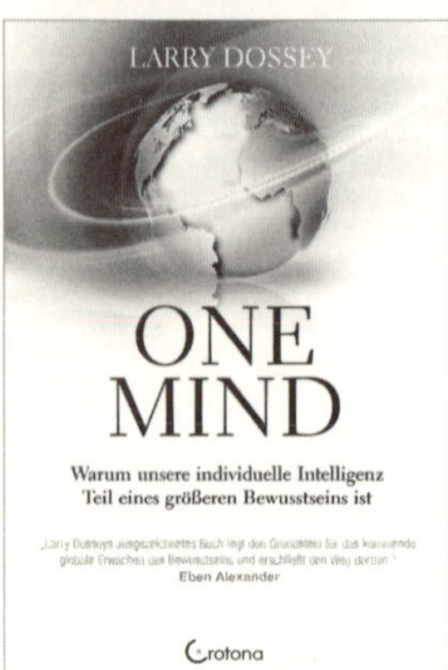

„In diesem wunderbaren und sehr wichtigen Buch erklärt Larry Dossey, wie in den materialistisch denkenden Bereichen der Wissenschaft noch immer absichtlich aus Ignoranz und Vorurteilen Blockaden errichtet werden, um das Verständnis der nichtlokalen Aspekte des Bewusstseins zu behindern. Dieses Buch ist nicht nur bedeutsam für die Wissenschaft, sondern für die Zukunft unserer Gesellschaft insgesamt." **Dr. Pim van Lommel**

Larry Dossey
One Mind – Alles ist mit allem verbunden
ISBN: 978-3-86191-051-0